Dr. med. G. Haouache

Die Geheimnisse der Alten Chinesischen Medizin

Dr. med. G. Haouache

Die Geheimnisse der Alten Chinesischen Medizin

Varia et Veritas-Verlag

CIP-Kurztitelaufnahme der Deutschen Bibliothek

Dr. med. G. Haouache:
Die Geheimnisse der Alten Chinesischen Medizin
1. Auflage
Vlotho, Varia et Veritas-Verlag, 2000
Originalausgabe in deutscher Sprache
ISBN 3-932941-01-2

1. Auflage 2000

Ein Buch des Varia et Veritas-Verlages
Alle Rechte beim Verlag.

Alle Rechte, auch die des Nachdruckes, der Wiedergabe in jeder Form sowie der Übersetzung in andere Sprachen, behalten sich Urheber und Verleger vor. Es ist ohne schriftliche Genehmigung des Verlages nicht erlaubt, das Buch oder Teile daraus auf fotomechanischen Wege (Fotokopie, Mikrokopie) zu vervielfältigen oder unter Verwendung elektronischer bzw. mechanischer Systeme zu speichern, systematisch auszuwerten oder zu verbreiten.

© 2000 Varia et Veritas-Verlag
Bismarckstraße 1, 32602 Vlotho
Fax (05733) 10843

Druck und Bindung: Graphischer Großbetrieb Pößneck
Printed in Germany
ISBN 3-932941-01-2

Widmung

Der Wahrheit, die jeder sein Eigen nennt, ist dieses Buch gewidmet.

Danksagung

Die Idee, ein Buch über die traditionelle chinesische Medizin zu schreiben, begleitet mich nun schon seit vielen Jahren. Diese Idee in die Tat umzusetzen, erwies sich aber als schwierig, da ich neben meiner beruflichen Tätigkeit als Arzt Zeit hierfür finden mußte. So vergingen fast drei Jahre, während derer ich nebenberuflich in fast jeder freien Stunde Entwürfe schrieb, plante, diese verwarf und wieder neu anfing zu schreiben. Nun ist endlich mein für jeden medizinischen Laien verständliches Buch fertiggestellt. Es sei mir der Hinweis erlaubt, daß trotz aller aufgewandten Sorgfalt sich hier und da kleine Druckfehler eingeschlichen haben könnten, wofür ich alle Leserinnen und Leser um Nachsicht bitte.

Das Buch wäre gar nicht zu Ende geschrieben worden, ohne die immer neuen Anregungen vieler meiner Patienten und Freunde. Mein besonderer Dank gilt Herrn Eugen Lennemann für die mühevolle Durchsicht meines Manuskriptes, ich danke auch meinen Kindern Gerhard, Tamara und Gerold für ihre kritischen Bemerkungen und Hinweise und meiner Frau Wijdan, für Ihr Verständnis, wenn immer wieder das Buch Vorrang hatte und gemeinsame Zeit auf später verschoben werden mußten. Bei Herrn Dr. Linn bedanke ich mich für seine Diskutierfreude, die mir viele Anregungen brachte. Bei Frau Suleiman bedanke ich mich für ihren Einsatz beim Schreiben des Manuskriptes.

INHALT

Vorwort **13**
Einleitung **17**
KAPITEL I **21**
Kapitel I - 1. Teil **22**
    Zur Entwicklungsgeschichte der Philosophie, Religion und Medizin im alten China 22
    Verschiedene Denkweisen in verschiedenen Kulturen 24
        Die punktuell lineare Denkweise 25
        Die global-zyklische Denkweise 26
    Ursprung und Entwicklung der Medizin im alten China 27
        Vom Dorfzauberer und Schamanen zu den Klosterpriesterschaften 28
        Der gelbe Kaiser Huang Ti (2697-2592 v. Chr.) 30
        Von den Erfahrungen zur Lehre 31

Kapitel I - 2. Teil **33**
    Besonderheiten der Traditionellen Chinesischen Medizin 33
    Lehren von der Natur 33
    Großes Universum (Himmel) 35
        Die „Himmelsleere" 36
        Die Sonne 36
        Der Mond 37
        Die Sterne 37
        Bestandteile des „Großen Universums" 37
        Die Qi - Energie im großen Universum 39
    Die Entstehung der Materie im „Großen Universum" nach den Ansichten der T.C.M. 42
    Die Gesetzmäßigkeiten im „Großen Universum" 46

Kapitel I - 3. Teil **50**
    Das „Kleine Universum" Erde 50
    Die Materie auf Erde und ihr Entstehen 53
        Die unbelebte Materie 55
        Wasser - Seine Verschiedenheiten, besonderen Merkmale, sein Verhalten (Charakterbild) und seine Eigenschaften 56
        Die feste Materie der Erde (Bodenerde - Steine - Felsen) - Ihre Ähnlichkeiten und Verschiedenheiten 57
        Metalle 59
        Belebte Materie (Lebewesen) - Ihre Ähnlichkeiten und Verschiedenheiten im Vergleich mit dem „Großen Universum" 60
    Die Ähnlichkeiten (Analogien) und Verschiedenheiten (Differenziertheiten) zwischen den sich nicht bewegenden Lebewesen (Pflanzen) und den sich frei bewegenden Lebewesen (Tiere / Menschen) 62

Die Energie „Qi" in den Lebewesen 64
Der Mensch - Ein „Kleines Universum" und seine Ähnlichkeit zum „Großen Universum" 64
Analogien (Ähnlichkeiten) und Differenziertheiten (Verschiedenheiten) in der Natur und deren Sinn in der Sicht der T.C.M. 68
 Sinn der Ähnlichkeiten aus der Sicht der T.C.M. 69
 Sinn der Verschiedenheiten (Differenziertheiten) nach der T.C.M. 70

KAPITEL II 73

Kapitel II - 1. Teil - Die Idee der Schöpfung 74
Sinn des Lebens und des Todes nach Ansicht der alten Weisen in China 74

Kapitel II - 2. Teil 77
Die Körperfunktionen im Zusammenhang mit dem Sinn des Lebens 77
 Die Atmung 77
 Die Ernährung - Das Essen und Trinken 79
 Die Zeugung - „Paarung" (Fortpflanzung) 83
 Die Bewegung 83
 Sinnesorgane 84
 Die Hohlorgane 85
 Die Speicherorgane 86

Kapitel II - 3. Teil - Der Geist - Seine Aufgaben 89
Die fünf Gemüter und die fünf Emotionen - Aufgaben und Erfolgsorgane 92

Kapitel II - 4. Teil 103
Der Weg des Menschen zur Selbstverwirklichung: Der Wille, die Prägungen, die Gestaltung und die Vererbung 103
 Prägung des menschlichen Wesens - Die Miniaturausgabe und die vielen Abbilder bis hin zur Vererbung 106
 Prägung und die Miniaturausgabe des menschlichen Wesens 107
 Fortpflanzung und Vererbung als Körperaufgaben 109
 Abwehren und Angreifen 111
 Zusammenhang zwischen Emotionalität und Abwehr bzw. Angriff als Körperfunktionen ... 113
 Regeneration als weitere Aufgabe des Körpers, sich zu erhalten 114
 Die Anpassungsfähigkeit, eine Körperaufgabe als Überlebenskunst 116

Kapitel II - 5. Teil - Die Wandlung 120

Kapitel II - 6. Teil 126
Die Lebens-Perioden des Menschen 127
 Die Holzperiode (von der Geburt bis zum zwanzigsten Lebensjahr) 130
 Die Feuerperiode (zwischen dem zwanzigsten und vierzigsten Lebensjahr) ... 131
 Die Erdperiode (etwa zwischen dem vierzigsten und dem sechzigsten Lebensjahr) ... 133
 Die Metall-Periode (zwischen dem sechzigsten und achtzigsten Lebensjahr) ... 134
 Die Wasser-Periode (zwischen dem achtzigsten und hundertsten Lebensjahr) ... 136

KAPITEL III 138

Kapitel III - 1. Teil - Der Qi 139
Kapitel III - 2. Teil - Die Meridiane 143

- Die Eigenschaften der Meridiane, ihre Bezeichnung und ihr Verlauf 145
- Die Wirkungssphären („Energiefelder") der Meridiane 148

Kapitel III - 3. Teil 150
- Über die chinesischen Maßeinheiten für den Menschen - Die Proportionalität und Relativität 150
  - Relativität 152
  - Proportionalität 152

Kapitel III - 4. Teil - Yin (Yinn) und Yan (Yann) 155

Kapitel III - 5. Teil - Symbole im alten China 157
- Trigramm und Oktagramm 158
- Monade - Diade – Triade 161
- Triade 165

Kapitel III - 6. Teil - Die Organ-Uhr 168

Kapitel III - 7. Teil - Tierzeichen als Symbol 172

Kapitel III - 8. Teil - Zahlen - Ziffern - Nummern 175
- Die Zahlen im alten China 177
- Zahlen in der Natur auf der Erde 178
- Zahlen im Pflanzenreich im Vergleich zum großen Universum 178
- Die schöpferischen Zahlen 179
- Eigenschaften der Zahlen 180
- Die geraden und ungeraden Zahlen 181
- Eigenschaften der Basis-Zahlen 181

Kapitel III - 9. Teil - Von den Zahlen zur Astrologie im alten China 186
- Die Deutung der Zahlen im alten China 187
- Von den Zahlen zur Vorhersage 189
- Die „Neun Himmels-Paläste" (bzw. „Himmelhäuser") 193

Kapitel III - 10. Teil - Die Formenlehre 200

KAPITEL IV 203

Kapitel IV - 1. Teil - Über die Seele, den Geist, das Denken - Gedanken 204
- Was ist Geist? 212
- Über Leben und Tod 213
- Die Verbindungen zwischen Energien (Seelen), Geist und Körper in der T.C.M. .. 214

Kapitel IV - 2. Teil 216
- Krankheiten - Definition, ihre Ursachen und Entwicklungsgeschichte 216
  - Die alte indische Medizin (Krankheit als Schicksal) 220
  - Die altrömische Medizin (heute als Naturheilverfahren bekannt) 221
  - Die altgriechische Medizin (Krankheit als Schicksal) 222
  - Ursprung und Entwicklung der naturwissenschaftlichen Medizin 223
  - Die Definition des Krankheitsbegriffes und seine Entstehung in der traditionellen chinesischen Medizin (T.C.M.) 224

KAPITEL V 229

Kapitel V - 1. Teil - Diagnostik , Ätiologie, Nosologie und Prognose im

Vergleich	**230**
Entwicklungsgeschichte der Diagnostik nach der T.C.M.	234
Zu den allgemeinen diagnostischen Methoden in der T.C.M.	237
Die Inspektion	237
Erkennen einer Störung durch Hören	240
Erkennen einer Störung durch Fragen	240
Erkennen einer Störung durch den Geschmack	241
Erkennen einer Störung durch Schlafstörung	241
Durst und Trinken als Hinweis auf einen gestörten Energieablauf	242
Erkennen von Störungen durch Fühlen	242
Erkennen einer Störung durch Palpation	242
Korrespondierende Punkte („Spiegelbilder")	242
Erkennen einer Störung auf Grund der Meridiane (Leitbahnen)	243
Erkennen von durch die fünf äußeren Naturenergien bedingten Erkrankungen	243
Wind (Luftzug-/fang) aus den acht verschiedenen Himmelsrichtungen	244
Wärme (Re)-Hitze	244
Feuchtigkeit (Qi) – Nässe	245
Trockenheit (YIN-Mangel)	245
Kälte (HAN)	245
Erkennen einer durch die fünf störenden inneren Energien hervorgerufenen Erkrankung	246
Güte, Gelassenheit - Ärger, Wut	247
Freude, Lust – Trauer	247
Denken, Nachdenken - Grübeln, Sorge	248
Kummer – Gleichgültigkeit	249
Furcht, Angst – Wille	249
Die fünf Geschmacksrichtungen und ihre Wirkung auf die menschlichen Körperfunktionen	252
Die fünf Geschmäcke - Ihre Wirkung und Zuordnung	253
Der saure Geschmack (krampfend)	253
Der bittere Geschmack (ablehnend)	255
Der süße Geschmack (annehmend)	255
Der scharfe Geschmack (annehmend und ablehnend)	256
Der salzige Geschmack (bindend)	256
Die fünf Grundgerüche und ihre Wirkung auf die menschlichen Körperfunktionen	257
Die fünf Grundfarben und ihre Wirkung auf die Körperfunktionen	259
Die fünf Grund-Töne bzw. Stimmlagen und ihre Deutung	263
Kapitel V - 2. Teil	**267**
Die Lehre über „Menschenkenntnis"	267
Die Lehre von den Menschentypen (Typologie) in der frühen Epoche (ca. 1.500 v. Chr.)	271
Der erste Menschengrundtyp ist der Holz-Mensch.	271
Der zweite Menschengrundtyp ist der Feuer-Typ (Tsching)	272
Der dritte Grundtyp ist der Erd-Mensch.	273
Der vierte Grundtyp ist der Metall-Mensch.	274

Der fünfte Grundtyp ist der Wasser-Mensch 275

Kapitel V - 3. Teil **282**

Die Fünfwechselphasen und die Fünfelementenlehre 283
Eigenschaften des Fünfwechselphasen-Systems 284
Aufbau der Systeme 284
Sinn der Anordnung und die praktische Bedeutung 286
Die drei Regeln in der Fünfwechselphasenlehre 286

Die Fünfwechselphasen 288

Die erste Wechselphase: Der Frühling (Yan) und sein Element, das Holz (Yin) 289
Menschenbild des Holztypus 292
Der Gallenblasen-Meridian - Verlauf - Einflußsphäre / Wechselbeziehung 293
Die Gallenblase als Organ (Sitz, Lage, Form, Farbe, Inhalt und Funktion) 294
Das Menschenbild des Gallenblasen-Menschen: der Führertyp 296
Der Lebermeridian (Verlauf, Einflußsphäre, Wechselwirkung) 298
Die Funktion der Leber 298
Das Menschenbild der Leber: Sanftmut, Ausgeglichenheit, Trägheit 300

Die zweite Wechselphase (Sinnbild für Freude, Lust, Hitze, Stabilität, Ausdauer) ist der Sommer, sein Element ist das Feuer 302
Die Eigenschaften der Sommerzeit (Die Energie dehnt sich aus) 303
Charakter und Eigenschaften des Feuer-Elementes 303
Das Menschenbild des Feuers 305
Das Herz als Organ - Lage, Sitz, Form, Farbe, Funktionen und Analogien 306
Das Menschenbild des Herzmenschen liegt zwischen Sommer und Feuer 308
Der Dünndarm-Meridian-Verlauf = (YAN) - Bewegung - Einflußsphäre - Wechselwirkung / Beziehung zu anderen Organen 309
Der Dünndarm als Organ / Farbe - Form – Eigenschaft 309
Menschenbild des Dünndarms 310
Dreifach-Erwärmer und Kreislaufmeridian (ein Yan-Meridian) 311

Dritte Wechselphase: Spätsommer - Sein Element ist die Erde, die Energie steigt ab 312
Menschenbild Erde 314
Organe des Elementes Erde 315
Der Magen 315
Der Magen-Menschen-Typ 318
Der „Milz"-Pankreas (Bauchspeicheldrüse) / YIN 320
Funktion der Milz und des Pankreas (Bauchspeicheldrüse) 321
Der Meridian-Verlauf und seine Wechselbeziehung mit anderen Organen 322
Menschenbild der Milz 324
Menschenbild des Pankreas-Typen 325

Vierte Wechselphase: Herbst / Viertes Element: Metall (Die Energie sammelt sich) 325
Menschenbild der Metall-Elemente 327
Die Lungen (schützendes Dach) 328
Menschenbild des Lungen-Menschen - Aussehen / Körperbau 332
Dickdarm: YAN- Einzelorgan 334

    Menschenbild der Dickdarm-Menschen 336
  Fünfte Wechselphase: Winter / Fünftes Element: Wasser 337
    Der Winter.. 337
    Wasser-Element 338
    Menschen-Bild des Wasser-Elementes 340
    Die Nieren (paarig) / Sitz- Form - Farbe - Funktion – Analogie 342
    Menschenbild der Nierenmenschen... 345
    Die Harnblase 347
    Der Harnblasen-Meridian.. 350
    Der Harnblasenmenschen-Typ... 350

Kapitel V - 4. Teil - Die allgemeinen Behandlungsmethoden nach der T.C.M. 353
    Die Phythotherapie 355
    Die Massage... 355
    Ernährung und Diätetik 356
    Die Meditativen Übungen... 360
    Die Moxibusation 361
    Schröpfen 362
    Duft-, Farbtherapie - Amulett-Handlungen - chinesische Astrologie 363
    Über die Atemtherapie im alten China 364

Kapitel V - 5. Teil - Die Akupunktur 366
    Die geschichtliche Entwicklung der Akupunktur als Heilverfahren und die Verbreitung in der westlichen Welt 368
    Vorgehen und Nachteile bei der symptomatischen Barfußmediziner-Methode 374
    Die ganzheitliche Behandlungsmethode nach dem Konzept der chinesischen Naturphilosophie 375
    Gründe für die Behandlung mit Akupunktur 375
    Warum Akupuktur-Behandlung? 376
    Voraussetzungen für eine erfolgversprechende Behandlung mit Akupunktur...................... 377
    Die Nadelung 378
    Hindernisse einer Heilung (= Blockierung).. 379
    Verbote in der Akupunktur 380
    Zusammenfassung und Schlußfolgerung / Hinweis für die Patienten 380
    Laserakupunktur 383

Vorwort

Durch die Jahrtausende haben Mediziner auf der ganzen Welt die Medizin als Werkzeug in ihren Händen gehalten, bis sie in die Hände der Medizintechnik und Pharmaindustrie fiel, die seit dem letzten Jahrhundert zunehmend die Geschicke der Medizin lenken. Nunmehr wird der Mensch von der Medizintechnik, der Pharmaindustrie und von vielen Medizinern als Maschine angesehen. Die Ärzte wurden gewissermaßen zu Technikern degradiert. Die medizinische Technik verblüffte die Menschen durch eine rasante Entwicklung hochtechnisierter Geräte, verblendete die Fachwelt und verschaffte sich ein hohes Ansehen. Und trotzdem, diese technisierte Medizin kann die Leiden einer wachsenden Zahl chronisch kranker Menschen nicht lindern und ihre Krankheiten nicht heilen. Viele der Betroffenen sind nach Ansicht der technisierten Medizin austherapiert, was bedeutet, der konventionellen, modernen medizinischen Behandlung nicht mehr zugänglich zu sein.

Durch die medizinische Technik und die Pharmaindustrie ist die Medizin in der westlichen Welt ein eigener Wirtschaftszweig geworden, der gänzlich den Gesetzen der Marktwirtschaft unterliegt. Diese Tatsache impliziert, daß nunmehr weder die menschlichen Belange noch die ursprünglichen moralischen Ziele im Rahmen der Medizin an erster Stelle stehen, sondern daß lediglich die wirtschaftlichen Aspekte, das Gewinnstreben, im Vordergrund stehen. Man könnte die derzeitige medizinische Versorgung mit einem Fischernetz vergleichen, dessen Maschen immer enger werden. Danach sollen die Menschen von der Wiege bis zum Grab in diesem Netz gefangen gehalten werden - als Dauerkonsumenten. Doch dieses Netz weist viele Ermüdungslöcher auf: Mißerfolge sind nicht selten und die Zahl der Krankheiten nimmt zudem ständig weiter zu. Chronisch Leidende suchen aus diesem Grund oftmals Hilfe abseits der konventionellen Heilmethoden, da ihnen die Medizintechnik oder die sinnlosen Erklärungen der Ärzte über die möglichen Ursachen ihrer Krankheiten nicht weiterhelfen.

Die Betroffenen suchen dort Hilfe, wo sie als würdige Menschen angesehen und als Menschen gehört werden. Geplagte wollen nicht wissen, warum sie leiden, sondern wie ihnen geholfen werden kann. Die technische Medizin kann ihnen sagen, an was sie erkrankt sind. Eine entsprechende Behandlung wirkt nur lindernd und bringt selten Heilung. Deshalb suchen viele Patienten nach alternativen Möglichkeiten. In unserer heutigen Zeit der schnellen Kommunikation und durch psychologisch effektive Werbung wurde es möglich, daß der Markt auf dieses Bedürfnis der Menschen umgehend reagiert. Unzählige alte, auch exotische Heilmethoden wurden im Zuge dieser Entwicklung neu entdeckt und sie werden heute auf dem „Jahrmarkt der Medizin" angepriesen: das Angebot ist unüberschaubar groß. Selbst die Geistheiler finden ihren Platz auf diesem „Jahrmarkt der Medizin" im Westen. Chronisch Kranke scheuen aus ihrer Verzweiflung heraus keinen Versuch, neue Heilmethoden auszuprobieren und bezahlen jeden Preis dafür. Trotzdem zeichnen sich aus den unzähligen Angeboten nur wenige Heilmethoden ab, die sich durch ihre Erfolge einen festen Platz bei vielen Hilfesuchenden erobern konnten. Eine der erfolgreichen Behandlungsmethoden ist die alte „chinesische" Heilmethode mittels Nadelstichen - unter dem Namen „Akupunktur" bekannt.

Zur Verbreitung der Akupunktur in Deutschland trugen vor allem die in den sechziger Jahren von den Medien verbreiteten, sensationellen Meldungen über die Heilerfolge der Akupunkturbehandlung bei. Getragen und praktiziert wurde die Akupunktur anfänglich von nur sehr wenigen Ärzten und Heilpraktikern. Die Ärzteschaft in Deutschland mußte fürchten, in Verruf zu geraten. Immerhin wurden Ärzte in den siebziger Jahren inoffiziell und indirekt von ihren Organisationen und Institutionen ermahnt, sich nicht mit derartigen „Scharlatanerien" zu identifizieren. Als die Behandlung chronischer Schmerzen durch die Akupunktur viele Patienten zufriedenstellte und sich Erfolge einstellten, die weder zu übersehen waren noch überhört werden konnten, wurde die Behandlung mit Akupunktur stillschweigend von den Institutionen toleriert.

Seit Anfang der neunziger Jahre wird diese Art der Behandlung in Deutschland indirekt als Schmerzbehandlung anerkannt. Seitdem hat das Interesse vieler Ärzte in Deutschland an dieser Behandlung zugenommen.

Die Qualität einer fremdartigen Behandlung kann von den betroffenen Patienten, die oft Laien sind, nicht richtig eingeschätzt werden. Heute hört man von abenteuerlichen Vorgängen bei der Akupunkturbehandlung. Behandlungen mit bis zu zwanzig Nadeln in einer Sitzung werden ausgeführt, obwohl diese Vorgehensweise nach der T.C.M. (Traditionelle chinesische Medizin) streng verboten ist. Mißgriffe dieser Art, verbunden mit Unkenntnis und Anmaßung, dürfen keine Gefährten für einen verantwortlich Behandelnden sein. Leidtragende wären wie immer die Patienten.

Vlotho, im Mai 2000   Dr. med. G. Haouache

Einleitung

Es gehört zur traditionellen Einstellung der Chinesen, über ihr Wissen zu schweigen. Jahrtausende haben sie ihre Traditionen bewahrt, ihre Erkenntnisse geheimgehalten. Im Mittelalter drangen über die Seidenstraße viele weise Sprüche der alten Weisen Chinas nach Europa. Diese Sprüche wirkten geheimnisvoll und anziehend.
Doch erst in der Mitte des 20. Jahrhunderts konnten viele Menschen im Westen durch die Verbreitung des Mediums „Fernsehen" Erstaunliches sehen und hören. Es wurde erstmals über Herzoperationen berichtet, die in chinesischen Krankenhäusern durchgeführt wurden. Bei den Operierten wurde keine Narkose angewandt, wie es sonst üblich war, sondern die operationsbedingten Schmerzen wurden durch Nadelstiche (Akupunktur) ausgeschaltet. Es klang wie Zauberei. Wissenschaftler und Ärztedelegationen aus dem Westen eilten nach China, um vor Ort das Geschehen zu erleben. Ohne eine wissenschaftlich belegte Erklärung für die Wirkung der Nadeln, konnten viele der westlichen Ärzte sich nicht für diese Art von Narkoseersatz begeistern.
Es war das Verdienst des früheren Führers der kommunistischen Partei Chinas und ihres Oberhauptes Mao Tsi Tung, der durch seine Kulturrevolution das China des 20 Jahrhunderts in Aufruhr versetzte, indem er die alten Traditionen wieder belebte und die bis dahin geheimgehaltenen Schriften veröffentlichen ließ. Dadurch wurde es möglich, die medizinischen Texte der alten Schriften Chinas in andere Sprachen zu übersetzen. In Europa gilt der Dank vor allem dem englischen Sinologen Needham und den deutschen Sinologen Porkert sowie Kubny, Schmidt u.a., die sich der Mühe unterzogen, viele der alten Texte in die englische bzw. deutsche Sprache zu übersetzen.
Die wenigen Ärzte und Heilpraktiker, die gleichfalls in der Mitte des 20. Jahrhunderts Pionierarbeit auf diesem Gebiet geleistet haben und deren Namen mit der Verbreitung dieser Behandlungsmethode in Europa verbunden bleiben, sind im französischen Sprachraum u.a. De la

Fuye, Quaglia Senta, Niboyet, Guido Fisch oder Nguyen Van Nghi. Für den deutschsprachigen Raum stehen u.a. Bachmann, Busse, Palos, Lang, Schmidt, Brauneis, F. Hubotter, Meng, Bischko, König, Wancura, Jost, Guido Fisch, Schnorrenberger, Unschuld, Wallnöfer und Rottauschen. Einige von ihnen haben versucht, diese Behandlungsmethode den naturwissenschaftlich ausgebildeten Ärzten im Westen verständlich zu machen. Nicht selten führten diese Bemühungen zur Verstümmelung der T.C.M. in ihrem Kern. Eine der problematischsten Methoden bei der Vermittlung der alten traditionellen chinesischen Medizin ist mit Sicherheit das Lehren einer symptombezogenen Behandlungsform. Sie führt oft zu übermäßigen und unnötigen Nadelungen. Nicht selten hört man von Akupunkturnadelungen, bei denen bis zu 15 Punkte in einer Sitzung genadelt werden. Aus der Sicht der T.C.M. ist das eine Vorgehensweise, die kaum zu verantworten ist.
Erst in den siebziger Jahren des 20. Jahrhunderts wurden die ersten Übersetzungen von Texten aus dem ältesten, medizinischen Werk des alten Chinas, dem sog. „Su Wen - Nei King" vorgenommen. Bei den verschiedenen Lehrtexten kann man zwischen zwei Lehrinhalten unterscheiden: der modernisierten Akupunkturlehre mit der ihr entsprechenden Behandlungsmethode und der klassischen Lehre. Die modernisierte Lehre ist die am meisten verbreitete sowohl im modernen China als auch in der westlichen Welt. Sie stellt eine kommerzialisierte Lehre dar. Die klassische Lehre stützt sich auf die alten überkommenen Anschauungen. Sie wird fälschlicherweise von vielen Institutionen für Akupunktur in Europa für nicht mehr zeitgemäß gehalten, obwohl es keine richtige Lehre außer der klassischen gibt. Bei der modernisierten Akupunkturlehre wird der Versuch unternommen, die Lehre zu verwissenschaftlichen. Dies geschieht unter Inkaufnahme der Gefahr, daß die korrekte klassische Lehre gänzlich verstümmelt wird. Die Modernisierer erhoffen sich dadurch, von den Institutionen der naturwissenschaftlichen Medizin anerkannt zu werden. Daher versuchen viele Ärzte, ein morphologisches Äquivalent für die Akupunkturmeridiane oder Akupunkturpunkte nachzuweisen, obwohl aus

den alten Texten der T.C.M. deutlich zu erkennen ist, daß die Einteilung des menschlichen Körpers durch die Meridiane eine gedachte und willkürliche Einteilung ist, die niemals materielle Substrate haben kann. Es ist ähnlich wie bei der Einteilung des Globus in Meridiane: Alle Flugkapitäne fliegen täglich mit ihren Flugzeugen von einem Erdteil zum anderen. Sie kommen immer an, weil sie sich beim Fliegen nach den erdgeographischen Meridianen richten, die ebenfalls lediglich gedacht sind. Kein Flugkapitän ist bisher auf die Idee gekommen, die Erdmeridiane anzuzweifeln und auf ihrem Nachweis zu bestehen, bevor Flüge gewagt wurden.

In dem vorliegenden Buch wurden daher große Teile der überkommenen klassischen Anschauung und Doktrin zusammengefaßt und erklärt. Dafür ist es notwendig, viele der alten, uns heute rätselhaft erscheinenden Symbole vorzustellen und zu entschlüsseln; vor allem werden für die interessierten Leserinnen und Leser die im Westen fremd erscheinenden Gedanken und Vorstellungen der alten Weisen Chinas dargestellt und anhand von Beispielen erklärt. Für uns im Westen ist die Vorstellung ja ungewohnt, daß die **Materie und das Immaterielle** (im Westen als Seele bezeichnet) **ein und dasselbe sind**, daß die Materie einen immateriellen Ursprung hat, daß die Menschen **keine Seele im eigentlichen Sinne** haben, wie dies **die Gläubigen** monotheistischer Religionen für unumstößlich halten, **daß es Leben und Tod im herkömmlichen Sinne** nicht gibt, sondern einen Kreislauf, **in dem sich alles in ständigem Wandel befindet**. Dies beinhaltet alles, was kreist, erscheint wieder am Ausgangspunkt. Krankheiten sind nach Ansicht der alten Weisen in China keine Krankheiten im westlichen Sinne, sondern eine Disharmonie, welche sich durch einen Energiestau oder eine Leere in einzelnen Körperteilen bemerkbar macht. Kurzum, viele der den Menschen in der westlichen Welt vertrauten Begriffe und angeeigneten Vorstellungen über Gesundheit und Krankheiten werden durch die Anschauungen der alten Weisen Chinas auf den Kopf gestellt.

Um diese Anschauungen klar verständlich zu machen, wird im **ersten**

Kapitel die geschichtliche Entwicklung der chinesischen Philosophie und Medizin besprochen sowie auch die Begriffe des „großen und kleinen Universums". Ferner wird Grundlegendes dargelegt hinsichtlich der Vorstellungen der alten Chinesen über Ähnlichkeit (Analogie) und Verschiedenheit (Differenziertheit) sowie hinsichtlich ihrer Anschauungen über die Natur mit ihren Gesetzmäßigkeiten wie z.B. Wandel, Chaos, Ordnung, Polarisation, etc.

Im **zweiten Kapitel** wird über die Gestaltung des menschlichen Körpers, seine verschiedenen Energien „Qi", seine Funktionen, sowie über den menschlichen Geist und das Gemüt als auch über deren Einwirkungen auf den Körper berichtet.

Im **dritten Kapitel** werden die rätselhaften Symbole in den alten chinesischen Schriften erörtert und enträtselt und Begriffe wie „Meridiane", „Qi" oder „Organuhr" definiert.

Im **vierten Kapitel** wird die Lehre von den Krankheiten und deren Diagnose abgehandelt, wie sie sich nach Ansicht der traditionellen chinesischen Medizin (T.C.M.) darstellten.

Die „Fünf Wechselphasen" und die „Fünf Elementenlehre", die menschlichen Grundtypologien, wie auch ihre Schwächen und Stärken, werden einschließlich der Behandlungsmöglichkeiten der T.C.M. (wie Akupunktur, Moxa, Ernährung, Meditationsübungen - Qi Kung, Tai Tschi u.a.) im **fünften Kapitel** beschrieben.

KAPITEL I

Im ersten Teil des ersten Kapitels wird über die Entwicklung der philosophischen, religiösen und medizinischen Denkweise im alten China berichtet, um so die chinesische Denkweise darzustellen, die sich von der in der westlichen Welt vorherrschenden Denkweise wesentlich unterscheidet.

Kapitel I - 1. Teil

Zur Entwicklungsgeschichte der Philosophie, Religion und Medizin im alten China

Ursprung der Philosophie und Religion im alten China

Die Philosophie ist die Lehre vom Wissen, von dessen Ursprüngen und seinen Zusammenhängen. Die Fähigkeit zu philosophieren setzt die Fähigkeit zum Denken voraus. Mit „Denken" ist hierbei die geistige Fähigkeit gemeint, Begriffe zu bilden, diese zuzuordnen, zu verstehen wie auch über sie urteilen zu können. Der Ursprung der Philosophie könnte zum einen in der Sehnsucht des damaligen Menschen begründet gewesen sein, Antworten auf die unzähligen Fragen bezüglich des Lebens von Menschen und Tieren, bzw. der Zusammenhänge von Naturphänomenen zu bekommen. Entsprechende Fragen regten Jahrtausende vor Christus das Denken vieler Weisen im alten China an. Wir können die Entwicklung der philosophischen Denkfähigkeit jedoch nur erahnen. Zum anderen dürfte das Philosophieren zu dem Zeitpunkt begonnen haben, nachdem die früheren Höhlenbewohner kleine Dorfgemeinschaften gegründet hatten und seßhaft geworden waren. Damals wurden die Menschen mit vielen neuen Problemen konfrontiert, wie z.B. der Notwendigkeit, unbebautes Land als Ackerland zu erschließen und zu kultivieren, Behausungen zu bauen. Zudem mußte das Zusammenleben in der Gemeinschaft geregelt werden. Alle diese Anforderungen regten zum Denken an. Mit dem Denken kam das Nachdenken!

Die Entwicklung von den primitiven Familien- und Stammesgesellschaften zum Einsiedler- und Klosterleben

Im Fortlauf der Entwicklung der Menschheitsgeschichte veränderte die städtische Sozialstruktur die bis dahin gültige Familienstruktur.

Man lebte nun nicht nur mit der eigenen Familie, sondern mit fremden Nachbarschaften zusammen. Es war für einige Menschen damals nicht leicht, sich zu integrieren. Es gab damals wie auch heute geistig besonders gereifte Menschen, die sich in ihrer sozialen Umgebung nicht verstanden fühlten und auch gar nicht verstanden werden konnten. Solche Menschen sonderten sich ab und begaben sich in die Einsamkeit. Hier waren sie die ersten **Einsiedler**, die sich dann gegenseitig halfen und gemeinsame Unterkünfte bauten, wodurch die ersten Klöster entstanden. Deren besonderes Merkmal war folglich, daß sie von damaligen Philosophen und religiösen Asketen bewohnt wurden. Die alten Klöster Chinas waren hiermit die eigentlichen Brutstätten für Philosophie, Religion und medizinische Erkenntnisse. Sie stellten zudem das einzige schulähnliche System von damals dar.
Im Mittelpunkt des Klosterlebens standen dic Überlegung und das Nachsinnen. Ziel war es hierbei, Antworten auf viele offene Fragen zu finden: Fragen über das Leben und den Tod, das Verweilen nach dem Tod, über den Zusammenhang der Naturphänomene und was in der Natur alles vorhanden sei. Es dürfte nachvollziehbar sein, daß sich in einem Schulsystem solcher Art eine Hierarchie unter den Bewohnern entwickelte. Vor allem das Alter des Einzelnen war ausschlaggebend für die jeweilige Stellung innerhalb dieser Hierarchie, an deren Spitze der altehrwürdige Meister stand. Ihm waren erfahrene Gesellen unterstellt und am Ende dieser Rangordnung befanden sich die jungen Lehrlinge. Es gab eine große Anzahl von Klöstern, viele Meister und entsprechend viele verschiedene Ansichten, deren Inhalt die alten chinesischen Philosophien, die Religionen wie auch die damalige Medizin ausmachten. Diese alten philosophischen Strömungen wurden trotz all ihrer Unterschiedlichkeit streng aufbewahrt, um sie an die nachfolgenden Generationen zu überliefern. Das Aufbewahren und Weitergeben von Erkenntnissen und Erfahrungen und die Pflege der Tradition prägen bis heute den Charakter und das Denken der Chinesen. Es galt und gilt bis heute, allen Vorfahren und Gelehrten Respekt zu zollen. Keiner der Weisen kam auf den Gedanken, daß seine An-

schauungen die einzig richtigen sein sollten, jeder respektierte die Gedanken des anderen. Somit gab und gibt es viele verschiedene Strömungen und Anschauungen. Jede hatte ihre Anhängerschaft, ohne daß die eine mit der anderen in einen wettbewerbsähnlichen Zustand geriet, wie es in der westlichen Welt oft der Fall ist. Die unterschiedlichen Anschauungen und Lehren wurden durch verschiedenartige Standpunkte erklärt. Daher konnten alle Anschauungen - selbst wenn sie im Widerspruch zueinander standen - gleichberechtigt nebeneinander existieren. Jede der unterschiedlichen Lehren fand in der nachkommenden Generation ihre Anhänger, welche die Lehre aufbewahrt und durch ihre „persönliche Auslegung" weiterentwickelt haben, um sie - wie üblich - an die nächste Generation weiterzugeben. So existieren die vielen verschiedenen Anschauungen und Lehren in China Jahrtausende nebeneinander weiter.

Den Verbleib der alten Schriften bis in die heutige Zeit verdanken wir somit der Eigenart der Chinesen, den Vorfahren Respekt zu zollen und ihnen nicht zu widersprechen. Deswegen haben die Gelehrten die Aussagen ihrer Vorgänger nie zu widerlegen versucht, sondern „alt" und „neu" nebeneinander erhalten, und dem Umstand, daß die alten Weisen in China wußten, daß es weder falsch noch richtig gibt. Es gibt zwar verschiedene Anschauungen, doch diese sind durch die verschiedenen Standpunkte und Sichtweisen der Gelehrten bedingt. Auch kann sich Gegensätzliches ergänzen. Daher haben die Gelehrten alles gelten lassen. Sowie und der Tatsache, daß die unterschiedlichen Anschauungen durch den Wandel der Zeit bedingt sind. D. h, was heute den Menschen richtig erscheint, kann morgen als unrichtig erscheinen. Es ist daher töricht, die eine oder andere Anschauung zu kritisieren. Wahr und unwahr sind sowieso nur bedingt als Begriffe im Hinblick auf menschliche Einstellungen und Sichtweisen zu akzeptieren. Deshalb müssen alle Anschauungen so überliefert werden, wie sie sind.

Verschiedene Denkweisen in verschiedenen Kulturen
Um die unterschiedlichen philosophischen Strömungen und ihre Ent-

wicklung im alten China zu verstehen, ist es notwendig, einiges über das menschliche Denken und verschiedene Denkweisen zu erfahren: denn ein und dasselbe Phänomen kann je nach Denkweise von den Menschen unterschiedlich wahrgenommen bzw. verschieden verstanden und ausgelegt werden. Eine spezifische Denkweise prägt und vereinheitlicht oft das Denken von Menschen innerhalb eines Kulturkreises oder einer Generation. Das führt zu dem Phänomen eines kollektiven Denkens und Bewußtseins. Deshalb ist es z.B. verständlich, wenn Mißverständnisse zwischen zwei Generationen in ein und demselben Kulturkreis vorkommen können. Auch Mißverständnisse zwischen einzelnen Völkern sind darauf zurückzuführen. Die Mißverständnisse zwischen der T.C.M. und der in der westlichen Welt vorherrschenden Medizin können ebenfalls darauf zurückgeführt werden. Der Ur-Mensch entwickelte mittels seiner Denkfähigkeit eine Überlebensstrategie, die ihm bis heute eine fast uneingeschränkte Machtstellung in der Natur sicherte und ihn zum Herrscher auf der Erde machte. Im Laufe der Jahrtausende haben die Menschen unterschiedliche Denkweisen entwickelt. Zwei wichtige Beispiele sind die **punktuell-lineare** Denkweise und die **global-zyklische** Denkweise.

Die punktuell lineare Denkweise

sieht die Verschiedenartigkeit der Gegenstände, um sie auseinanderzuhalten und getrennt voneinander wahrnehmen zu können. Sie muß die Begriffe unterschiedlich sehen, um sie zu begreifen. Der Begriff „punktuell-lineare Denkweise" ist eine symbolische Bezeichnung und soll auf eine gewisse Einseitigkeit und Schmalspurigkeit des Denkens hindeuten. Zu ihr gehört jene Denkweise, die sich von einem Punkt zum anderen bewegt. Jede Denkweise offenbart sich durch die entsprechende Vorgehensweise ihrer Vertreter, Objekte zu erkennen oder Themen zu erfassen. Vertreter der linearen Denkweise fallen durch die besonderen Merkmale ihres Denkens auf, dadurch, daß sie etwas nur dann erkennen oder verstehen können, wenn sie es in zwei gegensätzliche Teile spalten. Sie nehmen einen Teil eines Begriffes wahr und verdrängen seinen Gegensatz, sie konkretisieren, indem sie die Begriffe spalten. Es existieren für den linear Denkenden z.B. „das Leben und der Tod", „das Gute und das Böse" getrennt voneinander, wobei man das Gute pflegt und das Böse bekämpft. Nachteile dieser Denkweise liegen darin, daß sie durch die Spaltung der Dinge Angst und Furcht erzeugt, welche das Leben und Handeln seiner Vertreter lenken und stets überschatten. Ein weiterer Nachteil der punktuell-linearen Denkweise ist, daß sie das Wettbewerbsdenken weckt. Die von ihm bestimmten Menschen können zu rücksichtslosen und fanatischen Eiferern werden. Sie jagen mit Hast und Ungeduld ihren vermeintlichen Zielen hinterher, um den anderen zuvor zu kommen. Für sie bedeutet der Begriff „Leben" entweder Gesundheit, welche man pflegen, oder Krankheit, die man bekämpfen muß. Wiederum die Spaltung eines Begriffes, um ihn wahrnehmen zu können. Diese Spaltung macht ihn jedoch einseitig und damit unvollkommen. Unvollkommenheit jedoch erzeugt Minderwertigkeit. Deshalb suchen linear Denkende immer Anerkennung, Zuspruch sowie Bestätigung für ihre Taten. Wenn Wettbewerbsgedanken das Leben beherrschen, muß es Sieger und Verlierer geben. Wo Sieger und Verlierer existieren, können störende, gar krank machende Gefühle entstehen wie Neid, Geiz, Angst, Furcht u.a. Punktuell linear Denkende denken entweder in analytischer oder synthetischer Weise. Die analytisch Denkenden sind jene Forscher, die nur ihre Forschung im Auge haben, ohne die Folgen für die Welt als Ganzes zu bedenken, wie sich dies sehr gut an der Entwicklung der Atombombe oder dem Eingriff in das menschliche Erbgut aufzeigen läßt.

Die global-zyklische Denkweise

sieht die Ähnlichkeit der Dinge, um sie zu deren gemeinsamen Ursprung hinführen zu können. Ihre Gedanken bewegen sich im Kreis. Vertreter der global-zyklischen Denkweise stellen sich Fragen nach dem „Warum" und „Wie". Globales Denken bedeutet im Kreis verlaufendes Denken, d.h., alles kehrt zum Ausgangspunkt zurück. Was man heute besitzt, kann morgen verloren gehen. Was verloren geht, kommt wieder. Globale Denker erahnen, was kommen wird, weil für sie alles im Kreisen begriffen ist. Deshalb zielen ihre Bemühungen dahin, sich in die Naturkreisläufe zu integrieren. Globale Denker haben daher keine Furcht, keine Angst, weil sie nicht besitzen wollen. Sie wissen, was auf sie zukommt, verschwindet wieder und sie sehen dem Kommenden deshalb gelassen entgegen. Ihr Leben ist ihr Schicksal, mit dem sie sich abfinden. Globale Denker denken niemals gespalten und sie kennen daher keine Minderwertigkeitsgefühle und sie denken daher auch nicht in den Kategorien des Wettbewerbs. Somit wahren sie das Gleichgewicht in ihrem Inneren und in der Natur. Vertreter der global-zyklischen Denkweise wollen nicht wissen, um zu verändern, sondern um zu erfahren und zu erleben, um herauszufinden, wie sie sich besser in die Natur integrieren können. Ihre Denkweise ist analytisch und synthetisch zugleich. Begriffe wie „Kampf", „Sieg", „Haben", „Nichthaben", "Gut und Schlecht" sind für sie schlicht nicht vorhanden. Die globale Denkweise kann man am besten durch ein Studium der alten Schriften der Laoisten sowie der Naturphilosophen kennenlernen. Die vorgetragenen Anschauungen der alten Weisen in diesem vorliegenden Buch entsprechen der globalen Denkweise.

Ursprung und Entwicklung der Medizin im alten China

Der Urmensch in der Natur: Zwei der grundlegenden Probleme, mit denen sich der Urmensch konfrontiert sah, bestanden einmal in der Notwendigkeit, zunächst seine Lebensbedürfnisse zu sichern und dann darin, seine Verletzungen behandeln zu müssen, welche die ersten Erfahrungen des Urmenschen mit Krankheit darstellten. Bei Verletzungen bedeckten die Urmenschen beispielsweise ihre Wunden mit Pflanzenblättern, um die Wunden zu schützen und sie erfuhren dadurch, welche Wirkung die verschiedenen Pflanzen auf die Heilung von Wunden hatten. Dieses dürften die Anfänge der „Familienmedizin" gewesen sein. Nach dem Seßhaftwerden der Urmenschen und der Entstehung von dörflichen Gemeinschaften übernahmen von nun an die Dorfzauberer die Aufgabe, Kranke zu behandeln. Diese Dorfzauberer stellten bald fest, daß eine Erkrankung nicht nur durch Verletzungen, sondern auch durch den Genuß mancher Pflanzen, die Bisse von kleinen oder großen Tieren oder durch Durchnässung des Körpers nach starkem Regenfall erfolgte. Auf diese Weise nahmen die damaligen Erdbewohner die Auswirkung der Naturenergien wie Kälte, Wärme, Hitze oder Nässe auf ihre Gesundheit wahr. Sie hatten nun gelernt, zwischen Gesundheit und Kranksein zu unterscheiden. Der Krankheitsbegriff kristallisierte sich somit fortschreitend heraus. Es wurde herausgefunden, daß äußere Einflüsse wie Kälte, Wärme, oder Feuchtigkeit zu innerer Hitze (Fieber), Erbrechen oder Durchfall bei den Menschen führen konnten. Trotzdem konnte man bei den Erkrankten die Ursachen in deren Körper nicht erkennen. Deshalb nahm man an, Erkrankte seien von einem „bösen Geist" überfallen worden und der Dorfzauberer müsse diesen aus dem Körper des Kranken vertreiben.

Vom Dorfzauberer und Schamanen zu den Klosterpriesterschaften

Die Priesterschaften in den Klöstern arbeiteten im Gegensatz zu Dorfzauberern und Schamanen selbständig und fern ab von Dörfern und Städten. Es lag aufgrund ihrer Neigung zur Eigenständigkeit nahe, daß sie Probleme wie Erkrankungen selbst zu lösen und zu behandeln versuchten. Infolge ihrer angesehenen Stellung innerhalb der Bevölkerung konnten sie einige der sonst geheimgehaltenen Erkenntnisse über gewisse Behandlungsmethoden von den Dorfmedizinern erfahren. Hinzu fügten sie ihre eigenen Erfahrungen, erweiterten die Schätze an pflanzlichen Heilmitteln und entwickelten die Behandlung mit Nadelstichen. Medizin, Philosophie und Religion verschmolzen in den Klöstern dadurch zu einer Einheit. Eine weitere Entwicklung in den städtischen Gesellschaften ging mit einer Vermischung von Menschen verschiedener Herkunft einher, wobei die Integration und Anpassung an neue Gesellschaftsformen manchen Menschen schwerfiel. Die Folgen waren gestauter Ärger, Ängste und Sorgen, Frust bis hin zu Aggressionen, was viele Menschen krank machte. Krank wurden von nun an nicht nur Menschen, die sich den äußeren Einflüssen der Naturenergien ausgesetzt hatten, sondern auch solche Menschen, die unter angestautem Ärger oder unter Ängsten litten. So ist in dem Buch „Nei King" zu lesen: „Sorgen und Angst schaden dem Speicherorgan Herz. Wenn der Mensch zu kalt gegessen oder getrunken hat, schadet dies dem Speicherorgan Lunge"

Von der Erfahrung zur Lehre - Von den Klosterpriestern zur Institution

Die spektakulären Erfolge mancher Klosterpriester bei der Behandlung von kranken Menschen blieben nicht geheim. Land auf, Land ab erzählte man von ihrem Wissen und Können. Ihr Ruhm drang bis in die Paläste der Regierenden, wo kranke Herrscher natürlich auch medizinische Hilfe benötigten. Die besten und berühmtesten Heiler waren gerade noch gut genug für die Herrschenden, die sich manchen Priester an ihre Höfe holten. Die Priester ließen sich jedoch nur ungern an Höfe und Paläste binden. Die Regierenden sahen sich folglich gezwungen, Mediziner von den Priesterschaften ausbilden zu lassen und rufbereit an ihre Höfe zu verpflichten. Die Medizin der Schamanen und der Priesterschaften wurde hiermit erstmals institutionalisiert. Jedermann konnte nun den Arztberuf erlernen. Um das geheimgehaltene medizinische Wissen zu lüften und allgemein zugänglich zu machen, tat als erster der Kaiser von China Huang Tsi (2697-2592 v. Chr.- unter dem Namen „gelber Kaiser" bekannt) den entscheidenden Schritt. Er befahl, alle bisher gesammelten medizinischen Erkenntnisse in einem Buch zusammenzufassen. Dieses Buch trägt den Namen

„**Su-Wen/Nei-King**" (Lehre vom Inneren) und es ist somit das älteste erhaltene medizinische Werk Chinas aus der Zeit des gelben Kaisers. Das gesamte Werk, welches heute zur Verfügung steht, stammt wahrscheinlich von mehreren Gelehrten verschiedener Epochen und wurde vermutlich zuletzt von taoistischen Ärzten in den Jahren 480-200 v. Chr. überarbeitet und neu zusammengestellt. In der T'ang Dynastie (618-907 n. Chr.) wurde das Werk zudem von dem Gelehrten Wang-Ping umfassend erläutert und kommentiert. Das Buch „Su-Wen/Nei-King" ist in der Form eines Dialogs zwischen dem gelben Kaiser und seinen Hofgelehrten geschrieben. Es besteht aus zwei Bänden, wobei jeder Band 81 Kapitel[1] umfaßt. Der erste Band heißt „Su-Wen", was soviel wie „gewöhnliche Fragen" bedeutet. Er bildet den Kern dieses Werkes und befaßt sich mit den Naturphänomenen, mit Kosmologie und sonstigen mythologischen Fragen. Der zweite Band, das „Nei King" - behandelt sehr ausführlich das Gebiet der Akupunktur. In der „Nei King" werden nicht nur alle Akupunkturpunkte abgehandelt, sondern auch die Meridiane, die Urenergie „Qi", Gebote und Verbote bei der Therapie und vieles mehr.

Der gelbe Kaiser Huang Ti (2697-2592 v. Chr.)

wurde entsprechend der chinesischen Astrologie im Jahr der Erde geboren und stand somit unter deren Schutz. Analog zur Farbe der Erde (die Farbe „gelb" wird der Erde als Element zugesprochen) wurde er der „gelbe Kaiser" genannt. Inspiriert von den Sternen hatte er zunächst das Rad und dann sogar auch die ersten Wagen mit Rädern erfunden. Später ließ er ein Planetarium bauen und beschäftigte sich vor allem mit Tönen, Klängen und Musik sowie deren Einfluß auf die Menschen. Nach alten Erzählungen verbrachte er viel Zeit mit seinen

---

[1] Die Zahl „81" ist hierbei nicht zufällig gewählt. Aus der Zahlensymbolik wissen wir, daß die Zahl „9" die Endzahl der Schöpfung auf der Erde symbolisiert. Diese Zahl wird auch der letzten Lebensperiode zugeordnet.
Die Zahl „81" ergibt sich aus „8 + 1 = 9" oder „9 x 9" und sie symbolisiert in diesem Fall ein vollendetes Werk.

Ministern und Hofärzten u.a. Kia-Pa, Tscho Tse, Le Kung, Pao Kao und Schao Yu.

Von den Erfahrungen zur Lehre

In den Jahren 900 - 700 v. Chr. gewannen die synthetisch denkenden Dualisten an Einfluß. Sie versuchten, alle Symptome und Krankheitsbilder auf ihre Ursprünge zurückzuführen. Die „Yin-Yan Theorie" wurde geboren und verbreitete sich zusehends. Den Höhepunkt ihres Erfolges auf medizinischem Gebiet erreichten die Dualisten durch die von ihnen entwickelte Pulsdiagnostik. Von nun an konnte man nach ihre Ansicht durch eine Pulsbetastung gestörte Energien in einem Körper aufzeigen und damit Erkrankungen erkennen. Es gelang nicht immer, durch die YIN/YAN- und Pulsdiagnose Krankheiten oder Störungen im Körper von Erkrankten festzustellen. An dieser Stelle traten die Naturphilosophen auf. Mit der Institutionalisierung der Medizin begann sich in späteren Jahrhunderten (700 -500 v. Chr.) im alten China ein Wandel in der Medizin abzuzeichnen.
Zunächst gewannen im Verlauf dieser Entwicklung die sog. Legalisten langsam an Einfluß. Die Ideenwelt der Legalisten war materiell-analytisch orientiert und ihr Einfluß blieb auch auf die T.C.M nicht aus. Die Beeinträchtigung der Menschen durch Naturenergien, sei es Wärme, Kälte, Feuchtigkeit oder Wind, mußte ihrer Ansicht nach genau studiert, der jeweilige Einfluß auf die einzelnen Körperorgane genau festgestellt und analysiert werden. Ebenfalls wurden sämtliche körperliche Begleiterscheinungen aufgelistet. Die Werke der Legalisten fassen daher ganze Bände von Symptomenaufzeichnungen und Krankheitsbildern zusammen. Etwa im 4. Jhdt. v. Chr. begründete der Gelehrte Tsou-Yan die neue Naturphilosophie, in welcher er die alten und neuen Theorien, die Lehre vom Makro- und Mikrokosmos, die YIN- und YAN-Theorie der Dualisten sowie die Wandlungslehre in einer Lehre zusammenfaßte. In der Figur eines Kreises versuchte er, das Sich-Wandeln und Kreisen zu symbolisieren. Die Naturphiloso-

phen orientierten sich an den Naturphänomenen, sie schufen die sogenannten Korrespondenz- und Assoziationslehren und faßten ihre Lehre in einem logischen in sich geschlossenen System der sog." Fünf Wechsel-Phasen und Fünf-Elementenlehre" zusammen. Auch die Diagnose unter Zuhilfenahme der Organuhr dürfte aus ihrem Gedankengut stammen. Die weitere Entwicklung bis zum Opium-Krieg, der von den Engländern gegen China geführt wurde, brachte keine nennenswerten Veränderungen in der chinesischen Medizin. In der Zeit zwischen dem Opiumkrieg (1840/42) und der kommunistischen Revolution (1949) jedoch brach die westliche Medizin in China ein. Die Bedeutung der T.C. M. schrumpfte von diesem Zeitpunkt an zunehmend bis hin zur Kultur-Revolution von Mao Tsi Tung (1957-66), der als erster die traditionellen Werte und Erkenntnisse der alten Chinesen wiederzubeleben versuchte. Heutzutage werden die Mediziner in China nach westlichem Vorbild ausgebildet. Die T.C.M. fristet ihr Dasein als eine geduldete Nebenmethode. Bewahrt haben die T.C.M. lediglich die Taoisten sowie die tibetanische Priesterschaft in ihren noch überall in China bzw. in Tibet verstreut liegenden Klöstern. In der alten überlieferten chinesischen Literatur finden sich viele widersprüchliche Aussagen. In den westlichen Übersetzungen bezeichnet man diese Widersprüche als Ballast. Es ist jedoch ein Fehler, diese Widersprüche als Ballast zu befinden, wenn man die Gründe kennt, welche die alten Weisen in China bewogen, diese Widersprüchlichkeiten, so wie sie sind, an spätere Generationen weiterzugeben.

Kapitel I - 2. Teil

Im zweiten Teil des ersten Kapitels werden das „Große Universum" (Erde - Makrokosmos) und das „Kleine Universum" (Mensch - Mikrokosmos) sowie deren Gesetzmäßigkeiten und Ordnungsprinzipien abgehandelt. Sodann werden die zwischen beiden bestehenden Analogien und Verschiedenheiten sowie deren Gesetzmäßigkeiten herausgearbeitet. Die Lehre von der Natur als Basis der Überlegungen in der T.C.M. wird dargestellt. Auch werden viele alltägliche Begriffe wie Himmel, Sonne und Mond beschrieben. Die Beschreibung weicht von der für westliche Menschen allgemein gewohnten Sichtweise ab. Um die Beschreibung aus der Sicht der alten Weisen nachvollziehen zu können, gehen wir Schritt für Schritt vor, um so das abgeleitete Naturgesetz des „Großen Universums" verständlich darzustellen.

Besonderheiten der Traditionellen Chinesischen Medizin

Die geschichtliche Entwicklung der T.C.M. weist besondere Merkmale in der Art und Weise auf, zu neuen Erkenntnissen zu gelangen. Im Gegensatz zu der in der Naturwissenschaft des 20. Jhdt. angewandten Methode bezogen die alten Weisen ihre Erkenntnisse aus der Beobachtung der Natur und von Naturphänomenen und nicht durch Experimente. Naturphänomene können weder verfälscht noch manipuliert werden, sie sind weder von Zeit noch Raum abhängig. Sie können jederzeit von jedermann beobachtet werden. Sie liegen für jeden offen und zugänglich - im Gegensatz zu den Laborexperimenten, die anonym und nicht für jedermann zugänglich sind und zudem von Zeit und Raum abhängig sind.

Lehren von der Natur

Die Lehren von der Natur, zu denen man im frühen China gelangte, setzen eine besondere Art der Wahrnehmung der Natur voraus. Die alten Weisen in China haben herausgefunden, daß die Wahrnehmung des Menschen zum einen von seinen Sinnesorganen und zum anderen von seinem Standpunkt abhängt. Die Wahrnehmungsfähigkeit der Sinnesorgane des Menschen ist sehr begrenzt. Auch die Standpunkte der Menschen und ihre Denkweise können sehr verschieden sein. Die in der westlichen Welt vorherrschende Denkweise und deren Standpunkte weichen sehr stark von denen der alten Weisen ab, so daß die alten Weisen die Natur mit anderen Augen sahen. Um die Lehren von der Natur, so wie sie in der traditionellen chinesischen Medizin dargestellt sind, zu verstehen, muß man bei der Wahrnehmung der Natur ähnlich wie die alten Weisen verfahren.

Viele der im folgenden Text benutzten Wörter haben daher eine andere Bedeutung als für die Menschen im Westen üblich und gebräuchlich. Daher ist es erforderlich, zu Beginn des Textes manche Wörter genau im Sinne der T.C.M. zu definieren, z.B.: Universum bedeutet im Lateinischen „Weltall". In dem folgenden Text wird das Wort „Großes Universum" benutzt. Es umfaßt alles, d.h. Himmel und Erde bzw. auch Himmel oder Erde. Himmel: ein großer Teil des „Großen Universums". Er umfaßt die Himmelskörper, d.h. Sonne, Mond, Sterne und vor allem die grenzenlose „Leere", die sog. „Himmelsleere". Der Himmel wird im Gegensatz zum „Kleinen Universum" als „Großes Universum" bezeichnet, und somit unterschieden von allen „körperlich" wahrnehmbaren Teilen des Himmels, die „Kleines Universum genannt werden. Diese sind: Sonne, Mond, Erde, die Lebewesen (vertreten durch die Menschen). Die Bezeichnung „Großes Universum" hat zwei Bedeutungen: Zum einen umfaßt sie alles, d.h., das ganze Weltall, Himmel und Erde. Zum anderen ist sie Teil des Bezuges „Kleines Universum - Großes Universum". In dieser Bedeutung ist z.B. der Himmel das „Große Universum" gegenüber der Erde als „Kleines Universum"; oder die Erde ist das „Große Universum" gegenüber dem „Kleinen Universum" Mensch.

Makrokosmos: aus dem Griechischen „Makros" = groß und „Kosmos" = Ordnung abgeleitet, wobei Ordnung hiermit gleichbedeutend ist mit

die „Große Ordnung" (Gesetze des großen Universums)
Mikrokosmos: aus dem Griechischen, „Mikros" = klein und „Kosmos" abgeleitet. Gemeint ist hier die Ordnung in dem „Kleinen Universum" - Erde bzw. Mensch

Die Fähigkeit des Menschen wahrzunehmen und die Lehren aus der Natur

Die Menschen können die Natur verschieden wahrnehmen, wobei es auch zu einer Täuschung der Wahrnehmung kommen kann. Die Wahrnehmung der Menschen hängt z.B. von Zeit und Raum ab, davon, ob es Tag oder Nacht ist oder ob ein Gegenstand als fern oder nah erscheint. Wenn ein Mensch am Tage und bei klarem Wetter zum Himmel aufblickt, wird er eine hell-bläulich schimmernde, sehr weit entfernt gelegene, grenzenlos erscheinende Leere wahrnehmen. Dieses ist die „Himmelsleere". Irgendwo im Himmel scheint die rund geformte Sonne zu hängen. In der Nacht bei klarem Wetter können die Menschen in diesem nun dunkelblau schimmernden Himmel einen hell leuchtenden, runden oder auch sichelförmigen Mond und viele klein erscheinende, schwach leuchtende Sterne erkennen. Die Wahrnehmungen des Menschen am Tage sind folglich anders als in der Nacht. Die Wahrnehmungsfähigkeit des Menschen ist somit eingeschränkt und hängt direkt von Raum und Zeit ab - insofern kann die Wahrnehmung täuschen. Aufgrund dieses Wahrnehmungsproblems haben die Menschen gelernt, alles, was sie sehen, möglichst in Details zu zerlegen. Diese Vorgehensweise erleichtert es, die Dinge verstehen zu können. Auf diese Weise kann man von der Natur den Menschen verständliche Gesetzmäßigkeiten ableiten.

Großes Universum (Himmel)

Es besteht aus der Himmelsleere - als ein grenzenloses Etwas, in dem Sonne, Mond und die Sterne zu hängen scheinen, die als Himmelskörper bezeichnet werden.

Die „Himmelsleere"

Die Leere des Himmels scheint end- und grenzenlos zu sein. Die Menschen können diese Leere nicht im einzelnen Detail wahrnehmen, sondern nur als Ganzes. Die Leere des Himmels ist bei klarem Himmel tags- und nachtsüber zu sehen. Weder die Leuchtkraft der Sonne noch des Mondes lassen sie verschwinden. Die Sterne kann man z.B. am Tage nicht sehen, weil die menschlichen Augen vom Sonnenlicht geblendet werden. Dies ist bei der Leere des Himmels nicht der Fall. Man kann sie immer sehen, obwohl nichts zu sehen ist. Der Mensch kann sie identifizieren, ohne daß sie identifizierbar ist. Die Leere des Himmels hat weder Volumen noch Masse. Sie ist überall und nirgends. In der Leere des Himmels verbinden sich zwei entgegengesetzte Energien, die bewegende und die ruhende. Die Himmelsleere soll deswegen Sitz der Schöpfung sein, weil sie ähnliche Eigenschaften wie die Schöpfung aufweist. Die Schöpfung wie auch die „Leere des Himmels" liegen außerhalb des Wahrnehmungsbereiches der Sinnesorgane des Menschen. Beide sind nur in Gedanken des Menschen zu jeder Zeit gegenwärtig. Man soll sich daher von dem Ausdruck „Leere des Himmels" nicht täuschen lassen. Es wird damit nur zum Ausdruck gebracht, daß der Himmel den Menschen als „Leere" erscheint.

Die Sonne

Körper am Himmel. Die Sonne hat eine runde Form, die sich gegen ihre Umgebung abgrenzt und welche beim Auf- und Untergang veränderlich wahrnehmbar ist. Sie leuchtet rot und sendet Licht und Wärme zur Erde. Licht ist sehr intensiv. Die Sonne wärmt die Erde. Licht und Wärme der Sonne sind nicht die ganze Zeit gleich stark, sondern zu- und abnehmend, da sich die Sonne auf einer Laufbahn bewegt. Entsprechend ihrem Lauf haben die Menschen den Ort ihres Erscheinens als „Ost" und den Ort ihres Verschwindens als „West" bezeichnet. Der zu beobachtende Sonnenlauf ähnelt einem Halbkreis. Die Sonne erscheint jeden Morgen am selben Ort im Osten und verschwindet abends, wiederum am immer wieder gleichen Ort im Westen. Mit dem Verschwinden der Sonne entsteht die Dunkelheit. Die Zeit des zu beobachtenden Sonnenlaufes bezeichnet man als Tageszeit, die Zeit ihrer Abwesenheit als Nachtzeit. Ein Tag ist die Zeit vom Erscheinen der Sonne bis zu ihrem nächsten Erscheinen nach Verlauf von etwa 24 Stunden (westlicher Zeit). Der Sonnenlauf ist zyklisch, d.h. er ist immer wiederkehrend, ein Zeichen, daß sich die Sonne auf einer kreisförmigen Bahn bewegt, einer Bahn an die sie gebunden ist.

Der Mond

erscheint ebenfalls am Himmel. Seine Form ist veränderlich. Mal erscheint er als Sichel (Neumond), mal als Halbkreis (Halbmond), mal als runder Körper (Vollmond). Der Mond ist nur in der Nacht zu sehen. Sein Licht ist schwach und hat eine helle, fast weiße Farbe. Sein Licht erhellt kaum die Erde. Der Mond strahlt keine spürbare Wärme auf die Erde aus. Der Mond grenzt sich ab und die Grenze, die wir sehen, ergibt seine Form. Seine Bewegung ist ähnlich der der Sonne, ebenfalls zyklisch (ein immer wiederkehrender Kreislauf).

Die Sterne

erscheinen am Himmel als hell leuchtende Körper. Sie haben ebenfalls eine runde Form. Ihr Licht und ihre Wärme sind auf der Erde überhaupt nicht zu spüren. Sterne können fast nur in der Nachtzeit von den Menschen wahrgenommen werden. Sie scheinen sich nicht zu bewegen und werden deshalb als Fixsterne bezeichnet.

Bestandteile des „Großen Universums"

Aus der Sicht der Menschen gibt es eine große Leere, die „Leere des

Himmels". In dieser Leere „hängen" die Himmelskörper Sonne, Mond und Sterne. Alle zusammen machen das „Große Universum" aus. „Leere des Himmels" ist nur eine Bezeichnung. Denn die Leere ist in Wahrheit keine „Leere", sondern sie erscheint den Menschen als Leere. Wolken, Blitze, Donner, Winde, Stürme, Wärme und Kälte entstehen in und kommen aus dieser Leere! In diese Leere sind die Himmelskörper eingebettet. Hierbei ist zwischen dem erdnahen und dem erdfernen Himmel zu unterscheiden. Der erdnahe Himmel wird so bezeichnet, weil er zwischen dem „Großen Universum" und der Erde zu liegen scheint. Man beobachtet am erdnahen Himmel die Wolken. Aus den Wolken kann Regen, Hagel oder Schnee zur Erde fallen. Winde treiben die Wolken! Die Wolken erscheinen mal weiß, mal schwarzfarbig. Sie haben die verschiedenartigsten und dabei ständig wechselnden Formen und Konturen.

Dunkle Wolken können am hellichten Tag die Sonnenstrahlen hindern, auf der Erde anzukommen. Aus den bisher erwähnten Beobachtungen lernten die Menschen Begriffe wie „Form" (eine ordentliche Form wie die runde Form der Sonne und des Mondes, und unordentliche Formen wie die wechselnden Formen der Wolken) sowie „Farbe" oder „Lage" zu entwickeln. Begriffe dienen dazu, Objekte zu bestimmen, um sie wiedererkennen zu können. Um Objekte jedoch zunächst bestimmen zu können, müssen diese besondere, ihnen eigene Merkmale aufweisen. Nur so können sie von den Menschen von anderen Objekten unterschieden werden. Die Sonne kann man z.B. an ihrer Form und an ihren Lichtstrahlen als Sonne wiedererkennen. Die Beschränktheit der Wahrnehmungsfähigkeit der Menschen führt zu der Unterscheidung zwischen „Himmelsleere" und Himmelskörper. Dies führt ebenfalls zu den Begriffen wie körperlich und nicht-körperlich bzw. materiell und immateriell.

Körperlich (materielles Sein): Körperlich-materiell ist eine Bezeichnung für alle Dinge, die eine Form, ein Volumen und eine Masse haben. Ihr Vorhandensein kann dadurch von den Sinnesorganen des Menschen wahrgenommen und direkt an den Geist übermittelt werden. Dies gilt für die Sonne, den Mond und die Sterne, die Teile des Universums bilden. Das Materielle grenzt sich gegen seine Umgebung durch eine ordentliche oder unordentliche Form ab und nimmt einen dadurch bestimmten Raum in der es umgebenden Leere ein.

Nicht-Körperlich (Immateriell /Nicht-Sein): Dies ist eine Bezeichnung für all das, was von den Sinnesorganen des Menschen nicht direkt an den Geist übermittelbar ist und daher nur schwer definiert werden kann, wie z.B. „Leere des Himmels", Luft oder die Winde. Das Immaterielle scheint keine Grenzen zu haben, weder im Raum noch in der Zeit.

Die Qi - Energie im großen Universum

> „Die unbegrenzte Vielfalt der Phänomene ist die Folge der kontinuierlichen Zusammenballung und Verteilung des Qi.
> So kann es Erscheinungen verschiedenen Materialisationsgrades bilden."
>
> *Huan Nan Tsi*

Definition: **„Qi"** bedeutet in der chinesischen Sprache genau übersetzt „Hauch" oder „Dampf". Die chinesische Bezeichnung deutet darauf hin, daß eine immaterielle Kraft in der „Himmelsleere" existiert, eine Form der Energie in dem den Menschen als Leere erscheinenden grenzenlosen Raum. Das große Universum muß zwei Energien haben. Die Qi wäre daher zutreffend als Energie zu bezeichnen. Die Energie des „Großen Universums" ist der Ursprung aller Energien. Deshalb wird sie als **Ur-Energie** bezeichnet. Aus der Ur-Energie des „Großen Universums" entstehen **zwei Ur-Energien**, die eine ist die sich zerstreuende, in der „Himmelsleere" herumschweifende Energie wie z.B. das ausstrahlende Licht der Sonne. Daher wird diese Energie als die „sich bewegende, sich zerstreuende Energie" bezeichnet. Sie erzeugt

Wärme und bewegt sich um den Himmelskörper.
Die zweite Energie ist eine verdichtende Energie. Sie erzeugt Kälte und wird daher als die „ruhende, konzentrierende Energie" bezeichnet. Beide Energien stammen aus der Ur-Energie. Sie sind gegensätzlich in der Richtung ihrer Wirkung. Die sich zerstreuende Energie strebt danach, bei Bewegung nach außen zu fliehen, die ruhende Energie bewegt sich nach innen. Der Körper der Sonne bzw. der Mond als materieller Körper werden von der immateriellen „Himmelsleere" und ihrer sich zerstreuenden, sich bewegenden Energie umschlossen. Sonne und Mond bewegen sich. Sie müssen daher eine bewegende, zerstreuende Energie in ihren materiellen Körpern besitzen, die sie zur Bewegung befähigt. Die umschlossene Energie wird als antreibende, aber verborgene Energie bezeichnet. Auch sie stammt aus der sich zerstreuenden, sich bewegenden Energie der „Himmelsleere". Auf dieser Erkenntnis basiert der alte Spruch aus der NEI KING: „Im Großen ist das Kleine (im Universum ist die Sonne) und im Kleinen ist das Große (in der Sonne ist ein Teil der Energie des Universums)". Sonne und Mond verfügen über eine antreibende, bewegende und eine ruhende, konzentrierende Energie. Die verschiedenen Energien sind demnach äußere Energien. Sie wirken zerstreuend, sind überall in der Himmelsleere, sie lenkt die Bewegung in den Himmelskörpern, indem die äußere Energien einen Druck auf die Himmelskörper von außen ausübt. Innere Energie, in der Materie umschlossen, ist der Grund, daß die Materie sich bewegen kann. Die Energie hält die materiellen Körper wie Sonne, Mond und Sterne zusammen und läßt sie nicht auseinanderfallen. Daher der Spruch „Außen wie Innen - Innen wie Außen".

Die Formen, die Proportionalität und Relativität im „Großen Universums"

Aus den Beobachtungen des „Großen Universums" ergab sich für die alten Weisen die Frage, ob es ein Zufall sei, daß sowohl die Sonne und der Mond als auch die Sterne eine runde Form haben oder ob die runde Form etwas Besonderes sei. Aus diesen Überlegungen heraus entstand die Formenlehre und ihre Bedeutung. Entsprechend den Ansichten der Weisen stehen die Himmelskörper für Reife und Vollendung. Die runde Form muß somit die Vollendung der Entwicklung der Materie darstellen. Das „Rundsein" verleiht den Himmelskörpern Sonne und Mond besondere Eigenschaften wie z.B. die reibungslose, geschmeidige Bewegung. Es ist zudem Ausdruck der höchsten Anpassungsfähigkeit der Himmelskörper an ihre Umgebung. Die Beobachtung der Funktion von Formen führte zu Überlegungen über die Größe und den Umfang von Sonne und Mond im Verhältnis zur scheinbaren Unendlichkeit der „Himmelsleere" und weiter zu der sog. „Relativitäts- und Proportionalitätslehre" (s. später Kap. III), d.h. groß und klein im Verhältnis zueinander. Die Sonne erscheint als runde Form groß gegenüber den scheinbar kleinen Sternen, dadurch sind die Begriffe klein und groß sowie das Verhältnis zueinander (Relativität) definiert. Demnach gibt es große und kleine Formen, die trotzdem ähnlich sind. Der große Kreis, die Sonne, ist dem klein erscheinenden Kreis, dem Stern, ähnlich. Weiterhin wird durch die Sonnen- und Mondbewegung die Zeit in Zyklen und „Dauer" eingeteilt, z.B. nimmt die Sonnenbewegung von Sonnenaufgang bis zum Sonnenuntergang eine Tagesdauer in Anspruch. Der Vollmond-Zyklus dagegen von Vollmond zu Vollmond dauert 28 Sonnentage, d.h. der Mond hat einen Zyklus, die Sonne ebenfalls. Sie unterschieden sich durch die Zeitdauer eines Zyklus. Sie sind durch die Wiederkehr (Zyklus) ähnlich. Sonnen- und Mondzyklen stehen durch die Zeitspanne ihrer Zyklen in einem Verhältnis zueinander: Auf Menschen übertragen bedeutet dies: Es gibt kleine Menschen und große Menschen, sich schnell bewegende und sich langsam bewegende. Als Menschen sind sich die Menschen ähnlich, im Großen aber verschieden.

Auf die Frage nach der Entstehung der Materie im Universum antwortet der große Meister Lia Tsi so:

„Die Alten sahen das Licht und die

Finsternis als Grundursache der Welt. Alles Körperliche aber entsteht aus dem Unkörperlichen. So muß auch die Welt ihren Ursprung haben. Deshalb sage ich: Es gibt eine Urwandlung, einen Uranfang, ein Urentstehen, eine Urschöpfung.

Die Urwandlung ist der Zustand, worin die Kraft sich noch nicht äußert. Der Uranfang ist der Zustand, in dem die Kraft entsteht. Die Urentstehung ist der Zustand, in dem die Form entsteht. Die Urschöpfung ist der Zustand, in dem der Stoff entsteht. Den Zustand, wo Kraft und Stoff noch ungetrennt durcheinander sind, nennt man Dasein. Dasein bedeutet den Zustand, in dem die Dinge miteinander und durcheinander sind und noch kein gesondertes Fürsichsein haben."

Die Entstehung der Materie im „Großen Universum" nach den Ansichten der T.C.M.

Es ist kennzeichnend für die alten Weisen in China, daß sie ihre Erkenntnisse und Erfahrungen in weisen Sprüchen und in Versen zusammenfassen. Der alte Meister Lia Tsi ist einer der bekanntesten Weisen unter den laotischen Priestern. Sein Spruch befaßt sich mit der Wahrnehmung der Menschen: Menschen können nur dann etwas wahrnehmen und unterscheiden, wenn es sich um Gegensätze handelt. Die Menschen können nicht den Begriff „tief" ohne den Begriff „hoch" oder den Begriff „gut" ohne den Begriff „böse" verstehen.

Daher müssen die Menschen Gegensätze mit unterschiedlichen Merkmalen erlernen, um sie später auseinanderhalten zu können. Bei Licht sehen die Menschen die Welt mit anderen Augen als in der Finsternis. Die Menschen hätten niemals begreifen können, was sie bei Licht sehen, wenn sie nicht in der Finsternis nicht sehen könnten. Die Menschen hätten nicht wissen können, was sie bei Licht, aber nicht in der Finsternis sehen können. Dadurch können die Menschen zwischen Licht und Finsternis unterscheiden, zwei Gegensätze, die sich ergänzen. In einem anderen Spruch heißt es: „Die Existenz des Einen bedingt die Existenz des Anderen". Man hätte sich z.B. unter dem Begriff „Frau" niemals etwas vorstellen können ohne den Begriff „Mann". Die Wahrnehmung der Dinge in der Welt beruht demnach auf der Wahrnehmung ihrer Gegensätze. Die Gegensätze „Licht" und „Finsternis" sind das Sinnbild für alle Gegensätze in der Welt. Diese ermöglichen es den Menschen, die Welt selbst und alles, was in der Welt ist, wahrzunehmen. Sie sind daher die Grundursache für die Entstehung des Begriffes „Welt" im Geist des Menschen. Licht und Finsternis sind ebenfalls Sinn des **Wandels** im Universum.

Der zweite Satz des Spruches von Lia Tsi „Alles Körperliche aber entsteht aus dem Unkörperlichen" ist eine Folgerung aus dem Eingangssatz. Die menschlichen Sinnesorgane vermitteln dem Geist viele Gegenstände. Sie machen es möglich, daß die Menschen durch Sehen, Hören, Riechen, Schmecken oder Fühlen viele Gegenstände unmittelbar wahrnehmen und erkennen. Sie sehen einen Tisch und einen Stuhl in einem Raum und lernen, zwischen ihnen zu unterscheiden. Wenn sie nun einen Stuhl *oder* einen Tisch sehen, erkennen sie ihn in ihrer Vorstellung und Erinnerung wieder als Stuhl oder Tisch. Wenn jemand von einem Tisch oder Stuhl spricht, wissen sie, um was es geht! Dinge, die man sehen kann, werden als körperlich oder als Materie bezeichnet. Es gibt viele Dinge, die man nicht sehen kann. Dennoch weiß man, daß sie vorhanden sind, wie z.B. der Himmel oder die Luft. Solche Dinge werden als immateriell bezeichnet. Insofern ist das Begreifen ein geistiger Vorgang. Es gäbe weder Tisch noch Materie, wenn der Geist diese nicht wahrnehmen würde. Wenn die Wahrnehmungen vom Geist abhängig sind, wie es anhand der Beispiele zu erkennen ist, so muß der Geist als Immaterie vor der Materie sein.

„Es gibt eine Urwandlung, ein Urentstehen."

Die Entstehung der Materie ist nach Ansicht von Meister Lia Tschi in zwei Stufen geschehen. Zuerst wurde das Unkörperliche (Immaterielle) in Materie umgewandelt. Dadurch ist die Materie (das Körperliche) entstanden. Sobald die Materie entstanden war, war die Urschöpfung vollzogen! Die Wandlung erzeugt neue Zustände, wie z.B. die Materie. Die Wandlung setzt Bewegung, gefolgt von Ruhe, voraus. Beide, Bewegen und Ruhe sind Energien. Die Bewegung ist die Wandlung selbst, die Materie ist die Ruhe. Durch die Urwandlung entstehen aus der einen Materie zwei Arten von Materie: das ursprünglich Immaterielle und die Materie. Dies führt zur Polarisation, d.h. die Immaterie bzw. die Materie versucht, sich einen Pol zu suchen. Diese Polarisation ist Bewegung. Bewegung jedoch erzeugt Wärme, wie umgekehrt Bewegung Wärme erzeugt. So entsteht ein Kreislauf. Die Wärme dehnt sich und breitet sich aus, wobei sie sich zerstreut. Sie greift die Kälte an und verdrängt sie von ihrem Platz. Ruhe erzeugt Kälte, die Kälteenergie ist konzentrierend und verdichtend. Sie zieht sich zusammen. So entstand die kalte Materie vor der immateriellen Wärme. Zur Verdeutlichung: Wasser ist Sinnbild der Wandlung, da Wasser in drei verschiedene Zustände wandelbar ist. Wasser als flüssige Materie kann durch Wärme in Dampf (Gas-Immaterie) umgewandelt werden. Durch Kälte wird Wasser andererseits in feste Materie (Eis) verwandelt. Kühlt sich Dampf ab, konzentriert es sich und bildet Wolken. Wirkt Wärme auf die Wolken ein, wandelt sich die konzentrierte, d.h. abgekühlte Wolkenmasse zurück in flüssiges Regenwasser. So entsteht ein Kreislauf, bei dem Immaterielles zu Materie und die Materie dann wiederum in Immaterielles umgewandelt wird. **Huai Nan Zi,** ein taoistischer Philosoph (ca. 120 J. v. Chr.), schreibt in seinem Buch: „Das Tao entstand aus Leere und Leere formte das Universum, das Universum gebar das „Qi". Das Leichte und Klare strebte nach oben, um den Himmel zu bilden, das Schwache und Trübe verfestigte sich und formte die Erde.

Der Sturm - Bewegung und Entstehung der Materie

Der Sturm ist Sinnbild für das Entstehen von etwas Neuem durch die Bewegungsrichtung der warmen Energie. Die Wärme treibt den Wind, verwandelt den Wind in Sturm. Der Sturm bewegt sich geradeaus, stößt auf etwas, dreht sich wie eine Spirale. Im erdnahen Teil der Spirale bewegt sich der Sturm auf das Zentrum des untersten (erdnahen) Kreises zu und stürzt in das Zentrum der schweren und festen Materie ab (so bilden sich die Berge). Der äußere obere Kreis der Spirale zerstreut den Staub nach außen herum. Daher das Naturgesetz: „Das Schwere setzt sich ab, das Leichte bewegt sich aufwärts und zerstreut sich." Demnach gibt es zwei Grundformen der Bewegung. Sie stammen beide aus der Wärme und Bewegung. Eine Zentripetalbewegung, bei der die Energie zur Mitte hinstrebt ist, d.h. sie wirkt konzentrierend, verdichtend, und eine Zentrifugalbewegung, bei der die Energie vom Mittelpunkt wegstrebt. Sie wirkt zerstreuend und sich ausdehnend. Der Anfang aller Bewegung ist geradeaus, doch dann dreht und wirbelt sie im Kreis um sich selbst. Diese Beobachtungen führten zu dem Spruch: Aus der Eins (Wärme) entstehen die Zwei (Wärme und Kälte). Wärme zeugt Kälte und Bewegung. Wärme zeugt Kälte und ruhende Energie. Die gezeugte Kälte steht im Gegensatz zu der zeugenden Wärme. Es existieren zwei verschiedene Fronten, zwei verschiedene Pole: Wärme und Kälte, Immaterie und Materie. Dieses Phänomen ist ein Naturgesetz, das auch hinsichtlich der Menschen Gültigkeit hat. Kälte ist hierbei Sinnbild für menschliche Ängste. Ängstliche Menschen ziehen sich wie die Kälte zurück, frieren leicht, werden apathisch und lustlos.

Die Gesetzmäßigkeiten im „Großen Universum"

> „Aus der Einheit entsteht die Zweiheit. Aus der Zweiheit die Dreiheit. Aus der Dreiheit viele verschiedene Dinge."
>
> *Tschung Tschi*

Das „Große Universum" wird von den Menschen im Ganzen als eine Einheit wahrgenommen. Diese Einheit des „Großen Universums" wird von den Menschen jedoch wiederum in zwei gegensätzliche Teile unterteilt: Die immaterielle (unkörperliche) „Himmelsleere" und die materiellen (körperlichen) Himmelskörper. Aus der Einheit entsteht dadurch die Zweiheit. Jeder Himmelskörper ist in sich ein ganzer Körper und stellt eine Einheit dar, ähnlich der Einheit des „Großen Universums".

Die abgeleiteten Naturgesetze des „Großen Universums"

Erstes Naturgesetz:
(Entstehen und Vermehren) Das Entstehen folgt aus der Ur-Entstehung (Urknall). Dieses erste Entstehen gebiert eine Einheit. Es ist die Einheit des „Großen Universums". Das Vermehren geschieht durch das Zeugen bzw. Erzeugen („Aus der Einheit entsteht die Zweiheit").
Zweites Naturgesetz:
Die erzeugte Zweiheit basiert auf Gegensätzen („Himmelsleere" und Himmelskörper). Wärme erzeugt Kälte, aus der Eins entstehen die beiden Gegensätze Kälte und ruhende Energie
Drittes Naturgesetz:
Die Gegensätze tragen die Merkmale der Zeugenden, sowie andere, neuere Merkmale. „Himmelsleere" und Himmelskörper verfügen inhaltlich über dieselben bewegenden und ruhenden Energien.

Viertes Naturgesetz:
Der **Wandel** (Veränderung) / Zeugung von Gegensätzen bedingt eine Veränderung (Gegensätze sind auch verschieden).
Fünftes Naturgesetz:
Bewegung und Ruhe. Voraussetzung für den Wandel (Veränderung) sind eine bewegende und eine ruhende Energie im gegenseitigen Wechsel.
Sechstes Naturgesetz:
Kreislauf, durch den Wechsel von Ruhe zu Bewegung und umgekehrt werden Kreisläufe erzeugt.
Siebtes Naturgesetz:
Bewegung und Ruhe polarisieren und erzeugen die beiden gegensätzlichen Energien Wärme bzw. Kälte.
Achtes Naturgesetz:
Raum und Zeit - Kreisläufe erzeugen Raum und Zeit.
Neuntes Naturgesetz:
Chaos und Ordnung / Zerstreuung beinhaltet Chaos, wie z.B. bei den Lichtstrahlen der Sonne. Ordnung bedeutet Konzentration, vergleichbar mit der runden Form der Sonne. Chaos und Ordnung wechseln sich ab. Aus dem Chaos (Immaterie) entstand die Ordnung (Materie).
Zehntes Naturgesetz:
Was außen ist, ist auch innen, was innen ist, ist auch außen. Die Sonne als materieller Körper ist von der „Himmelsleere" und ihren Energien umgeben (außen). Ein Teil der bewegenden Energie befindet sich im Kern der Sonne und ist somit vom Sonnenkörper eingeschlossen.
Elftes Naturgesetz:
In dem Großen ist das Kleine, in dem Kleinen ist das Große. Dies ist eine Ergänzung zu den vorherigen Gesetzen. Im „Großen Universum" ist die Sonne (klein). In der Sonne (klein) ist ein Teil (die bewegende Energie) des großen Universums eingeschlossen.
 Zwölftes Naturgesetz:
Das Zeugende zeugt oder erzeugt seine Ebenbilder. Die Energie der „Himmelsleere" zeugt in der Sonne ihr Ebenbild, die bewegende (ver-

steckte) treibende Energie.

Dreizehntes Naturgesetz:
Alle Teile des „Großen Universums" stehen untereinander in einer Wechselbeziehung. Ebenfalls steht jedes von ihnen mit dem "Großen Universum" in einer Wechselbeziehung. Aus dieser Wechselbeziehung resultieren verschiedene Verhaltensformen.

Vierzehntes Naturgesetz:
Die Entstehung der spezifischen Formen der Materie ist kein Zufall.

Fünfzehntes Naturgesetz:
Das Schwere setzt sich nach unten ab und konzentriert sich, das Leichte steigt aufwärts und zerstreut sich.

Sechzehntes Naturgesetz:
Die kreisende Bewegung konzentriert sich nach innen und zerstreut sich nach außen.

Die vier Hauptverhaltensmuster im „Großen Universum"

Erstes Verhaltensmuster (gegenseitige Abhängigkeit: geben - nehmen)
Gegenseitige Abhängigkeit erzeugt Fürsorge, Zuwendung, Erwartung, Zuweisung. Der Erzeugte bzw. Gezeugte ist von dem Zeugenden abhängig. Der Zeugende gibt, der Erzeugte nimmt. Der Zeugende wendet sich zu, der Erzeugte ist voller Erwartung. Die Sonne ist vom Himmel abhängig, ist von ihm erzeugt worden. Ihre Abhängigkeit ist an der Zuweisung einer Laufbahn und ihrem Stand am Himmel zu erkennen.

Zweites Verhaltensmuster (Stärke und Schwäche)
(siegen - besiegt werden, verdrängen, vertreiben / Feinde - Rivalität - Bewegung). Wärme verdrängt die Kälte, Licht die Finsternis. Sonne und Mond sind von der Einheit gezeugt. Sie stellen die gegensätzliche Zweiheit dar. Die Sonne strahlt Licht aus, das den Mond nicht mehr erkennen läßt. Das Sonnenlicht vertreibt die Dunkelheit und erobert ihren Platz. Sie verhält sich gegensätzlich, feindlich. Sonnen- und

Mondstrahlen verhalten sich zueinander wie Licht und Dunkelheit - als Rivalen. Der Stärkere siegt, der Schwächere wird vertrieben.
Drittes Verhaltensmuster (Gegenseitiger Respekt, Ruhe - Ordnung)
Zwischen den einzelnen Himmelsteilen des „Großen Universums" herrscht zum Teil insofern Respekt bzgl. Gegenseitigkeit, als jeder auf seinem Platz Ruhe bewahrt. Sie halten Abstand und zollen einander Respekt. Keiner überfällt den anderen. Sonne, Mond und Sterne haben alle ihren festen Platz inne. Keines nährt das andere.
Viertes Verhaltensmuster (Ablehnen - Verachten - Gleichgültigkeit)
Der Mond schiebt sich zwischen Sonne und Erde und erzeugt so eine Mondfinsternis. Sein Verhalten gegenüber der Sonne ist verachtend. Während der Dunkelheit kehrt die Erde der Sonne den Rücken zu. Auch dieses ist ein ablehnendes, verachtendes Verhalten gegenüber der Sonne. Während einer Schönwetterlage schieben sich die Wolken zwischen Sonne und Erde und hindern die Sonnenstrahlen daran, zur Erde durchzudringen. Dies ist ein verachtendes Verhalten der Wolken gegenüber der Sonne. Die Wärme der Sonne verwandelt die Wolken wiederum in Regen - der Stärkere siegt.

Die Naturgesetze des „Großen Universums" sowie die vier Hauptverhaltensmuster sind auf das „Kleine Universum" Erde bzw. Mensch gänzlich übertragbar. Sie bilden in der T.C.M. die Basis für die Krankheitserkennung und für die Behandlung der verschiedenen Krankheiten.

Kapitel I - 3. Teil

In diesem Teil des ersten Kapitels werden die Naturgesetze des „Großen Universums" (Makrokosmos) auf ihre Gültigkeit in dem „Kleinen Universum" Erde (Mikrokosmos) überprüft. **Es zeigt sich, daß die Naturgesetze in den beiden Universen ein und dasselbe sind, getreu dem Spruch „Was in dem Großen ist, ist in dem Kleinen".** Weiterhin werden im 3. Teil dieses Kapitels die Eigenschaften (Charakterzüge) der Materie (wie Wasser) beschrieben, um die Leserinnen und Leser auf den Zusammenhang zwischen der Natur und den Menschen aufmerksam zu machen. Ein Zusammenhang, der sich durch die **Ähnlichkeiten** mancher Charakterzüge zwischen Materie und Menschen offenbart. Vor allem werden nicht nur die Ähnlichkeiten zwischen „Großem Universum" und „Kleinem Universum" bzw. belebter und unbelebter Natur, sondern auch die **Verschiedenheiten** besprochen. Die Ähnlichkeiten sollen auf den gemeinsamen Ursprung, die Verschiedenheiten auf den jeweils eigenen, individuellen Charakter hinweisen.

Das „Kleine Universum" Erde

Die Erde ist Sinnbild der Materie, da die Erde überwiegend aus Materie besteht. Die Gesetzmäßigkeiten des „Großen Universums" (Makrokosmos) werden mit den Gesetzmäßigkeiten des „Kleinen Universums" Erde (Mikrokosmos) verglichen, um Ähnlichkeiten und Verschiedenheiten zwischen den beiden Universen festzustellen. Die Erde für sich genommen ist ein „Großes Universum", eine Einheit. Aus dieser Einheit entstand eine Zweiheit, eine Dreiheit und dann viele verschiedenartige Dinge, z.B. Materie in mannigfachen Ausprägungen und verschiedenartigste Lebewesen. Vermehrung durch Zeugung ist ein Naturgesetz auf der Erde, entsprechend den Gesetzmäßigkeiten im „Großen Universum". Die Erzeugten (Gezeugten) sind ebenfalls auf der Erde vorhanden durch die Zeugung durch einander gegensätzliche Partner. Aus der Einheit der Erde entwickelte sich eine gegensätzliche Zweiheit: Feste und flüssige Materie! Die Polarität der Zweiheit ist durch gegensätzliche Merkmale (fest - flüssig) entstanden. Aus der Gesamtheit der Materie entstand unbelebte und belebte Materie (Lebewesen), ruhende und bewegende Energie. Hierbei ist durch **Wandlung** aus unbelebter Materie belebte Materie entstanden. Diese Wandlung bedingt die Verschiedenheit zwischen der belebten und unbelebten Materie, das Entstehen einer Zweiheit. **Die Wandlung** bedingt ebenfalls einen Wechsel zwischen Bewegung und Ruhe wie auch die Entstehung eines Kreislaufs. Dieser Kreislauf von belebter und unbelebter Materie auf der Erde hängt von den Naturenergien ab (Wärme, Kälte, Wind). Wärme entsteht und erzeugt Bewegung. Kälte entsteht und erzeugt Ruhe. Durch diese Kreisläufe entstehen wiederum Raum und Zeit. Raum entsteht durch die Bewegung der Sonne. Es gibt demnach Gebiete (Raum) auf der Erde, die von der Sonne erhellt werden, während gleichzeitig andere im Dunkel sind und umgekehrt - ein ewiger Kreislauf.

Ebenfalls ist die Zeit auf der Erde durch die Sonnenbewegung bestimmt, so daß Tages- und Nachtzeiten existieren. Chaos und Ordnung wechseln sich auf der Erde ab. Stürme, Gewitter oder schlechtes Wetter können sich z.B. selbst in den Sommermonaten einstellen. Auch die vielen verschieden großen Pflanzen sind ein Werk des Chaos. Der zyklische Verlauf der Jahreszeiten, von dem viele Pflanzen abhängig sind, ist Sinnbild der zyklisch verlaufenden Ordnung. Die „Innen-wie-außen-Regel" ist auf der Erde ebenfalls gültig. Die Erde selbst ist von der Leere umgeben. In ihrem Inneren befindet sich bewegende Energie (aus der bewegenden „Himmelsleere"-Energie des „Großen Universums" stammend) und ruhende Energie. Die bewegende Energie im Innern der Erde ist in Form von Vulkanausbrüchen an verschiedenen Orten der Erde zu beobachten. Die ruhende Energie ist an der konzentrierten Materie von Felsen und Bergen zu erkennen. Demnach ist das Erdinnere dem Erdäußeren ähnlich. Entsprechendes gilt für das Gesetz „Im Kleinen ist das Große". Die bewegende Energie stammt aus dem „Großen Universum" - „Im Großen ist das Kleine" (im „Großen Universum" ist das „Kleine Universum" Erde). Jede Gattung auf der Erde erzeugt ihre Ebenbilder. Eichen zeugen Eichen, Pferde zeugen Pferde, Menschen zeugen Menschen. Der Gezeugte ist von dem Zeugenden abhängig. Zwischen der unbelebten und belebten Natur auf der Erde gibt es eine Wechselbeziehung. Diese Wechselbeziehung ist zwischen dem „Großen Universum" und dem „Kleinen Universum" Erde ebenfalls vorhanden. Die Natur auf der Erde ist von der Wärme der Sonne und deren Licht abhängig. Pflanzen leben, wie alle anderen Lebewesen, von Wasser und der auf der Erde vorhandenen Nahrung. Sie sind von der Erde abhängig. Pflanzen besitzen die Fähigkeit zur Verdunstung und geben beim Verdunsten Wasser frei, aus dem dann der Regen entsteht. Eine Wechselbeziehung zwischen den verschiedenen Kreisläufen in der Natur ist demnach gegeben. Aufgrund dieser Wechselbeziehungen sind identische Verhaltensformen wie im „Großen Universum" entstanden. Die Pflanze ist vom Mutterboden und vom Wasser abhängig.

Die Erde ist gewissermaßen die Mutter der Pflanze, die Pflanzen sind Kinder der Erde. Auch Menschenkinder sind von ihrer Mutter abhängig. Bei den verschiedenen Elementen und Teilen der Erde entsteht aus der Zweiheit ein starkes und schwaches Element. Kalkerde ist gegenüber der schwarzen Erde stark. Salzwasser ist gegen Süßwasser stark. Respekt als Verhaltensweise kann am Beispiel der Bildung von Land, das von Wasser umgeben ist, erklärt werden, da hier eine Polarität mit gegenseitigem Respekt zugrundezuliegen scheint und jeder hat seinen Platz auf der Erde. Stürme wüten respektlos auf der Erde und schaffen chaotische Zustände. Felsen verachten die Wirkung von Wasser. Sie sind oft vom Wasser nicht angreifbar. Aus dem bisher Erwähnten ist darauf zu schließen, daß die Naturgesetze des „Großen und Kleinen Universums" (Erde) die gleichen sind. Hierauf zielt auch der biblische Spruch „Wie im Himmel so auch auf Erden." Im folgenden Text werden Themen wie die Entstehung der Materie auf der Erde, ihre Wandlung, ihr Kreislauf, ihr Verhalten, ihre verschiedenen und einander ähnlichen Eigenschaften abgehandelt, so wie sie sich den alten Weisen in China darstellten, um sie später mit dem „Kleinen Universum" Mensch zu vergleichen.

Die Materie auf Erde und ihr Entstehen

> „Es gibt eine Urwandlung, einen Uranfang, ein Urentstehen, eine Urschöpfung"
>
> *Lia Tschi*

Die Entstehung der Welt ist nach Ansicht des großen Meisters Lia Tschi der Urschöpfung, dem Urentstehen zu verdanken, da die Erde durch die Urschöpfung entstanden ist. Die Urentstehung symbolisiert den Uranfang, in dessen Verlauf das Entstehende umgewandelt wurde. Während dieser Umwandlung von der Einheit zur Zweiheit entstand die Materie als Gegensatz zum Immateriellen[2]. Die Entstehung der festen Materie geschah zuletzt, da die feste Materie aus der flüssigen Materie (Wasser) entstand. Um diese Anschauung zu belegen, zogen die alten Weisen die drei Zustände des Wassers als Vorbild und Beweis heran, da das Wasser in dreierlei voneinander unterschiedlichem Zustand vorkommt. Dieses sind die drei Hauptvorkommensweisen in der Natur, welche sich durch die Einwirkung der Naturenergien entsprechend verändern (sich wandeln). Der erste Zustand ist dampfförmig (der Lufthauch), der zweite Zustand ist der des Flüssigen (Wasser), der dritte ist die feste Form (das harte Eis). Das Wasser entsteht aus dem Dampf der „Himmelsleere" und durch die Wirkung der kalten Energie. Hierbei verdichtet sich der Dampf durch die Einwirkung von Kälte und er konzentriert sich durch die ruhende Energie „Qi" zu Wolkenmassen. Diese Wolkenmassen wandeln sich durch die

---

[2] Die Idee der Schöpfung ist in vielen Religionen zu finden. In der modernen Physik des 20. Jhdts. wird diese Entstehung als Urknall bezeichnet - ähnlich der Ideen der alten Weisen, nur anders ausgedrückt.

Einwirkung von Wärmeenergie zu Regenwasser, d.h. in eine flüssige Form. Flüssiges Wasser wandelt sich dann durch starke Kälteenergie zu festem Eis. Die Wandlungsfähigkeit des Wassers in drei verschiedene Zustände lehrt uns einiges. Z.B., die Wandlung immateriellen „Dampfes" in Materie ist möglich und vollziehbar. Umgekehrt ist die Wandlung von materiellem Wasser zu immateriellem Dampf ebenfalls möglich. Wandlungen in der Natur können nur unter dem Einfluß der Naturenergien „Wärme" oder „Kälte" erfolgen. Die Wirkung der Wärme ist trennend und zerstreuend. Wärme vertreibt Kälte, weil Wärme sich bewegt und ausdehnt. Wärme wandelt Materie zu Immateriellem und Wärme trennt das Leichte von dem Schweren. Das Leichte (Dampf) steigt durch die Wirkung der Wärme empor (Richtung Himmel), das Schwere (z.B. Salz) setzt sich ab in Richtung Erde. **Kälte** wirkt konzentrierend und bindend. Sie verdichtet und wandelt Immaterielles zu Materie, aber nicht umgekehrt. Kälte entsteht, wenn die Wärme sich zurückzieht, weil nur Wärme sich bewegen kann. Entstehung von Materie aus dem Immateriellen setzt die Wirkung von Kälte oder Wärme im Wechsel voraus, z.B. Dampf (Immaterie) und Kälte ergeben Wolkenmassen (Materie). Wolkenmassen (weiche Materie) und Wärme ergeben flüssige Materie (Wasser in seinem Normalzustand), flüssiges Wasser und Kälte ergeben Eis (harte feste Materie). Umgekehrt erfolgt die Entstehung des immateriellen aus der Materie allein durch Wärmewirkung, z.B. Eis (feste harte Materie) in Kombination mit Wärme wandelt sich zu flüssigem Wasser, welches sich unter Einfluß von Wärme demnach weiter wandelt zu Dampf (immateriell).

Die aus der **Wandlungsfähigkeit des Wassers** gewonnenen Erkenntnisse haben eine besondere praktische Bedeutung, z.B. bei der Gewinnung von Metall aus Bodenerde und aus Metallerzen. Die alten Chinesen haben die Metalle in frühgeschichtlicher Zeit (ca. 3000 v. Chr.) aus der Erde gewonnen und bei der Herstellung vieler Instrumente verwendet. Außerdem spielen diese Erkenntnisse in der T.C.M.

sowohl für die Krankheitserkennung als auch bei der Behandlung von Krankheiten eine besondere Rolle. Die gerade beschriebene Wandlungsfähigkeit des Wassers ist Sinnbild der Urschöpfung, des Urentstehens und des Urwandels. Sie ist aber auch Sinnbild für das Leben der Menschen.

Nachfolgend werden die Ähnlichkeiten und Verschiedenheiten (Merkmale, Eigenschaften) zwischen der **unbelebten Materie** und der **belebten Materie** (Lebewesen) herausgearbeitet. Die Gesamtheit der Materie auf der Erde unterteilt sich in unbelebte Materie und belebte Materie (Lebewesen).

Die unbelebte Materie

wird ähnlich wie beim „Großen Universum" als Einheit in zwei unterteilt, in flüssige und feste Materie. Beide Spielarten der unbelebten Materie besitzen überwiegend ruhende Energie, welche ihre Stofflichkeit zusammenhält - ähnlich wie beim „Großen Universum". Sie besitzen kaum bewegende Energien und unterscheiden sich dadurch von den anderen Teilen des „Großen Universums". Die Mannigfaltigkeit der Materie, vor allem der belebten, führte zu den unzähligen, millionenfach verschiedenen Arten von Pflanzen und Lebewesen.
Flüssige Materie: Ihr Hauptvertreter ist das Wasser. Aus der Einheit des Wassers entstand zum einen das süße und zum anderen das salzige Wasser. Aus dem Wasser ist die belebte Materie entstanden. Es ist somit die Wurzel des Lebens aller Lebewesen, ob Pflanze oder Tier. Es bildete einmal die erste Stufe bei der Umwandlung der Materie und es war andererseits der Ausgangspunkt beim Entstehen von Lebewesen aus der Materie. Die Entsprechungen des Wassers zum „Großen Universum" sowie seine individuellen Eigenschaften als Unterscheidungsmerkmale: Wasser hat ebenfalls zwei Gegensätze aus der Einheit, wodurch sich eine Polarisierung ergeben hat, und zwar zwischen Salzwasser und Süßwasser. Das Salzwasser ist in den Meeren, das

Süßwasser ist im Bereich der festen Materie. Wasser ist Sinnbild der Wandlung. Stürme können Wasser bewegen. Wasser strebt immer zur Erde, das Regenwasser z.B. fällt von den Wolken des Himmels auf die Erde, das Wasser in den Bergen strömt bergab in die Täler. Die Wandlung des Wassers ist mit Bewegung verbunden und bildet einen Kreislauf. Wasser hat Masse, ein Volumen aber keine Form oder feste Umrisse. Es nimmt Raum ein, den es füllt. Es ist von der Zeit unabhängig, aber vom Raum abhängig. Wellenbewegungen des Wassers in den Meeren sind ein Sinnbild für das Chaos. Ruhendes Wasser ist ein Sinnbild für Ordnung. Wasser besitzt nur ruhende Energie. Diese ruhende Energie hält seine Teile zusammen. Wasser ist ein Teil der Materie aller Lebewesen. Alle Lebewesen haben daher auch Eigenschaften des Wassers als Anteile in ihrem Charakter. Wasser steht mit der festen Materie, mit den Lebewesen und mit dem großen Universum in Wechselbeziehung. Aus dieser Wechselbeziehung ergeben sich vier Verhaltensmuster: geben - nehmen, stark - schwach, Respekt - Gleichgültigkeit (Verachtung). Die Stärke des Wassers ist es, daß es in die Materie eindringt und sie zersetzt. Seine Wellen schlagen an die Felsen der Küsten und greifen die Felsen an. Wasser unterliegt den Naturgesetzen des „Großen Universums".

Wasser - Seine Verschiedenheiten, besonderen Merkmale, sein Verhalten (Charakterbild) und seine Eigenschaften

> „Es gibt nichts Weicheres als Wasser, aber nichts ist ihm in der Überwindung des Harten überlegen."
>
> *Lao Tsi*

Bei normalen Temperaturen ist Wasser flüssig, weich und geschmeidig. Dies ist in der Natur sein verbreitetster Zustand. Es hat keine Form, keine äußeren Umrisse, aber Masse. Es besitzt keine eigene bewegende Energie, jedoch ruhende Energie. Wasser kann in Gefäßen gefangen gehalten werden und nimmt Form und Volumen des Gefäßes an, in das es gefüllt wird, ein Sinnbild für seine extreme **Anpassungsfähigkeit.** Wasser läßt sich abfüllen, kann **gelenkt und geleitet** werden. Es läßt sich jedoch nicht in einem Gefäß zusammendrücken (komprimieren). Dem Druck weicht es aus, ein Sinnbild für die ihm eigene **Härte** und für seinen **Eigensinn. Wasser** infiltriert die Erde. Es dringt in so manche harte Materie und zersetzt sie oder es sickert in das Erdinnere, um sich in der Tiefe anzusammeln, ein Sinnbild für die sich **durchsetzende** Kraft des Wassers. Wasser nimmt Farben, Gerüche, Geschmacksnuancen wie auch mancherlei Stoffe in sich auf und wandelt sich entsprechend. ein Sinnbild für **Lenkbarkeit** und **Beeinflußbarkeit.** Wasser weicht Druck und Hindernissen aus, was seine Anpassungsfähigkeit und seinen Willen zur Selbsterhaltung ausdrückt. Wasser fließt die Berge hinab ins Tal und sammelt sich in Bächen. Aus den Bächen entstehen Flüsse, welche zum Meer fließen, ein Sinnbild für die Neigung zum Zusammenschluß in einem **großen Ganzen.** Ist Wasser klar, kann man alles in ihm sehen, somit ist es auch Sinnbild für Offenheit. Es grenzt sich gegen andere Materie nicht ab, ein Sinnbild für die Neigung, sich zu binden, aber auch für **Aufdringlichkeit.** Ist Wasser **trüb,** verbirgt sich alles in ihm. Durch seine Weichheit, Geschmeidigkeit und Anpassungsfähigkeit sowie Wandelbarkeit tritt das Wasser als Medium für viele Kreisläufe in der Natur auf. Es ist ein Sinnbild für Hilfsbereitschaft. Seine Vermittlerrolle im Stoffwechsel der Lebewesen macht es für die Lebewesen lebensnotwendig. Menschen können bekanntlich Monate ohne Essen, aber nie lange ohne Wasser überleben. Auch Menschen können Charakterzüge des Wasser aufweisen, so daß. Wassermenschentypen sich in vieler Hinsicht entsprechend den Eigenschaften des Wassers verhalten!

Die feste Materie der Erde (Bodenerde - Steine - Felsen) - Ihre Ähnlichkeiten und Verschiedenheiten

Aus der Einheit der festen Materie entsteht eine Zweiheit, zum einen feine, weiche Materie wie z.B. Bodenerde und zum anderen harte Materie wie Felsen und Steine. Felsen wandeln sich zu feiner Bodenerde und umgekehrt. Es entsteht ein Kreislauf. Die vielen verschiedenen Farben und Formen der Materie auf der Erde zeugen von scheinbarem Chaos. Die Formen und Farben der festen Materie sind mannigfaltig und verschiedenartig. Dadurch unterscheiden sich ihre Einzelteile voneinander. Ihre Hauptanteile bilden der schwarze, der rötliche bis rote, weißer sandiger und steiniger Boden. Diese Erdsorten werden den fünf Jahreszeiten und den fünf Farben zugeordnet (s. Kap. Fünf Wechselphasen), in der Weise, daß die Farben der einzelnen Erdsorten deren Eigenschaften verraten. Viele der geistigen Eigenschaften der Bodenerde werden über die Pflanzen an die Menschen weiter übermittelt. Sie machen einen Teil des Charakters der jeweiligen Menschen aus. Besondere Formen wie runde Steine oder schöne Bergformationen zeugen von der Ordnung in der Natur. Feste Materie untersteht dem Naturgesetz der Zeugung (erzeugen), für Wandelbarkeit sowie für Polarität und Wechselbeziehungen zu den anderen Elementen.

Die feste Materie ist weniger beeinflußbar durch die Hauptnaturenergien Wärme und Kälte, dafür jedoch um so mehr durch Wind und Feuchtigkeit (Wasser). Die feste Materie ist in sich unbeweglich. Sie besitzt keine bewegende Energie, sondern ruhende Energie, die ihre Stofflichkeit zusammenhält. Das Verhalten der festen Materie entspricht mehr der „Geben-Nehmen-Regel", entsprechend der Regel des Respektes und der Gleichgültigkeit. Das Regelverhalten „stark - schwach" ist dieser Materie nicht zueigen. Sie ist daher **Sinnbild für Ruhe, Beharrlichkeit** und **Ausgeglichenheit,** für gleichgültiges bzw. friedliches Verhalten. Die Materie Erde gibt mehr als sie nimmt. Sie hält und bewahrt, um weiterzugeben. Sie ist Sinnbild freimütigen Gebens, Schenkens und Helfens. Es muß zwischen wasseranziehenden und wasserabstoßenden Materie unterschieden werden. Wasser erweicht die Materie bis auf bestimmte Ausnahmen, wie z.B. Flußsteine oder Felsen! Das Verhalten der festen Materie läßt darauf schließen, daß die feste Materie auf der Erde verschiedene Entwicklungsstufen durchläuft. Ihre vielen unterschiedlichen Formen und Erscheinungsweisen sind ein Hinweis darauf, daß die Stofflichkeit der Materie formlos ist. Sie bildet die unterste und primitivste Form innerhalb der Entwicklungsstufen. Der Kreis (runde Form) ist die **vollendete Entwicklung der Materie** (ähnelt Sonne und Mond). Felsen und Flußsteine bilden die Endphase ihrer Entwicklung. Stark verdichtete Materie, wie etwa bei Felsen, ist sehr hart. Sie setzt sich gegen die Naturenergien zur Wehr und stellt daher in ihrer Festigkeit ein Entwicklungsstadium der absoluten Ruhe dar. Das deutet darauf hin, daß **die Materie das Stadium absoluter Ruhe** anstrebt. Viele der festen Materiesorten neigen dazu, sich gegen andere durch ihre Form abzugrenzen, was als Sinnbild von **Verschlossenheit** und von Neigung zu **Eigensinn** zu deuten ist. Die Hauptcharaktereigenschaften der festen Materie sind somit Beständigkeit, Ausdauer, Verschlossenheit, Härte und Streben nach absoluter Ruhe.

Metalle

sind mit der Bodenerde vermischt. Die Chinesen dürften eines der ersten Völker gewesen sein, die Metall aus der Bodenerde gewonnen und Metallinstrumente hergestellt haben. Metalle spielen auch bei der medizinischen Behandlung, vor allem in der Akupunktur, eine Rolle. Die Akupunkturnadeln waren schon damals aus Metall, wie aus den alten Texten zu erfahren ist. Die Metalle werden ebenfalls in zwei Hauptgruppen unterteilt, in die sog. weißen/hellen Metalle und in die roten Metalle. Die meisten Metalle werden von den Naturenergien angegriffen und umgewandelt. Manche Metalle gelangen mit der Nahrung in sehr kleinen Mengen in den menschlichen Körper, wobei die Gefahr besteht, daß sie die geistigen Fähigkeiten des Menschen beeinträchtigen können.

Der Charakter der Metalle: Metalle sind Sinnbild für Härte, Starrheit, Unbeugsamkeit, Schwere sowie für mangelnde Neigung, sich zu verändern. Metalle gehen oft feste Verbindungen ein. Sie lassen von ihren Bindungen zum Beispiel zu Salze, Säuren, Erde, Erze nicht ab. Metalle kühlen durch Kälte schnell ab, erwärmen sich jedoch andererseits schnell durch Wärme, d.h. sie sind besonders wärme- bzw. kälteempfindlich. Die alten Chinesen haben zwischen weißen Metallen (Energie abführend) und roten Metallen (Energie zuführend) unterschieden. Menschen des Metalltyps fallen durch ein maskenhaftes Gesicht oder auch durch scharfkantige, harte Gesichtszüge auf.

Kristallisierte Steine (Edelsteine): Kristallisierte Steine regten zur Entdeckung des Schleifens von Natursteinen und weiter zur Herstellung von Getränke- und Tafelservice wie z.B. von Tellern und Löffeln an. Die Porzellanherstellung ist ein uraltes Gewerbe aus China, welches sich später in der ganzen Welt verbreitete. Wichtig ist zu wissen, das Essen von Steingut-Tellern, die in den Nahrungsmitteln und Speisen vorhandenen Energien und Nährstoffe länger erhalten soll. Speisen, die im Römertopf gekocht wurden, sind deutlich hochwertiger als Speisen aus Metalltöpfen. Edelsteine weckten seit Urzeiten durch ihre Farbe und besondere Ausstrahlung das Interesse der Menschen. Ihnen haben die alten Weisen besondere energetische Wirkung auf die Menschen zugeschrieben. Manche Arten von Edelsteinen rufen bei empfindsamen Menschen eine emotionale Reaktion hervor. Dieses war der Grund, Edelsteine zur Behandlung bestimmter Erkrankungen einzusetzen. Edelsteine schmückten später die Kleidung und den Griff der Schwerter der Edelleute im alten China, wie auch Edelsteine überhaupt als Schmuck getragen werden.

Belebte Materie (Lebewesen) - Ihre Ähnlichkeiten und Verschiedenheiten im Vergleich mit dem „Großen Universum"

Die Bezeichnung „Lebewesen" soll für jene Materie in der Natur gelten, die sich durch besondere Eigenschaften auszeichnet, wie z.B. sich bewegen, wandeln und vermehren zu können, vor allem für solche, die Naturenergien selbst zu ihrem Vorteil nutzen können. Durch die jeweilige Spaltung in zwei Gegensätze vermehren sich die Lebewesen. Aus dieser Vermehrung folgt die Vielfalt an Lebewesen in der Natur! Die Lebewesen in ihrer Gesamtheit sind als Begriff eine Einheit. Aus dieser Einheit entstanden Pflanzen, Tiere und Menschen (als Gegensätze). Hierbei ist zwischen den sich **nicht frei bewegenden** Lebewesen (wie z.B. den Pflanzen) und den sich **frei bewegenden** Lebewesen (wie z.B. Tiere, Menschen) zu unterscheiden. Bei einer genaueren Überprüfung der Lebewesen wird man leicht feststellen, daß alle Lebewesen den Gesetzen der Natur des „Großen Universums" unterliegen. Sie sind von der Natur vollkommen abhängig. Die Lebewesen vermehren sich und erzeugen ihre Ebenbilder. Ihr Körper besteht aus Materie und es ist angewiesen auf die beiden Urenergien, die bewegende und die ruhende. Lebewesen werden geboren, sie reifen, um zu zeugen und dann zu sterben. Die Lebewesen wandeln sich im Laufe ihres Lebens, indem sie von einem winzig kleinen Ei zu einem Neugeborenen und dann bis hin zu einem Erwachsenen heranreifen, d.h. sie sind stets im Wandel. Bewegung und Ruhe wechseln beständig miteinander ab. Stetiger Wandel und stete Bewegung erzeugen einen Kreislauf, ähnlich den in der Natur vorkommenden Kreisläufen. Das Leben der Lebewesen verläuft folglich zyklisch, ähnlich dem Zyklus der Jahreszeiten.

Die Jahreszeiten üben auf das Leben der Lebewesen einen starken Einfluß aus. Es entsteht damit eine Wechselbeziehung zwischen den Kreisläufen der Lebewesen und den Kreisläufen der Natur. Diese Wechselbeziehung bedingt bestimmte Verhaltensweisen. Die Hauptverhaltensformen im „Großen Universum" und die auf der Erde sind vollkommen auf das Verhalten der Lebewesen übertragbar. Die Lebewesen sind von der Erde abhängig. Schauen wir in die Natur, sehen wir, daß die Pflanzen sich von der Erde ernähren. Die Rolle der Erde entspricht der der Gebenden (der Rolle der Mutter) und die Rolle der Pflanzen entspricht der der Nehmenden (der des Kindes). Hier besteht eine vollkommene Abhängigkeit. Manche Lebewesen ernähren sich von Pflanzen, d.h. sie sind von diesen Pflanzen abhängig. Diese Pflanzen nehmen für die pflanzenfressenden Lebewesen die Rolle der Mutter ein, die Rolle der Gebenden, die Pflanzenfresser selbst die Rolle des Kindes, des Nehmenden. Doch der Kreislauf dreht sich weiter und die pflanzenfressenden Tiere verkörpern dann die Mutterrolle, die Rolle der Gebenden, während Beutetiere die des Kindes, des Nehmenden verkörpern.

So schließt sich der Ernährungskreislauf. Die Rollen der Mutter und des Kindes wechseln: die Mutter ist auch das Kind. Sie ist Mutter des einen und Kind des anderen. Diese Gesetzmäßigkeit und Abhängigkeit existiert im „Großen Universum" und im „Kleinen Universum": Die Mutter ist selbst das Kind ihrer Mutter. Jede Mutter verkörpert demnach zwei Rollen, einmal die Rolle eines Kindes, ein andermal die Rolle einer Mutter.

Die Ähnlichkeiten (Analogien) und Verschiedenheiten (Differenziertheiten) zwischen den sich nicht bewegenden Lebewesen (Pflanzen) und den sich frei bewegenden Lebewesen (Tiere / Menschen)

Die Ähnlichkeiten:
Pflanzen, Tiere und Menschen unterliegen den gleichen Gesetzmäßigkeiten der Natur sowie den gleichen Verhaltensformen in der Natur. Sie alle (Pflanzen, Tiere, Menschen), jeder für sich, zeugen ihr Ebenbild. Ein Kastanienbaum bringt einen Kastanienbaum hervor, ein Hund zeugt einen Hund, ein Mensch zeugt einen Menschen. Sie alle sind von der Zufuhr und dem Abführen der Energien der Natur abhängig. Sie alle unterliegen dem Gesetz der Natur (zeugen - sich fortpflanzen - sterben).

Dadurch hat das Leben der Pflanzen, der Tiere und der Menschen die gleiche Bestimmung und sie alle haben die Aufgabe, ihre Gattung zu erhalten.

Sie alle nehmen ihren Ausgang von einem Samen oder Ei, einem rundgeformten Stück Materie. Die Schale wird von der Frucht gesprengt, damit das neue Lebewesen hervorsprießen bzw. herausschlüpfen kann. Bei ihnen allen obsiegt der oder das Stärkere, der Schwächere unterliegt. Trotzdem müssen manche Respekt gegenüber dem anderen zeigen - oder manchmal Verachtung.

Die Verschiedenheiten (Ursprung der individuellen Merkmale):
Trotz der vielen Ähnlichkeiten zwischen Pflanzen, Tieren und Menschen sind sie doch auch sehr verschieden voneinander.
Die Pflanzen unterscheiden sich von Tieren und Menschen dadurch, daß sie eine Wurzel in die Bodenerde schlagen. Durch die Wurzeln ernähren sich die Pflanzen direkt aus der Erde. Mit ihrem Stamm, ihren Stielen und Ästen sprießen sie über die Erde und legen ihr Atmungsorgan (Blätter) offen. Pflanzen sind bodenständig, sie wechseln ihren Standort nicht. Tiere und Menschen weisen eine andere Konstitution auf. Tiere und Menschen können sich frei bewegen.
Sie verfügen über eine gewisse Freiheit, indem sie entscheiden und bestimmen können, wann sie sich wohin bewegen wollen. Sie sind nicht bodenständig und nicht vom Boden abhängig wie die Pflanzen.
Die Pflanzen besitzen den Trieb, sich am Leben zu erhalten.
Besonders auffallend ist bei den Pflanzen, daß sie nicht einmal sterben müssen, wenn sie ihre Blätter und Äste verloren haben. Tiere und Menschen haben den gleichen Trieb, ihr Leben zu erhalten. Doch darüber hinaus haben sie das Bedürfnis, ihren Standort zu wechseln und sich zu bewegen.

Verschiedenheiten zwischen Tieren und Menschen:
Tiere ähneln den Menschen in vieler Hinsicht, doch die Menschen unterscheiden sich von den Tieren durch ihre aufrechte Körperhaltung, den Gang auf zwei Beinen. Auffallend bei den Menschen ist die spezifische Entwicklung ihrer Gesichtsform, der Nase und ihrer Hände! Vor allem anderen zeichnen sich die Menschen gegenüber allen Tieren durch den besonderen Gebrauch ihrer Hände und durch ihren schöpferischen Geist aus.

Die Energie „Qi" in den Lebewesen

Alle Lebewesen, ob Pflanzen, Tiere oder Menschen verfügen über dieselben Ur-Energien des „Großen Universums", die bewegende und die ruhende Energie. Die bewegende, zerstreuende Energie verleiht den Lebewesen die Fähigkeit sich zu bewegen und zu wachsen. Die ruhende, zusammenziehende Energie hält die inneren Teile der Lebewesen zusammen. Insofern sind die Lebewesen der Sonne und der Erde „ähnlich".
Die Lebewesen haben, bedingt durch verschiedene Körperfunktionen weitere Unterarten von Energien entwickelt (siehe Kapitel Verschiedenes), doch gelenkt werden die wesentlichen Körperfunktionen von den Urenergien: der bewegenden und der ruhenden Energie.

Der Mensch - Ein „Kleines Universum" und seine Ähnlichkeit zum „Großen Universum"

Der Mensch als einzelnes Individuum stellt eine Einheit dar. Diese Einheit Mensch kann eine Zweiheit, eine Dreiheit u. v. m. erzeugen, d.h., der Mensch kann sich durch Zeugung vermehren. Die Menschen zeugen ihre Ebenbilder, die von ihnen aber hinsichtlich bestimmter Merkmale verschieden bis hin zu gegensätzlich sind. Ein Kind z.B. kann die Gesichtsform seiner Mutter und die Nasenform seines Vaters geerbt haben, während seine Augen eine ganz andere Farbe als die Augen seiner Mutter oder seines Vaters aufweisen. Dadurch unterscheidet sich das Kind von seinen Eltern. Die Menschen sind dem Gesetz der Wandlung und Entwicklung unterworfen. Der Mensch beginnt sein Leben in der Form einer kleinen Eizelle. Aus dieser Eizelle streckt sich der Körper eines Neugeborenen heraus. Auch der kleine, neugeborene Körper ändert sich, wächst und wird groß. Am Ende einer Lebensperiode, im Tod, wandelt sich der menschliche Körper gänzlich um. Es zerfällt. Die Menschen leben im Rhythmus von Ruhe und Bewegung, sie verhalten sich nach dem Muster der Abhängigkeit, der Stärke, des Respektes und der Gleichgültigkeit. Somit unterliegen die Menschen den Gesetzen des „Großen Universums". Die Menschen sind in vieler Hinsicht ein Ebenbild des „Großen Universums". Sie verfügen lebenslang über die beiden Ur-Energien: die bewegende und die ruhende, die warme zerstreuende und die kalte konzentrierende Energie. Ihr Leben hängt von der ständigen Zufuhr und Erneuerung dieser beiden Energien ab. Die Menschen sind fähig, die Naturenergien in ihrem Körper nach Notwendigkeit umzuwandeln und entsprechend zu steuern. Die Menschen sind von der Natur abhängig und sie sind an die Kreisläufe der Natur gebunden. Sie können auf der Erde hin- und herwandern, die Zeiten ihres Tagesablaufes bestimmen und Beziehungen zu anderen unterhalten, aber sie werden z.B. nicht über die Erde fliegen oder dem Tod entfliehen können. Die Menschen unterliegen Zeit ihres Lebens dem Einfluß und der Einwirkung der Ur-Gegensätze in Form von zwei gegensätzlichen Polen: Bewegung und Ruhe, Wärme und Kälte, und zwar sowohl in den inneren Gefühlen als auch im äußeren Verhalten des Menschen. Kälte macht sie ruhig (bis depressiv), Wärme zerstreut (verwirrt). Die Menschen pendeln Zeit ihres Lebens zwischen den beiden Polen hin und her. Sie sind andererseits dem Schöpfer in einem ähnlich: sie besitzen die eingeschränkte Fähigkeit zu Selbstbestimmung und Eigenentscheidung sowie vor allem die Fähigkeit, schöpferische Gedanken zu entwickeln. Das Pendeln des Menschen zwischen diesen beiden Polen bestimmt den Charakter, die Wesensart sowie das Verhalten des Menschen. Die Menschen müssen sich bei jeder ihrer Entscheidungen für die Ruhe oder für die Bewegung entscheiden, wobei diese Entscheidung vor allem durch den den einzelnen Menschen zugeordneten Charakter und die daraus sich ergebende Handlungsweise beeinflußt wird.

Die Verschiedenheiten (Eigenmerkmale) der Menschen in Bezug zum „Großen Universum" und zur Erde

Obwohl die Menschen den Gesetzmäßigkeiten des „Großen Universums" unterliegen und dem „Großen Universum" in vielem ähnlich sind, unterscheiden sie sich dennoch vom „Großen Universum". Sein Körperbau und die aufrechte Haltung sind besondere Merkmale des Menschen. Die Ausbildung von Händen ist ebenfalls ein Merkmal, das den Menschen eigentümlich ist. Außerdem ist der Mensch ganz und gar von der ihn umgebenden Natur abhängig. So ist sein Leben beispielsweise von der Energiezufuhr abhängig. Zudem ist es zeitlich begrenzt, wodurch sich die Menschen ebenfalls von dem „Großen Universum" unterscheiden! Um die Menschen, ihre Eigenarten und Besonderheiten besser zu verstehen, müssen viele offene Fragen beantwortet werden wie z.B.: Warum sehen die Menschen so aus, wie sie aussehen, und nicht so wie ein Elefant oder Tiger? Wie sind die Menschen zu ihrer Körperform, zu ihren Organen und Organsystemen gelangt - und warum? Wo liegt eigentlich der Sinn für das Vorhandensein des Menschen auf der Erde? Was ist der Sinn seines Lebens und was ist der Sinn seines Todes? Oder warum sind die Menschen mal gesund, mal krank? Diese Fragen haben sich die alten Weisen gleichfalls gestellt. Die Natur gab ihnen die Antworten hierauf. Diese Fragen wie auch die Antworten werden im dritten Kapitel dieses Buches abgehandelt. Den Inhalt dieses Kapitels bilden Themen wie z.B. die Idee der Schöpfung.

Zusammenfassung der in Kaptitel I, Teil 3 behandelten Themen und die daraus gezogene Schlußfolgerung

Die Eigentümlichkeit der T.C.M. liegt in der Methode wie die alten Weisen in China ihre Erkenntnisse aus der Natur herleiteten. Sie konnten für die Abläufe in der Natur Gesetzmäßigkeiten feststellen. Diese Gesetze der Natur sind für das „Große Universum" wie für das „Kleine Universum", für die Erde wie für den Menschen gültig. Unter diese Gesetzmäßigkeiten fallen unter anderem die Weltentstehung als auch die Wandelbarkeit des Immateriellen zu Materie und umgekehrt. Dem Naturgesetz unterliegt auch die Vermehrung sowie die Zeugung von jeweils zwei Gegensätzen. In den Gegensätzen (z.B. eines Kindes) sind sowohl Ähnlichkeiten, die auf den Ursprung hinweisen als auch Verschiedenheiten enthalten. Letztere weisen auf die Entwicklung neuer Merkmale und Eigenschaften hin. Die verschiedenen Merkmale bei den Menschen sind Ausdruck der Eigenart und des Eigenwesens bzw. der jeweiligen Individualität. So bilden die Menschen von Generation zu Generation neue, anpassungsfähige Charaktere unter ihren Nachkömmlingen aus. Die Materie besitzt nur eine Energie. Es ist die ruhende Energie, was darauf hinweist, daß die Materie stets die Ruhe und Beständigkeit anstrebt. Das Immaterielle hingegen strebt die Bewegung, Zerstreuung und Erneuerung an. Die Menschen (wie alle anderen Lebewesen) sind eine Mischung aus Materie und Immaterie. Sie verfügen über bewegende und ruhende Energie. Sie pendeln daher, ihr Leben lang, zwischen zwei verschiedenen Polen: Sich-Bewegen und Ruhen (im Wechsel).

Wird bei den Menschen das Gleichgewicht zwischen Ruhe und Bewegung gestört, werden die Menschen krank. Die Menschen in der westlichen Welt leben im 20. Jhdt. in sehr gestörten Verhältnissen. Sie leiden unter Leistungsdruck und ständiger Hast. Sie tendieren mehr zur Bewegung und sie ernähren sich auch überwiegend von energetischer Nahrung, wie z.B. Fleisch. Daher sind sie oft krank. Weder die Bewegung noch die Ruhe darf bei den Menschen die Oberhand gewinnen. Schlafen (ruhen) und Wachsein muß wie der Wechsel zwischen Tag und Nacht ablaufen, damit die Menschen das Gleichgewicht zwischen den beiden lebenswichtigen Energien wahren können, um gesund zu bleiben. Diese der Natur abgelauschten Erkenntnisse können für die Menschen hilfreich sein, den rechten Weg zu finden, um ihre Gesundheit zu pflegen. Im menschlichen Verhalten drücken sich die im Menschen waltenden Energien aus. Charakter und Wesen des Menschen werden von den beiden Polen (der ruhenden und der bewegenden Energie) bestimmt. Die Menschen besitzen, wie andere Lebewesen auch, eine beschränkte Handlungsfähigkeit, die sie zur Selbstbestimmung und zur Selbstentscheidung befähigt. Die Fähigkeit zur Selbstentscheidung eröffnet dem Menschen die Möglichkeit, das Gleichgewicht zwischen den beiden obigen Polen zu wahren bzw. wiederherzustellen. Der Mensch zeichnet sich gegenüber anderen Lebewesen durch besondere Fähigkeiten aus, u.a. dadurch, daß er schöpferische Gedanken entwickeln und verwirklichen kann. In den vorangegangenen Texten wurden des öfteren die Analogien (Ähnlichkeiten) und die Verschiedenheiten im Zusammenhang mit dem „Großen Universum" und dem „Kleinen Universum" erwähnt. Jetzt fragen wir, was sind Analogien bzw. Verschiedenheiten? Warum suchten die alten Weisen die Analogien in der Natur? Welchen Sinn haben diese Analogien, und vor allem welche praktische Bedeutung haben sie für die Menschen?

Analogien (Ähnlichkeiten) und Differenziertheiten (Verschiedenheiten) in der Natur und deren Sinn in der Sicht der T.C.M.

Auf den nächsten Seiten werden die Themen Analogien und Verschiedenheit sowie deren Sinn erläutert.

Analogie: bedeutet Gleichmäßigkeit oder mit irgend etwas anderem übereinstimmend

Einleitung: Bei Familie Schmidt ist Besuch angesagt. Verwandte der Familie kommen zum ersten Mal nach der Geburt eines Kindes zu Besuch, um zu dem Ereignis zu gratulieren. Als die Besucher eintreffen, stellt Familie Schmidt ihren Sprößling vor. Die Neugier öffnet die Augen der Besucher weit. Schon hört man unterschiedliche Meinungen über die Ähnlichkeit des Kindes zu seinen Eltern. Die alte Tante väterlicherseits will in den Augen und der Stirnform des Kindes Stirn und Augen des Vaters des Kindes wiedererkannt haben. Die Großmutter mütterlicherseits meint: „Nein, nein, die Mundpartie, das Kinn, das Lächeln....ganz die Mutter." Oft droht in solcher Situation ein freundlicher Streit zu beginnen. Wer hat also recht? Ein jeder und keiner! Das Kind kann nach dem Zweiheit-Gesetz der Natur sowohl ähnliche Gesichtszüge des Vaters als auch der Mutter haben. Und dennoch besitzt das Kind ein neues, ein eigenes Gesicht, z.B. das Gesicht von Florian, dem Neugeborenen. Derartige Fälle sind seit jeher ein Thema für die Angehörigen. Die Feststellung, ein Kind sei seiner Mutter oder seinem Vater ähnlich, ist überall auf dieser Welt etwas Alltägliches. Dies ist ein Hinweis darauf, wie tief die Ähnlichkeitsgedanken, die Zugehörigkeit und die Herkunft eines Menschen, vor allem eines Neugeborenen, zu bestimmen, in den Köpfen der Menschen verwurzelt sind. Keineswegs ist dieses Verfahren - durch Ähnlichkeit die Herkunft zu bestimmen - auf die Herkunft des Menschen beschränkt. Die moderne Naturwissenschaft bedient sich seit jeher der Ähnlichkeiten zwischen verschiedenen Pflanzen oder Tieren als Hinweis auf ihre gemeinsame Herkunft und ihren identischen Ursprung. So findet man in den Lehrbüchern der Tier- oder Pflanzenkunde die Einteilung der Pflanzen- bzw. der Tierwelt in Arten, Gattungen, Gruppen und Familien. Diese Einteilung stützt sich oft auf eine offene oder verborgene Ähnlichkeit. So werden z.B. alle Wirbeltiere in einer Gruppe zusammengefaßt, von Fischen über Pferde und Löwen bis hin zum Menschen.

Sinn der Ähnlichkeiten aus der Sicht der T.C.M.

Das Aufspüren von Ähnlichkeiten zwischen den verschiedenen Naturphänomenen und Naturelementen ist ein Verfahren, das von den alten Weisen entwickelt wurde, um die Herkunft und den gemeinsamen Ursprung der vielfältigen Geschehen oder der verschiedenen Erscheinungsformen in der Natur festzustellen.
Dieses Feststellungsverfahren diente den alten Weisen dazu, um das Wetter, um Stürme oder Vulkanausbrüche vorherzusagen, ebenso um Voraussagen über mögliche Erkrankungen bestimmter Menschentypen an bestimmten Krankheiten möglich zu machen. Das Vorhersagen von Dingen spielte im Leben der alten Chinesen eine große Rolle. Von ihnen stammt das erste und älteste Orakelbuch, der I. Ging, der

Voraussagen zu allen Bereichen des Lebens durch mathematische Verfahren möglich machen soll. Die Vorhersage ist heute eine von der Wissenschaft anerkannte Methode wie z.B. in der Wetterkunde oder in der Medizin (Prognose). In der T.C.M. wurden viele Heilkräuter aufgrund ihrer Ähnlichkeiten zur Behandlung bestimmter Erkrankungen verwendet. Die Ähnlichkeit zwischen Menschen kann als Hinweis auf ihre vererbten Anlagen gelten. Vor allem ihre geistigen und körperlichen Fähigkeiten sowie die Anfälligkeit gegenüber bestimmten Erkrankungen können dadurch eingeschätzt werden. Gemäß der traditionellen chinesischen Medizin gibt es zwei Hauptanalogien, die offenen Analogien und die verborgenen Analogien. Zu den offenen Analogien gehören die Gestalt, die Farbe, die Zahl, die Wesensart und das Temperament. Zu den verborgenen Analogien gehören die Wandelbarkeit, die Gesetzmäßigkeiten, der Geschmack, der Geruch und die Wirkung. Zur Ähnlichkeit hinsichtlich von Zahlen sind z.B. die fünf Blütenblätter der Kirschbäume zu nennen. Deren Fünfzahl entsprechen die fünf Finger an der Hand der Menschen oder auch die fünf Zehen an den Klauen bzw. Pfoten bei vielen Tieren. Diese Art von Analogie spielte eine besondere Rolle bei der Behandlung von Erkrankungen, wobei man einen Bezug zwischen beiden zu finden glaubte. So folgerte man, daß Kirschbaumblüten eine Wirkung auf jene Erkrankungen haben müßten, die an den fünf Fingern auftreten, wie z.B. bei Rheuma der Fingergelenke. Die Tollkirsche wirkt beispielsweise betäubend auf den menschlichen Geist. Sie wurde daher als Arzneimittel bei Erkrankungen des Geistes oder der Nerven eines Menschen verordnet.

Sinn der Verschiedenheiten (Differenziertheiten) nach der T.C.M.

Mit Verschiedenheit ist die Eigenart, das Wesen eines Naturphänomens oder Lebewesens gemeint, durch die sich z.B. ein Lebewesen von anderen unterscheidet. Verschiedenheiten bei den Menschen stellen ihre individuellen Merkmale und ihre jeweils Wesensart dar, durch welche sie sich von ihren Eltern oder anderen Mitmenschen unterscheiden. Menschenkinder sind z.B. als Mensch selbst allen anderen Menschen ähnlich. Kinder einer Familie besitzen zum Teil manche Ähnlichkeiten mit den eigenen Eltern und trotzdem haben sie ihre eigenen Merkmale. Hat die Mutter eine blaue Augenfarbe und der Vater eine schwarze Augenfarbe so kann es vorkommen, daß ihr Kind zwar die Form der Lippen der Mutter, und die Nasenform des Vaters besitzt, aber eine braune Augenfarbe hat und sich darin gänzlich von seinen Eltern unterscheidet. Der Sinn der Verschiedenheit in der Natur, wie sie durch das Erzeugen bzw. Zeugen von Gegensätzen verursacht wird, kann nur anhand des Phänomens selbst erahnt werden. Lebewesen z.B. sind hierdurch in millionenfacher Form und in unterschiedlichsten Arten auf der Erde vorhanden. Sie sind sich in vielem ähnlich, in vielem verschieden voneinander.

Jede Art eines Lebewesen weist viele Gattungen bzw. Familienuntergruppen auf. Wo liegt der Sinn dieser Vielfalt? **Er kann nur in der Kontinuität des Lebens an sich und der immer wieder neuen Zeugung von individuellen, von anderen verschiedenen Eigenschaften liegen** - diese Vielfalt beugt somit einem Abbruch der Kontinuität vor. Auf den Willen zur Kontinuität des Lebens weist die Fortpflanzung hin, welche **durch die Zeugung von Verschiedenheiten bzw. Gegensätzen die ständige Erneuerung der Lebewesen und ihrer vielen Arten garantiert.** Sie stellt eine vorbeugende Maßnahme dar, diese oder jene Gattung unausrottbar zu machen. Lebewesen dürfen keine absolute Ruhe bzw. unveränderliche Beständigkeit haben, sonst wären sie gewissermaßen zu starrer Materie wie Felsen geworden. Noch dürfen sie unaufhörliche Zerstreuung und Bewegung haben, sonst wären sie längst zu Dunst und Dampf aufgelöst. Die Menschen müssen das Gleichgewicht zwischen den beiden Energien halten. **Die Kontinuität der Lebensart kann daher nur durch beständige Erneuerung** (Generationenwechsel) **gesichert werden.** Stetige Erneuerung ist auch die ideale Lösung für die Lebewesen, um sich den sich ständig verändernden Umstände in der Natur anzupassen. **Diese**

Wandlung und **Erneuerung garantieren die Anpassungsfähigkeit bei den Lebewesen** als einzige Möglichkeit, in dieser ständig veränderten Natur zu überleben. Das Klonen dürfte demnach der stärkste Schlag gegen die Menschen sein, weil es immer das gleiche Minderwertige wiederholt.

KAPITEL II

Im Kapitel II werden Themen wie z.B. die Idee der Schöpfung, der Sinn des Lebens in der Selbstverwirklichung und Selbsterhaltung nach Ansicht der alten Weisen im alten China besprochen, um die Körpergestaltung als Materie sowie die Emotionen als Immaterie aus dem Selbsterhaltungstrieb abzuleiten. Die Fähigkeit des Lebewesens Mensch, gestaute immaterielle Emotionen in seinem Körper in ein materielles Substrat umzuwandeln wird erläutert, um so verständlich zu machen, daß die Körperorgane nur von den Körperfunktionen und nur von dem Geist gesteuert werden können. Die Körperorgane sind demnach nur „Werkzeug" des Geistes und seiner Emotionen im Dienst des tieferen Sinnes des Lebens. Die Ärzte in der westlichen Welt haben bisher die Funktionen der Körperorgane aus Sicht der naturwissenschaftlichen Lehre des 20. Jahrhunderts uns die daraus resultierenden falsch diagnostizierten Körpererscheinungen erlernt. Im folgenden Text werden die Leserinnen und Leser Körpererscheinungen aus Sicht der alten Weisen im alten China kennenlernen. Viele dieser Körpererscheinungen sind nach Ansicht der alten Weisen Folgen der besonderen Fähigkeiten des Körpers, immaterielle Emotionen in materielle Substrate umwandeln zu können, wie z.B. angestauter Kummer in Schleim. Dadurch werden viele Erscheinungen, die nach den Ansichten der naturwissenschaftlich orientierten Gelehrten der Medizin des Westens als Krankheitsanzeichen angenommen werden, nicht als Krankheitsanzeichen gelten dürfen, sondern als natürliches Ventil gestaute Emotionen im Körper aus dem Körper herauszuleiten.

Kapitel II - 1. Teil - Die Idee der Schöpfung

„Es gibt eine Urwandlung, einen Uranfang, ein Urentstehen, eine Urschöpfung."

Lia Tsi

Nach der Meinung Lia Tsis kommt die Urschöpfung als Letztes in der Reihe seiner Aufzählung. Die Urwandlung ließ den Uranfang in dem „Großen Universum" einsetzen. Danach erst kam die Schöpfung (gemeint sind hiermit die Lebewesen als Ebenbilder des Schöpfers). Die Umwandlung ist die Tat des Schöpfers selbst, der keinen Namen haben darf (Namen machen den Schöpfer zu einem Gegenstand bzw. Lebewesen. Deshalb wird bei den Taoisten von dem Pfad (das Tao) bzw. dem Weg zur Schöpfung gesprochen, aber niemals von den Namen des Schöpfers!). Es stellt sich die Frage, wenn die Welten des „Großen Universums" und des „Kleinen Universums" als Schöpfung eine Tat des Schöpfers sind: wo steckt der Sinn? Wenn man die Natur beobachtet, stellt man fest, daß alles zwischen Ruhe und Bewegung pendelt. Alles ist im Wandel, Entstehen und Vergehen. Das erzeugt viele Kreisläufe, welche miteinander verflochten und verbunden sind. Die Kreisläufe der Natur enden dort, wo sie angefangen haben, d.h., sie kreisen ewig, ein Kreislauf der Ewigkeit.

Sinn des Lebens und des Todes nach Ansicht der alten Weisen in China

Von der Idee der Schöpfung haben die alten Weisen den Sinn des Lebens und des Todes hergeleitet. Sinn des Lebens und des Todes ist die Erhaltung und Erneuerung der Lebewesen auf Dauer! Die Erhaltung der Lebewesen, ihrer Arten und Gattungen kann jedoch nicht durch die Kontinuität und das unbegrenzte Leben von Individuen erfolgen. Die Kontinuität der Lebewesen verlangt vielmehr von den Individuen, Nachkommen zu zeugen und abzutreten. Die Zeugung von Nachkommen bedeutet die Erneuerung der verbrauchten Materie der alten Körper(zellen). Der Nachfolger (Kind) ist Ersatz für das Abgetretene. Dadurch entstehen Kreisläufe von Kommen und Gehen. Vor allem die Zeugung von Gegensätzen wie z.B. weiblich und männlich garantiert die Erneuerung als Verbesserung. Erkenntnisse dieser Art könnte den alten Weisen die Seidenraupe geliefert haben. Die Seidenraupe hat eine uralte Tradition in China. Sie war es, die vor allem anderen die Chinesen in der Welt bekannt machte, besonders durch den Export von Seide in viele Länder. Die Seidenraupe, die eine der vielen Schmetterlingsraupen ist, führt ein eigenartiges Leben. Sie spinnt einen Kokon aus Seide, in dem sie sich verpuppt. Sie verpuppt sich etwa 7 Tage nach dem Einspinnen und wandelt sich innerhalb von etwa fünf Wochen zu einem Falter. Eine Woche später ist der Falter schlüpfbereit. Er durchbricht die Wand des Kokons und fliegt los, um sich zu paaren. Nach dem Paaren legt der Falter 200 - 400 Eier, um sieben Tage danach zu sterben. Aus den abgelegten Eiern schlüpfen dann nach zehn Monaten die Raupen. Diese wachsen rasch.

Fünf Wochen nach dem Schlüpfen aus dem Ei beginnt die Raupe dann, sich wieder zu verpuppen. Bemerkenswert ist die Wandlung der Raupe zu einem fliegenden Falter, um sich zu paaren. Sobald die Falter die Eier abgelegt haben, sterben sie. Dies ist ein deutlicher Hinweis, daß die einzige Aufgabe ihres Lebens die Paarung ist - zu zeugen und sich zu vermehren! Dies geschieht, indem der Falter Eier legt, aus denen dann kriechende Raupen entstehen. Die Gesamtlebensdauer von Raupe und Falter beträgt 56 Tage, wobei die Zahlen fünf, sieben, acht und neun in ihrem Lebenszyklus bei der Zahlendeutung eine große Rolle spielen (siehe diesbezügliches Kapitel)! Es ist weiter bekannt, daß viele kurzlebige Falter existieren, um sich zu paaren und dann zu sterben. Diese Beobachtungen belegen die Annahme, daß der natürliche Sinn des Lebens in der Aufgabe besteht, sich zu paaren bzw. zu zeugen, sich zu vermehren und danach zu sterben. Das Sterben hat ebenfalls einen doppelten Sinn. Einmal wird durch das Sterben das Gleichgewicht unter den Lebewesen gewahrt und so einer wuchernden, ausufernden und letztlich selbstzerstörerischen Vermehrung vorgebeugt. Zum anderen wird eine Erneuerung der materiellen Körper durch das Sterben eines älteren vollzogen. Durch diese beständige Erneuerung wird die Anpassungsfähigkeit an die veränderten natürlichen Umstände immer wieder gewährleistet. Die jeweils nachfolgende Generation wird gesünder und leistungsfähiger sein. All diese Vorteile sind das Ergebnis einer von Millionen von Jahren langen Entwicklung. Doch heutzutage kann ein bis in das Kleinste von der Natur durchdachter, Weg zum Überleben durch das Klonen, wie es die heutige Naturwissenschaft propagiert, zunichte gemacht werden. Eine weitere Erkenntnis aus dem Lebenskreislauf der Falter lehrt die Menschen, daß die kurzlebigen Lebewesen ein Sinnbild für die Entwicklungsgeschichte auch der langlebigen Lebewesen wie z.B. der Menschen sind. Denn die Menschen entwickeln sich im ersten Stadium aus einer Eizelle zu gegliederten Geschöpfen, um dann später als vollentwickelte Neugeborene „aus ihrem Ei zu schlüpfen". Obwohl die Menschen sich sehr weit entwickelt haben, lenkt sie auch im 20. Jhdt. ihr Instinkt ihrer natürlichen Aufgabe zu, sich fortzupflanzen und zu vermehren.

Zusammenfassend kann gesagt werden, daß der Sinn des Lebens in dem Erhalt und der Wahrung der Kontinuität der Lebewesen und ihrer Gattungen liegt. Um diese Lebensaufgaben zu erfüllen, haben die Menschen folgende fünf Hauptaufgaben:

1. Zeugen und sich fortpflanzen (Erhaltung der Eigenart auf Dauer)
2. Ihr Leben als Menschen auf Zeit zu erhalten (Selbsterhaltung)
3. Anbindung der Menschen an den ewigen Kreislauf der Natur durch die Wahrung ihres Fortbestandes (Kontinuität)
4. Sterben, um das Gleichgewicht zwischen den Lebewesen nicht zu stören
5. Sterben, um die Regeneration (Erneuerung) der Materie des Körpers zu ermöglichen.

Kapitel II - 2. Teil

Die Körperfunktionen im Zusammenhang mit dem Sinn des Lebens

Die Körperfunktionen bei den Menschen zielen auf die Erfüllung der oben genannten Hauptaufgaben hin, um so den Sinn des Lebens zu verwirklichen. Die alten Weisen suchten den Sinn in den Funktionen der Organe. Dadurch unterschieden sie sich von den naturwissenschaftlich orientierten Gelehrten des Westens. Die Erkenntnisse der alten Weisen sind aus der Beobachtung des menschlichen Verhaltens abgeleitet und gewonnen! Daher sind die ausführenden Funktionen der Körperorgane genau zu beobachten, um deren Sinn und die Hintergründe zu erkennen. Gesundheit und Krankheit als „Zustand" können dadurch erkannt und begründet werden. Das erleichtert die Suche nach einer sinnvollen Behandlungsform! Die Funktion eines Organs, seiner Schwächen oder Stärken offenbart sich in dem Verhalten des Menschen. Die Aufgaben der Körperorgane lassen darauf schließen, daß sie der Erhaltung und Weitergabe des Lebens der Menschen dienen. Der Verschleiß der Körperorgane läßt darauf schließen, daß das Leben der Menschen nur auf Zeit erhalten werden kann. Wie verhält sich der Mensch um sein Leben auf Zeit zu erhalten? Der Mensch hat ein Bedürfnis, ständig zu **atmen**, von Zeit zu Zeit zu **essen** und zu **trinken**, sich im Wechsel zu **bewegen** und zu ruhen, dadurch hält der Mensch seinen Körper am Leben - durch die Zeugung gibt der Mensch das Leben an seine Nachkömmlinge weiter.

Die Atmung

Was atmet der Mensch? Der Mensch atmet Luft aus der Sphäre (Himmelsleere). In der T.C.M. wird von der kosmischen Energie gesprochen, d.h. durch das Einatmen holen die Menschen „kosmische Energie" aus dem „Großen Universum" in sich hinein. Die Bezeichnung „kosmische Energie" ist eine genauere Bezeichnung als Luft, weil nicht jede Luft, die man einatmet, für die Menschen geeignet ist (Beispiel Giftgase). Die Atmung weist auf die Abhängigkeit von der Natur hin.

Wie atmet der Mensch? Welches Organ ist für die Atmung zuständig? Der Mensch atmet, indem Luft ein- und ausgeatmet wird, d.h. ständige Zu- und Abfuhr der „kosmischen Energie". Die Atmung ist zyklisch, rhythmisch, d.h. sie wiederholt sich immer wieder in kurzzeitigen Abständen. Dies ist der kürzeste Kreislauf zwischen Natur und Mensch! Die Menschen können nur kurze Zeit ohne Atmung überleben. Schon Kinder versuchen spielerisch zu erfahren, wie lange jemand die Luft anhalten kann. Man schließt den Mund und preßt die Nase mit dem Finger zu. Es dauert nicht lange, bis das Kind gezwungen ist, die Atmungswege freizugeben und zu atmen. So lernen Kinder schnell, wie wichtig die Atmung ist. Die Atmung ist Sinnbild für Geben und Nehmen. Weder Geben noch Nehmen darf lange anhalten.

Welche Organe erfüllen diese Aufgabe? Es sind die Atemwege, welche für den Transport der kosmischen Energien in den Körper sorgen, die Nase, der Mund, die Luftröhre und die Atmungsorgane, die Lunge. Auffallend im Verhalten der Menschen ist, daß sie die Atmung unwillkürlich ausführen. Sie können keinen besonderen Einfluß auf den Verlauf dieser Funktion nehmen. Und die Menschen können nur über kurze Zeit ihre Atemtätigkeit unterbinden. Die Atmungsfunktion ist für die Menschen willkürlich, d.h. sie ist regulierend und bestimmend. Daher wird in der T.C.M. die Atmungsfunktion in die Behandlung vieler Erkrankungen einbezogen - so wird bei allen meditativen Übungen wie Qi Kung, Tai Tschi u.a. auch auf die Atemtechnik geachtet und sie wird in die Übungen integriert. Emotionale Erregungszustände können den Atemrhythmus stören. Auch kann bei vielen organischen Funktionen veränderter Atemrhythmus auftreten, wie z.B. hastiges Atmen nach einem Schockerlebnis. Deshalb kann die Atemübung zur Steuerung der Körperfunktionen dienen.

Worin liegt der Sinn des Atmens? Der Sinn der Atmung ist demnach die Erhaltung des Lebens, und zwar durch Zuführen kosmischer Energie in den Körper mit dem Ziel, die Körperenergien ständig zu beleben. Um die Vernetzung der Atemfunktion mit anderen Körperfunktionen zu erfassen, muß man sich in Erinnerung rufen, daß die erste Aktivität, die ein Mensch nach seiner Geburt entfaltet, die Atmung ist. Die Atmung ist daher zum Symbol der „Freiheit und der Erlangung der ersehnten Selbständigkeit" geworden. Sie ist der erste Schritt zur Selbständigkeit.

Die Ernährung - Das Essen und Trinken

Was essen die Menschen? Die Menschen spüren ein Hungergefühl in der Mitte des oberen Bauchbereiches, das ihnen sagt, sie müssen etwas essen. Die Menschen essen sowohl pflanzliche als auch tierische Produkte bis hin zu Tierfleisch, d.h. auch andere Lebewesen.
Wie essen die Menschen? Sie beißen kleine Stücke von der Nahrung ab. Schmeckt es, wird das Gute im Mund behalten. Wenn es schlecht schmeckt, wird es wieder ausgespuckt. Im Mund erfahren die Nährstoffe die erste Umwandlung. Durch Kauen zerkleinert der Mensch die Nährstoffe. Die Nahrung wird mit Speichel angefeuchtet. Sie wird dadurch in eine weiche, feuchte Masse umgewandelt, bevor sie hintergeschluckt wird. Bei diesen Aktivitäten sind Lippen, Mund, Zähne (Schneide-/Eck- und Malzähne), Kiefer-/Kaumuskeln, Zunge und Speichel beteiligt. Jedes Teil von ihnen erfüllt seine Aufgabe, die mit den Aufgaben der anderen Teile abgestimmt ist, so daß alles harmonisch ablaufen kann.
Warum müssen die Menschen essen? Es ist offensichtlich, daß die Menschen zum Überleben essen müssen. Sie können jedoch nur das essen, was sie umwandeln können. Ein Gesetz, das man bei der Diätempfehlung beachten muß
Warum essen die Menschen? Die Menschen essen, weil essen ein Erfordernis zur Selbsterhaltung ist. Durch das Hungergefühl wird im Menschen der Wille geweckt, sich zu erhalten. Der Mensch muß dar-

an erinnert werden, sich stetig zu ernähren. Durch das Hungergefühl wird er daran erinnert. Sehr friedliche Menschen ernähren sich nur von den Produkten der Pflanzen und Tiere, wie Obst und Milch. Wenn Menschen sich auf andere Weise ernähren wollen, müssen sie Pflanzen oder Tiere töten, d.h. sie müssen sie opfern. Dadurch folgen sie ihrem Willen, sich um jeden Preis zu erhalten. Auch viele Tiere müssen andere Tiere töten, um zu überleben. Dies erfüllt die Funktion, das Gleichgewicht zwischen den Lebewesen zu erhalten. Fressen Tiere beispielsweise sehr viele Pflanzen, werden die Pflanzen spärlicher und als Folge verhungern und sterben die Tiere schließlich als Folge des Mangels an Nährstoffen. Dasselbe wiederholt sich, wenn Tiere andere Tiere fressen. Sie schränken ihre Vermehrung gegenseitig ein.

Die Regel, daß das Starke das Schwache besiegt, hat ihre Grenzen. Der Schwache kann zum Untergang des Starken beitragen, wenn der Starke den Schwachen sinnlos tötet, eine beherzigenswerte Lehre für die Menschen, die z.B. die Nordsee fast leergefischt haben! Im übrigen erinnert die Wandlung der Nährstoffe im Mund durch das Kauen an die Naturgesetze, an das Urentstehen durch die Urwandlung. **Beißen, Mahlen, Kauen**, Erweichen durch den Speichel sind Körperfunktionen. Diese Funktionen sind insofern immateriell, als sie durch Emotionen angeregt und geleitet werden. Erst daran anschließend werden Körperorgane die entsprechenden Funktionen ausführen. So regt beispielsweise der Anblick oder der Geruch eines appetitlichen Essens das Hungergefühl an. Erst danach verleibt sich der Mensch die betreffende Nahrung ein, d.h. erst der Gedanke, dann die Tat. Kauen, Mahlen, Hinunterschlucken sind den kämpferischen Gefühlen wie Ärger und Wut zuzuordnen. Das menschliche Verhalten ist hinsichtlich des Atmungsvorganges vorbestimmt (unwillkürlich). Das Essen hingegen ist zum Teil eher durch Selbstbestimmung gekennzeichnet, d.h. die Menschen können entscheiden, wann, wo und was sie essen oder trinken! Sie essen feste Nahrung als Materie und sie scheiden diese als feste Materie (Stuhl) aus. Sie trinken Flüssigkeit und scheiden Flüssigkeit (Urin) aus. Sie unterliegen dem Gesetz des Nehmens und Gebens, man darf nicht nur nehmen oder nur geben. Durch die Atmungsvorgänge beziehen die Menschen aus der Atmosphäre die kosmischen Energien und aus den Nährstoffen die Materie - die ruhende Energie. Da die Menschen sich von anderen Lebewesen ernähren müssen und nicht beispielsweise von der Erde, müssen sie nicht nur die Materie der Lebewesen, sondern auch deren Geist mitverwerten. Dies erklärt die Wirkung vieler Pflanzen auf den menschlichen Geist. In den Lehrbüchern der Pharmakologie beschreibt man z.B. die Nachwirkungen des Kaffees als geistaufhellend, d.h. Kaffee verstärkt den Ideenfluß bei den Menschen, die Kaffee trinken. Der Verzehr von Tollkirschen, z.B. der Belladonnafrucht, oder von Stechäpfeln wirkt anregend auf den Geist des Menschen. Diesem Zustand des Angeregtseins folgt dann jedoch ein solcher des Betäubtseins. Für Nachwirkungen verschiedenster Art nach dem Verzehr bestimmter Pflanzen gibt es noch viele andere Beispiele. Der Einfluß der Nährstoffe auf den Charakter ist vielen Menschen nicht bekannt.

Oft läßt z.B. das Verhalten von Tieren bestimmte Charakterzüge erkennen, die von Nährstoffen abhängig sind. So weisen z.B. Tiere, die sich ausschließlich von Pflanzen ernähren, wie Rinder, Elefanten, Pferde oder Schafe, eine Gemeinsamkeit in ihrem Charakter auf. Sie alle sind träge, neigen zur Gemächlichkeit, sind gutmütig, lenkbar und selten aggressiv. Ihre „Aggressivität" tritt nur hervor, wenn sie sich verteidigen müssen. Umgekehrt sind Tiere, die sich ausschließlich vom Fleisch anderer Tiere ernähren, sehr aggressiv und arglistig. Ihre Aggressivität ist auf Überfall und Ausbeutung gerichtet. Teilweise sind die gleichen Charakterzüge auch bei Menschen wiederzufinden, die sich ausschließlich vom Fleisch von Rindern oder Schafen ernähren. Zusammenfassend kann gesagt werden: Die Ernährung ist keineswegs ein einfacher Verdauungsakt. Vielmehr ist sie ein Energieaustausch zwischen den Lebewesen und untereinander, bei dem auch geistige Inhalte übertragen und weitergegeben werden. Sie bildet also einen Kreislauf. Der Austausch der Inhalte unter den Lebewesen erfolgt nach der „Geben-Nehmen-Regel", die eine natürliche

Gesetzmäßigkeit darstellt.

Trinken: Die Menschen verspüren Durstgefühl. Sie müssen daher unbedingt Flüssiges zu sich nehmen. Denn Menschen können zwar über einen längeren Zeitraum ohne Essen überleben, nicht jedoch ohne Trinken. Von allen Flüssigkeiten ist süßes Wasser die am besten geeignete Flüssigkeit für die Menschen. Dies ist daran zu erkennen, daß die Menschen das Wasser trinken, ohne es vorher umzuwandeln, wie es bei den festen Nahrungsstoffen geschieht. Dies ist ein Zeichen dafür, daß das Wasser vom Körper einfach so angenommen und genutzt werden kann, wie es ihm zugeführt wird.

Warum müssen die Menschen Wasser trinken? Wasser ist ein Medium. Es bildet den Gegensatz zum Feuer. Wenn im menschlichen Körper durch die bewegende Energie viel Feuer erzeugt wird, müssen die Menschen trinken, um einer Überhitzung vorzubeugen. Das Trinkwasser muß daher rein und klar, geschmacks- und geruchsneutral sein. Obstsäfte erfüllen diese Voraussetzungen nicht, d.h. man darf Säfte nur beschränkt trinken. Der Sinn des Durstes liegt darin, daß der Mensch zum Überleben seinem Körper Nährstoffe in allen drei Zuständen, also sowohl gasförmigen Atem als auch Flüssigkeit und feste Nahrung zuführen muß. Die Menschen trinken, um dann flüssigen Urin auszuscheiden. Trinken soll man jedoch nur, wenn man Durst hat, d.h. **viel Wasser zu trinken, ohne Durst zu verspüren ist schädlich**.

Der Einfluß des Wassers auf den Charakter des Menschen Auch das Wasser hat die Eigenschaft, daß sich viele seiner Hauptcharakteristika in den Menschen mal mehr, mal weniger ausgeprägt widerspiegeln. Menschen des Wassertyps zeigen viele der Eigenschaften des Wassers wie z.B. Offenheit, Lenkbarkeit. Sie vertragen keinen Druck, dafür zeichnen sie sich durch Anpassungsfähigkeit aus. Sie verfügen über keine eigenen Konturen. Wassertypmenschen zeichnen sich durch Eigensinn aus, sie gehen lieber bergab als bergauf, sie weichen Hindernissen gerne aus. Sie haben eine gewisse Neigung zum Leben im Kollektiv.

Die Zeugung - „Paarung" (Fortpflanzung)

Die Zeugung setzt eine Paarung zwischen zwei geschlechtsreifen Menschen voraus. Die Zeugung ist von der Zeugungsenergie der beiden Partner und von der Zeit abhängig. Nur die Paarung zu einer bestimmten Zeit kann zu einer Zeugung führen. Dadurch regelt die Natur die Vermehrung. Während der Schwangerschaft z.B. kann keine Zeugung mehr erfolgen. Die Schwangerschaftszeit der Frauen beträgt volle neun Mond-Monate. Dies entspricht 36 Wochen bzw. 252 Tagen. Während dieser Zeit und bis zu ihrer Niederkunft trägt die Mutter die befruchtete Eizelle. Hierbei spielt die Mutter die Rolle der Erde. Denn auch die Erde empfängt z.B. den Samen der Pflanze, ernährt sie und läßt sie dann wiederum als Pflanze hervorsprießen. Während der Schwangerschaft wandelt sich der Inhalt der Eizelle von einer einfachen, zähen Masse zu einem gegliederten Menschenkind. Der Akt der Paarung wird durch die Geschlechtsorgane vollzogen. Dies setzt ebenfalls Gefühle, Zuneigung, also „Emotionen" voraus. Der Sinn der Gefühle ist, dem Menschen zur Vollendung seiner natürlichen Aufgaben, der Zeugung und Vermehrung, zu verhelfen. Die Menschen zeugen ihre Ebenbilder. Die **Zeugung** setzt einen **Willen** und eine **Entscheidung** voraus, den Willen zum Zeugen und die Entscheidung, sich fortzupflanzen und zu vermehren. Sinn der Zeugung ist die Übergabe der Lebensgrundlage an die Nachkömmlinge.

Die Bewegung

Wenn die Menschen Beute bzw. Nahrung suchen, müssen sie sich bewegen. Dafür haben sie ihren eigenen Bewegungsapparat entwickelt. Der Mensch auf zwei Beinen steht mit den Füßen auf der Erde, mit seinen Armen, Händen und Fingern kann er zugreifen. Sein Bewegungsapparat dient sowohl zur Verteidigung, wenn er etwas von sich abwehren will, als auch zum Angriff, wenn er jemanden oder etwas angreifen will. Den Bewegungsorganen sind viele verschiedene

Emotionen zugeordnet, wie beispielsweise Ärger, Wut, Liebe, Freude oder Angst. Bei Ängsten z.B. wird der Bewegungsapparat zu einer Fluchthilfe. Die Beweglichkeit der Menschen dient ihrer Lebenserhaltung.

Sinnesorgane

Wenn die Menschen ihre Umgebung wahrnehmen wollen, Nahrungsstoffe unterscheiden müssen, Naturereignisse wie z.B. besondere Witterungserscheinungen hören müssen, müssen sie über entsprechende Organe verfügen. Deshalb haben die Menschen die Sinnesorgane entwickelt, von denen es fünf gibt: **Augen, Ohren, Zunge, Nase, Haut**. Die Sinnesorgane vermitteln die in der Umgebung der Menschen in der Natur vorkommenden Reize wie Farben, Formen, Bilder, Gerüche, Geschmäcke, Geräusche und Stimmen sowie Wärme und Kälte an den Geist, d.h. die Augen selbst können nicht sehen, die Ohren nicht hören usw. Deswegen können viele Menschen das Geschehende nicht erkennen. Man spricht von „Geistblindheit", d.h. daß die Augen als Organe gesund sind, jedoch die Wahrnehmung bei diesen Menschen gestört ist. Sie können sehen, aber nicht wahrnehmen. Das gleiche kann beim Hören von Fremdsprachen eintreten - man hört, aber versteht nicht, d.h. die Ohren vermitteln die Stimme, aber der Sinn kann nicht wahrgenommen werden. Die Sinnesorgane sind demnach nur ein Vermittler. Die Sinnesorgane wandeln die natürlichen, immateriellen Objekte als Reizobjekte in materielle „Kleinbilder" um, die sie zur Erkennung und Wahrnehmung an eine übergeordnete Stelle senden!
Deshalb stellt sich die Frage: Wer plant, nimmt wahr, wertet aus und entscheidet über all die Funktionen des Körpers und wie geschieht dies alles? Die Antwort der alten Weisen darauf: **Nicht das Hirn**, wie es in der westlichen Welt gelehrt wird, sondern der **Geist**! Obwohl der Geist immateriell ist, verweilt er in jedem Organ, in der Materie, im Herzen! Warum das so ist und bevor wir den Geist und seine Funktio-

nen erörtern, werfen wir zum besseren Verständnis einen Blick in das Innere des menschlichen Körpers.

Die inneren Organe und ihre Funktionen nach den Ansichten der T.C.M.

Die Vorstellung der alten Chinesen über die inneren Organe entspricht nicht der herrschenden Vorstellung der Anatomiegelehrten in der westlichen Welt. Die Vorstellung der Anatomiegelehrten wird so wie sie in den Schulen des Westens gelehrt wird und wie sie daher sehr verbreitet ist. Die inneren Organe werden von den westlichen Anatomiegelehrten nach ihrer Lage im Körper in Brust- und Bauchorgane unterteilt. Danach befinden sich in der Brust das Herz und die Lungen, im Bauch befinden sich Magen, Leber, Gallenblase, Milz, Pankreas, Dünn- und Dickdarm. Im hinteren, unteren Bauchbereich befinden sich jeweils links und rechts die Nieren sowie die Harnleiter, darunter die Harnblase und der Harnleiter. Bedeckt bzw. voneinander getrennt werden die beiden Gruppen von Organen durch das Bauchfell bzw. Zwerchfell. Aus der Sicht der alten Weisen in China müssen die inneren Organe des Körpers nach ihrer Beweglichkeit bzw. Unbeweglichkeit unterteilt werden. Dadurch wird ihre Zugehörigkeit zu der bewegenden oder ruhenden Energie ersichtlich. Danach sind die inneren Körperorgane in zwei Hauptgruppen eingeteilt, die erste Gruppe bilden die **Hohlorgane** (dies sind fünf bewegende Transportorgane), die zweite Gruppe umfaßt die **Speicherorgane** (dies sind fünf ruhende Organe).

Die Hohlorgane

sind Yan-bewegende Transport-Organe. Die Hohlorgane werden als hohl bezeichnet, weil ihr Inneres leer ist. Die Hohlorgane kommen als Einzelorgane in den Körpern vor. Sie können sich bewegen und sie transportieren Stofflichkeit wie Nahrungsstoffe, Wasser oder andere

Flüssigkeit. Die Hohlorgane befördern diese Stoffe entweder in das Körperinnere oder aus dem Körper nach außen (wie Stuhl und Urin). Hohlorgane sind: **Magen, Dünndarm, Gallenblase, Dickdarm, Harnblase.** Alle Hohlorgane haben die eine Gemeinsamkeit, daß sie durch Öffnungen im Körper mit der Außenwelt in Verbindung stehen. Hierbei handelt es sich um folgende Öffnungen: im Oberkörper die Nase und der Mund - im Unterkörper der After und die Harnröhre.

Die Speicherorgane

sind Yin-ruhende Organe. Auch die Speicherorgane weisen fünf Organe auf. Sie sind nicht hohl im Inneren, sondern bestehen aus einer weichen Masse. Sie werden als Speicherorgane bezeichnet, weil sie die Energie der Körper speichern können, die sie dann beim Gebrauch wieder freisetzen. Sie kommen paarig im Körper vor, d.h. in jeder Körperhälfte, links und rechts, befindet sich eines der beiden Organe. Dieses sind die **Lungen, das Herz** (das aus zwei Teilen besteht), die **Leber** (ebenfalls aus zwei Teilen bestehend), die **Nieren** (eine links, eine rechts) und die paarige Milz-Pankreas (diese sind einander nicht gleich, sie gehören aber zueinander). Die Speicherorgane enden im Körperstamm, d.h. sie haben keine direkte Öffnung am Körper mit Verbindung nach außen! Sie speichern die Energie und geben sie wieder ab. Sie sind Sitz des Gemüts in seinen fünf Ausprägungen. Zu den Speicherorganen gehören auch die Blutgefäße, das Gehirn und die Geschlechtsorgane.

Zusammenfassung und Schlußfolgerung

Die Natur hat uns längst das ewige Leben in ihrem Sinne gegeben. Der Sinn des Lebens eines Menschen offenbart sich in dem Erhalt seiner Gattung. Um dieser Aufgabe gerecht zu werden, sind die Menschen so gestaltet wie Menschen eben sind! Die Menschen sind mit vielen Organen ausgerüstet wie den Atmungsorganen, den Hohl- und

Speicherorganen, den Sinnesorganen, den Zeugungs- bzw. Geschlechtsorganen. Die Organe des Menschen und sein Körper sind aus Materie. Die Materie jedoch ist nicht fähig, allein all diese Aufgaben auszuführen. Das kann man an den verstorbenen Menschen erkennen. Verstorbene Menschen besitzen einige Stunden nach dem Tod zwar noch ihre Organe, doch sich bewegen und wahrnehmen können die Organe eines Verstorbenen nicht. Es fehlt ihnen etwas!

Was fehlt dem Körper eines Verstorbenen gegenüber einem Menschen, der am Leben ist? Nach dem Tod zerfällt der Körper des Verstorbenen und ersetzt sich. Was hält demgegenüber den menschlichen Körper zusammen? Was schützt den Körper gegen den Zerfall? Wie werden die vielen Funktionen der Körper koordiniert und wer oder was besorgt dies? Die lebenden Menschen fühlen, sie bewegen sich, sie haben Empfindungen und sie reagieren auf viele äußere Reize. Sie fühlen sich warm an. Dadurch unterscheidet sich der Körper eines Menschen, der am Leben ist, von dem Körper eines Verstorbenen. Menschen, die leben, müssen daher Zeit ihres Lebens über immaterielle Dinge verfügen, die ihnen all die Lebenserscheinungen ermöglichen, wie bewegen, ruhen, atmen, sich ernähren, sich vermehren zu können. Die Menschen haben einen **Willen,** um überleben zu wollen, um Entscheidungen durchzusetzen und sich zu behaupten. Die Menschen haben **Energien**, eine ruhende, konzentrierende Energie, die ihre Körperteile zusammenhält, Kälte und Ruhe erzeugt, und eine bewegende Energie, die für die Menschen Wärme erzeugt, die Körperteile und Organe bewegt, die Gedanken des Menschen zerstreut und umherschweifen läßt als auch das Blut in den Adern zum Fließen bringt und schließlich haben sie eine abwehrende Energie, um den Körper vor der störenden Wirkung mancher Naturenergien zu schützen! Um einen ungestörten Verlauf aller Körperfunktionen zu gewähren, muß es eine übergeordnete Stelle geben. Diese muß die Körperfunktionen regeln und die natürlichen Reize wie z.B. Bilder, Töne, Gerüche, Geschmack, Geräusche wahrnehmen, erkennen und unterscheiden, die Entscheidung an die nachgeordneten Organe zum

Ausführen übermitteln und die Ausführung überwachen. Diese übergeordnete Stelle muß die Energien entsprechend lenken können. Sie wird als **Geist** bezeichnet.

Kapitel II - 3. Teil - Der Geist - Seine Aufgaben

Nach der in der T.C.M. vertretenen Ansicht ist der **Geist** diese übergeordnete Stelle. Der Geist ist eine Immaterie. Der Geist verweilt im Körper, obwohl er als Immaterie stets in Bewegung ist. Er ist die Zentralstelle zur Wahrnehmung der von außen übermittelten, immateriellen Reize wie z.B. Ton oder Farbe, um diese Reize erkennen und darauf antworten zu können. Wenn jemand z.B. gerufen wird, hört er/sie die immaterielle Stimme, erkennt sie durch seinen Geist und reagiert nach seinem Empfinden über den Geist darauf. Der Geist ist somit die wahrnehmende, erkennende Instanz aller Reize, er ist die Entscheidungsstelle, die überwachende, übergeordnete Stelle für alle Körperfunktionen! Deshalb sind nicht nur die Sinnesorgane, die Hohl- und Speicherorgane, die Bewegungs- und Fortpflanzungsorgane dem Geist unterstellt, sondern auch die Lenkung der Körper-Energien sowie das Fühlen und Empfinden des Menschen.

Der Geist reagiert auf Reize mit den fünf Gemütern und den fünf Gemütern zugeordneten fünf Emotionen. Äußere Reize, wie z.B. der Anblick eines Hundes können über den Geist Empfindungen wie Freude oder Angst auslösen. Wenn man Hunde mag, wird man, sobald er/sie einen Hund sieht, erfreut sein, ist derjenige aber schon einmal von einem Hund gebissen worden, ruft ein Hund in seinem Geist schlechte Erinnerungen hervor, welche Angstgefühle auslösen können. Damit die Menschen sich an bestimmte Dinge erinnern können, wie z.B. an den Hund im vorherigen Beispiel, muß der Mensch über besondere Fähigkeiten wie das **Sich-erinnern-können, das Sich-vorstellen-können** und das **abwägen** können, verfügen. Diese Fähigkeiten sind der **Denkfähigkeit** zugeordnet. Die Denkfähigkeit ist dem Geist unterstellt. Damit die Menschen fühlen und empfinden und somit ganz verschiedenartige Gefühle und Empfindungen haben können, müssen sie wandelbare, den Emotionen zugeordnete Fähigkeiten haben. Es sind dies die Gemüter. Diese wandeln sich in Emotionen um! Die Menschen haben **fünf Gemüter** und **fünf Emotionen**. Auch diese sind dem Geist untergeordnet.

Die fünf Gemüter und die fünf Emotionen bzw. wie reagiert mein Körper auf meine Emotionen und warum?

Einleitung: Die folgende Abhandlung ist in der naturwissenschaftlichen Medizin nicht bekannt. Es ist wahrscheinlich die erste Aufzeichnung zu diesem Thema, die in einer westlichen Sprache veröffentlicht wird. Es handelt sich um die Wandlung der Emotionen in Materie, um so als materielles Substrat von dem Körper ausgeschieden werden zu können. Der Weg der Emotionen über die Körperorgane erklärt die Ursache vieler Erkrankungen. Es ist sehr wichtig zu wissen, daß manche Erkrankungen, die nach Maßgabe der westlichen Medizin behandelt werden, gar keine Erkrankungen sind, sondern materialisierte Emotionen, die ausgeschieden werden müssen. Ihre Behandlung muß als Fehler angesehen und vermieden werden, es sei denn, die Behandlung unterstützt die Ausscheidungen des Körpers. Wenn die Emotionen ruhen, wandeln sie sich in Gemüter um und umgekehrt, wenn die Gemüter angeregt werden, wandeln sie sich in Emotionen um. Dies bedeutet, daß die Emotionen umgewandelte, bewegende Gemüter sind. Die Gemüter ruhen in einem Speicherogan. Zu den Eigenschaften der Gemüter gehört es, daß sie jederzeit angeregt und in Emotionen umgewandelt werden können. **Die so entstandenen Emotionen bewegen sich und versuchen, über die Hohlorgane aus dem Körper nach außen zu entweichen. Wenn ihnen das Entweichen nach außen nicht gelingt, kommt es zu einem emotionalen Stau im Körper. Ein lang anhaltender emotionaler Stau wird in Materie umgewandelt, um als Materie vom Körper ausgeschieden zu werden!**
Zum besseren Verständnis ein Beispiel: Wenn sich jemand ständig über das Arbeitsklima im Betrieb ärgert, ohne seinen Ärger nach außen ableiten zu können, kann sich der Ärger bei entsprechenden Erbanlagen in Form von Gallensteinen in der Gallenblase materialisieren

und absetzen. Oder der Ärger greift das Element Erde an, d.h. er verursacht Sorgen, die sich materialisieren, indem sie ein Magengeschwür hervorrufen. Die Entstehung derartiger Erkrankungen kann durch das Studium der Fünfwechselphasenlehre (s. Kap. V) verfolgt werden. Die Erklärung hierfür ist, daß Emotionen sich bewegende Energie sind. Zu den Eigenschaften der sich bewegenden Energie gehört, daß sie sich dehnt, d.h. „expandiert". So etwas spürt jeder Mensch, bei dem sich z.B. Ärger anstaut. Man hat das Gefühl, die Brust sei zu eng, so als ob sich etwas im Brustinneren dehnt. Wenn man in solchen Situationen tief atmet, beruhigt dies. Der Druck auf der Brust weicht über die Atmung nach außen. Wenn sich die Emotionen im Körper dehnen, verursachen sie Druck und Stau im Körper. Der Druck kann die Körperorgane schädigen, deshalb lenkt der Körper den emotionalen Druck entweder über ein Hohlorgan nach außen oder er leitet ihn nach innen. Nach außen geleiteter Druck entweicht in die Luft. Nach innen geleiteter Druck setzt sich in einem der Hohl- oder Speicherorgane fest. Jede Emotion hat ein **Erfolgsorgan**, d.h. ein Organ, durch das die Emotion verarbeitet werden kann. Die bedeutet, daß Emotionen, die sich in einem Organ festsetzen, in dem Organ eine Reaktion anregen. Das betroffene Organ versucht, die Emotion in Materie umzuwandeln und als Schlackstoff auszuscheiden. Hierher gehört z.B. die Ausscheidung von gelbem oder grünem Schleim aus der Lunge oder Nase, der durch Husten nach außen geleitet wird.

Im folgenden Text werden die Emotionen und ihr Erfolgsorgan in Kürze abgehandelt. So haben viele Patienten die Möglichkeit, **dem Grund ihrer Erkrankung nachzugehen und den natürlichen Weg zur Gesundung aufzuspüren.** Denn während Gemüter auf die Körperfunktionen hemmend wirken, üben die Emotionen eine anregende Wirkung aus. **Die Kenntnis über die Querverbindungen zwischen den Emotionen, den Körperfunktionen und den Organen öffnen für jeden Menschen die Möglichkeit, frühzeitig den eigentlichen Grund für die eigene Erkrankung oder die Erkrankung seiner Mitmenschen zu erkennen.**

Die fünf Gemüter und die fünf Emotionen - Aufgaben und Erfolgsorgane

Das erste Gemüt: Ausgeglichenheit und Sanftmut. Die zugehörigen Emotionen sind Ärger, Zorn, Wut, Ruhe

Der Sitz des ersten Gemütes ist das Speicherorgan **Leber**. Die Emotion Ärger bzw. Wut bewegt sich als Erregung (Energie) über die Gallenblase zu den Augen, zu den Gelenken, Bändern und Muskeln. Ausgeglichenheit bewirkt Ausgleich, d.h. in der Mitte zwischen zwei Dingen gleicht sie aus! Ausgeglichenheit ist Ausdruck der Ruhe bzw. des die Übersicht-Wahrens, d.h. weder geben noch nehmen, sondern gleichmäßig hin und her bewegen. Die Funktion der Sanftmut ist Ausgleich und Besänftigung. Sanftmut bewirkt die Rückkehr der Emotionen zu ihrem Ruhesitz. Die Sanftmut wirkt sich hemmend aus. Sie hemmt die Wut und besänftigt den Ärger. Die Leber ist das größte Organ im Körper. Sie liegt zentral in der Mitte des Körpers, und zwar auf der rechten Seite (daher die Aussprüche: Man hat recht, es ist rechtens, er tue es zu recht, es geht mit rechten Dingen zu). Das Organ „Leber" kann viel speichern und verarbeiten. Ausgleich erfordert Übersicht und Übersicht hat gute Planung und Ordnung zur Voraussetzung. Deswegen werden alle diese Eigenschaften und Fähigkeiten der zur Ruhe neigenden Leber zugeordnet. Wird die Sanftmut gereizt und gestört, regt dies ihre Emotion an. Emotionen aber sind treibende Kräfte, sie bedeuten Aktion - so wandelt sich die ruhende Sanftmut zu bewegendem Ärger, zu Zorn oder Wut. Von der Leber aus bewegt sich der Ärger zur Gallenblase, die ein Hohlorgan ist, d.h. ein bewegendes Organ mit Verbindung **nach außen**. Die Gallenblase verleiht dem Ärger Beweglichkeit und wandelt ihn zu Zorn. Der Zorn setzt die begonnene Bewegung fort von der Gallenblase zu den Augen und zum Rachen. Die Pupillen werden eng, der Blick des Menschen scharf. Der Rachen zieht sich zusammen, die Stimme wird laut, die Gesichtsmuskeln ziehen sich ebenfalls zusammen. Es entsteht ein vom Zorn entflammtes Gesicht, ein Zorngesicht. Wenn die Aktivität (Energie) ungehemmt ist, wandelt sich der Zorn zur Wut. Die Wut strebt nach Vollzug. Die Erfolgsorgane sind nun Arme und Beine, Hände und Füße. Der Wütende greift mit Faust und Schulterkraft an oder er wehrt sich mit Fußtritten. Staut sich der Ärger über längere Zeit in der Galle, verursacht dies zunächst Druck oder Stiche und Schmerzen im rechten Oberbauch. Verweilt der Ärger über längere Zeit im Körper, weil er immer wieder angeregt und immer wieder in der Gallenblase zurückgehalten wird, so kommt es zur Umwandlung der Emotionen, also der bewegenden Energie, in stoffliche Materie. Es kommt zur Bildung von Gallenblasensteinen. Der Ärger wird in Materie umgewandelt und er erstarrt. Steigt der Zorn zu den Augen empor und wird gehemmt, müssen die Betroffenen weinen. Hier wird der Zorn von immaterieller zu flüssiger Materie (als Zeichen von Trauer) umgewandelt. Erstarrt der Zorn über einen längeren Zeitraum von Jahren im Gesicht, weisen die Betroffenen erstarrte Gesichtszüge auf, als Zorngesicht bekannt. Ihr Gesicht vermittelt einen unfreundlichen Ausdruck.

Wird der Zorn im Rachen gehemmt, kommt es zu Heiserkeit oder gar Stimmverlust. Steigert sich der Zorn zur Wut, bewegt er sich zum Schultergelenk, zum Ellenbogen, zur Hand und zu den Fingern. Entsteht die Wut über einen längeren Zeitraum immer wieder und wird sie immer wieder gehemmt, da der betreffende Mensch weder aktiv abwehrt noch angreift, kommt es somit zu Gelenkversteifungen und Schmerzen in den Schultern, Ellenbogen, Finger- und Kniegelenken, und zwar einzeln oder als Gesamterscheinungsbild. (Das Bild wird in der naturwissenschaftlichen Medizin oft als „Polyarthritis" bezeichnet und fachlich in anderer Weise begründet.) Die Wut setzt sich als materielles Substrat in den Gelenken fest. Die Finger werden steif und der Kranke vermittelt insgesamt den Eindruck, in einer Haltung erstarrt zu sein, als ob er/sie sich gerade anschicke, sich zu wehren oder angreifen zu wollen.

Ärger - Zorn - Wut: Ärger, verursacht durch die Umgebung der

Menschen, ist Reaktion zur Abwehr, Zorn ist die geistige Form der Abwehr. Wut ist gesteigerte Reaktion, die zur Abwehr und zum Angriff übergeht. Die Funktion der Abwehr ist der Schutz des eigenen Lebens. Die Funktion des Angriffs ist es, etwas zu erwerben, um es zu versorgen. Die Erfolgsorgane sind daher vielfältig, wobei der Bewegungsapparat das wichtigste ist. Auch der Rücken, die Muskeln und Sehnen stehen der Funktion von Ärger bzw. Wut zur Verfügung. Infekte können nach neuesten Erkenntnissen der modernen westlichen Medizin Polyarthriden auslösen, wie z.B. die Borreliose oder Polyarthritis als Begleiterscheinung zur Schuppenflechte oder nach Clamydieninfektion und Gonorrhoe (Arhropathia Genorrhoica) u.a. auftreten.Nach Ansicht der T.C.M muß die Infektion als Eingriff des Fremden in das Innere des Menschen gedeutet werden, der abgewehrt werden muß. Wenn die ausgelöste Abwehrreaktion in den Gelenken festsitzt, kommt es zur Gelenkschwellung und Schmerzen bis zur Steifheit der Fingergelenke.

Das zweite Gemüt: Leid empfinden, Traurigkeit. Die Emotionen des zweiten Gemüts sind die Freude und die Lust

Der Ruhesitz des Leides und der Freude ist das Speicherorgan Herz. Leid wird im Herzen als zusammenziehendes Gefühl, Traurigkeit als Druck, Freude als Herzklopfen, Lust als Herzjagen empfunden. Deshalb haben Leid und Freude ihren Ruhesitz im Herzen. Traurigkeit ist die Folge von Mitleid (Mitfühlen). Das Mitleid kann sich auf die eigene Person als auch auf Mitmenschen beziehen. Der Traurige leidet aufgrund seines Zustands oder aufgrund des Zustands anderer. Traurigkeit kann die Folge von Reue sein, wenn jemand einem Mitmenschen etwas angetan hat und sein Tun bereut. Traurige Menschen neigen dazu, nicht zu reden und sich nicht bewegen zu wollen. Sie sind oft lustlos und antriebsarm. Umgekehrt weckt Freude die Lust auf etwas Bestimmtes oder Unbestimmtes. Sie erzeugt Unruhe und Bewegungsdrang. Freude kann dadurch ausgelöst werden, daß Traurigkeit überwunden wird. Die Freude kann sich auf dem Weg zu ihren Erfolgsorganen im Körper sowohl aufwärts als auch abwärts bewegen. Aufwärts bewegt sich die Freude zu den Augen, deren Pupillen sich erweitern und Freude ausstrahlen. Steigt die Freude zum Rachen und Mund, müssen die Menschen lachen, ihre Gesichtszüge entspannen sich. Vor allem bewegt sich die Freude zur Zunge, die sich leicht fühlt. Die Menschen werden mitteilsam und möchten über vieles reden. Abwärts bewegt sich die Freude, wenn ihre Bewegung (Energie) gehemmt wird. Dies zu leichter Erschütterung im ganzen Bauchbereich. Der Weg der Freude nach außen geht über den Dünndarm. Zurückgehaltene Freude kann sich daher durch plötzlich stark nach außen schießenden Durchfall Luft machen, wobei auch unverdaute Speisen ausgeschieden werden. Gehemmte Freude versucht, auch aufwärts über die Arme und die Hände nach außen zu entweichen. Es kommt dann daraufhin zum Zittern der Hände, manchmal zum Zittern des ganzen Körpers. Freude wirkt entspannend, sie öffnet die Hautporen und verursacht starkes Schwitzen. Staut sich die Freude oder Traurigkeit über längere Zeit, kann dies zu plötzlichem Herzstillstand führen (in der westlichen Medizin wird dies als plötzlicher Herztod oder Herzinfarkt bezeichnet). Die Betroffenen verspüren ein Gefühl, als ob ihr Herz von einer Faust ergriffen und zusammengequetscht wird. Freude und Lust wecken in den Menschen die Lust zum Leben. Traurigkeit bremst die Neigung zu Exzessen, aber auch die ungehemmte Freude. Viel lachen schadet dem Herzen, während langanhaltende Traurigkeit das Herz ermüdet.

Funktion des zweiten Gemütes: Leid wirkt auf die Körperfunktionen hemmend, es hält die Menschen von grausamen Taten zurück, regt zur Sanftmut an. Traurigkeit wirkt auf die Körperfunktionen hemmend, mäßigt übergroße Freude, hemmt die Menschen, sich der Lust hinzugeben. Lust wirkt anregend auf die Körperfunktionen, weckt in den Menschen das Bedürfnis nach Besitz, Erwerb und Eroberung. Freude wirkt ebenfalls anregend auf die Körperfunktionen, es ist die Reaktion auf die Vollendung einer Tat, sie bewegt sich überwiegend im Oberkörper.

Das dritte Gemüt: nachdenken - überlegen - grübeln. Seine Emotion ist die Sorge

Das Nachdenken und Überlegen ruht in der Bauspeicheldrüse, das Grübeln in der Milz. Das Überlegen ist gesteigertes, zielgerichtetes Nachdenken. **Nachdenken** beinhaltet Gedanken über Taten, Ergebnisse, oder Fehler, über die man nachsinnt. Überlegen hingegen beinhaltet nicht nur nachdenken, sondern über etwas nachdenken, um zu erwägen, abzuwägen und dann zu entscheiden. Menschen, die oft und viel überlegen müssen, spüren oft einen Druck über der Mitte des Bauches. Ihr Hals und Mund werden trocken, sie bekommen Durst.
Grübeln beinhaltet ein Denken über ein- und dasselbe Thema. Es sind dies fixierte Gedanken, die man nicht loslassen kann. Es sind meist dieselben quälenden Gedanken, die einen Menschen überfallen und belasten und worauf er keine erlösende Antwort finden kann. Grübelnde Menschen klagen oft über Druck im linken Oberbauch. Viel Grübeln erzeugt **Sorgen**, Sorgen sind Gedanken über etwas, das noch nicht geschehen ist, man befürchtet jedoch, es *könnte* eintreten. Es sind beispielsweise die Sorgen der Mutter hinsichtlich ihres Kindes. Jedesmal, wenn z.B. das Kind das Haus verläßt, macht sich die Mutter darüber Gedanken und sie sorgt sich, ob ihm etwas zustoßen könnte. Die sich sorgende Mutter stellt sich ein Ereignis vor und befürchtet, es könnte eintreten und sie wird dadurch unruhig. Sorgen sind Gedanken über die Zukunft, die mit unbegründeten Ängsten verbunden sind. Sorgen treiben die Menschen dazu, vorzubeugen und Vorräte zu horten. Die Vorsorge kann daher zu Geiz entarten. Die Sorge ist eine Schutzreaktion, um vorzubeugen. Die Vorsorge kann sich in den Körpern aufwärts und abwärts bewegen. Wenn im Körper Sorgen entstehen, suchen die Sorgen den Weg nach außen über das Hohlorgan **Magen**. Menschen, die dazu neigen, sich über alles viele Sorgen zu

machen, entlasten sich daher durch häufiges Aufstoßen. Sie stoßen die Sorgen über den Magen aufwärts und dann über den Mund nach außen. Wenn die Sorgen sich abwärts bewegen, verursachen sie häufig Blähungen und Völlegefühl im Bauch. Ein Blähbauch ist oft ein Hinweis auf gestaute Sorgen. Menschen mit vielen Sorgen neigen zudem oft dazu, ihre Sorgen noch in anderer Weise über den Mund aus dem Körper hinauszuleiten. Sie pfeiffen oder singen gerne vor sich hin, um sich abzulenken und ihre Sorgen nach außen abzuleiten. Das Singen ist deshalb eine Art Therapie für manche Menschen mit vielen gestauten Sorgen. Wenn die Bewegung der Sorgen im Bereich des Magens gehemmt werden, erzeugt die gehemmte Energie ein Druckgefühl, oder gar Schmerzen mit und ohne Krämpfe in der Oberbauchmitte und im Magen, gelegentlich kommt es zu Übelkeit mit Erbrechen. Der Magen als Organ sorgt für den Körper, indem er die Nahrung umwandelt und zu ihrer Verwertung vorbereitet. Deshalb ist der **Magen** Sinnbild für die „Sorgenden", des „Für etwas Sorgens" und „Versorgens".

Die Funktion des Nachdenkens - Überlegens - Grübelns. Sie alle wirken auf die Körperfunktionen hemmend. Ihre Erfolgsorgane sind fast alle Körperteile. Sorgen jedoch wirken auf die Körperorgane anregend. Sie wecken das Gefühl - tue etwas - sorge für etwas. Ihr Erfolgsorgan ist im Körperinneren der Magen-Darm-Kanal, im äußeren Körperbereich ist es der Bewegungsapparat Arm - Hände - Beine - Füße.

Das vierte Gemüt: Kummer. Seine Emotion ist der Gegensatz von Kummer. Es ist die Teilnahmslosigkeit, die Gleichgültigkeit. Der Ruhesitz des Kummers sind die Lungen. Kummer ist ein schmerzhaftes Empfinden über etwas Verlorenes. Dies können zum Beispiel frühere, vergangene Erlebnisse oder Erfahrungen sein. Diese Erlebnisse können Jahre zurückliegen und trotzdem leben sie in den Gedanken eines Menschen weiter. Die Betroffenen leiden darunter, weil sie nicht vergessen oder verarbeiten können. Von Kummer geplagte Menschen sind oft hilflos, weil sie von dem Erlebten nicht loslassen können. Sie sind nicht imstande, über ihren Verlust hinwegzukommen. Kummervolle Erlebnisse, die ein Mensch erlebt hat, sind ihm immer gegenwärtig. Er neigt zur Fixation von traurigen Gedanken. Kummer ist es, wenn jemand Jahre nach dem Verlust eines ihm lieben Menschen immer noch darunter leidet, oder wenn jemand eine Liebesenttäuschung auch Jahre danach noch nicht vergessen kann und immer noch darüber nachdenkt. Menschen, die unter Kummer leiden, müssen beim Erzählen immer tief Luft holen. Sie **seufzen** sehr oft, der Kummer hemmt den Energiefluß in ihrem Körper, vor allem in den Lungen - wodurch das Seufzen verursacht wird. Kummer und Lungen sind in einem ähnlich: Die Lunge als Organ ist auf die frische Luft angewiesen, sie kann nicht etwas anderes einatmen, ohne zu erkranken. Jegliche Veränderung in der Luft kann zu einer Störung der Atmung führen, d.h. die Lungen sind auf die Luft fixiert.

Der Kummer dagegen ist auf bestimmte Erlebnisse fixiert, d.h. beide „kleben" an dem Gewohnten. Wenn die Belastung des Körpers durch den Kummer zu groß wird, strebt der Körper danach, das Gleichgewicht wieder herzustellen. Und so wird der Kummer in Teilnahmslosigkeit oder Gleichgültigkeit umgewandelt.

Gleichgültigkeit ist „Sehen und Gehen", d.h. das Gegenteil von Fixation: d.h. sehen, nicht festhalten, sondern sofort loslassen. Wird die Gleichgültigkeit als bewegende Emotion in der Lunge gehemmt, kann es zur Stauung in der Lunge mit beschleunigtem Atem und Atemnot kommen (in der westlichen Medizin wird dieser Zustand als „Asthma Bronchiale" bezeichnet). In der Lunge materialisiert sich dann der Kummer und wird zu Schleim, welcher zäh und klebrig ist (nicht los läßt). Die Gleichgültigkeit bewegt sich aufwärts zur Nase, um über die Nase ins Freie zu entweichen. Wird die Gleichgültigkeit in der Nase gehemmt, wandelt sie sich in der Nase ebenfalls zu Schleim. Wird der Schleim „losgelassen", kommt es zu Fließschnupfen. Wird er in der Nase gehemmt, kommt es zur Verstopfung der Nase. Der Schleim wird festgehalten. Festgehalten werden bedeutet ruhen. Wenn die Bewegung in Ruhe umgewandelt wird, wandelt sich das Immaterielle in

Materie um. Fortschreitende Materialisierung des Immateriellen, ohne sich dann des auf diese Weise entstandenen Stofflichen zu entledigen, kann zu Atemnot und zu immer wiederkehrendem Husten führen. Insofern muß man die Gefahr eines Asthmaanfalles erkennen. Asthmaanfälle bzw. Atemnot sind eine verdeckte Mitteilung, durch die ein Mensch unbewußt seine Not offenbart und nach Hilfe ruft. Der Asthmakranke teilt hierin mit „lieber tot als loslassen". Wenn sich die emotionale Bewegung abwärts bewegt, sucht die Energie den Weg über das Hohlorgan Dickdarm nach außen.

Wird die Energie gehemmt, führt dies zur Fixation und Stau im Dickdarm. Die Folgen sind schwere Verstopfungen. Wenn umgekehrt die bewegende Gleichgültigkeit als Emotion zu schnell losläßt, kommt es zu Durchfall. Die beiden Lungenhälften sind auch mit der Haut verbunden und so kann die Emotion der Lunge ebenso über die Haut nach außen entweichen.

Wird der Energiefluß nach außen in der Haut gehemmt, kommt es zu Hautveränderungen wie Hautpusteln, Hautrissen, Hauttrockenheit, Ekzemen oder zu anderen Hauterscheinungen. Aus dieser Sicht sind viele derartige Erkrankungen nichts anderes als ein Versuch des Körpers, die im Körper gestauten Emotionen in Materie (als Schleim, Stuhl, Hautekzem u.a.) umzuwandeln, um sie aus dem Körper ausscheiden zu können. Hierdurch können die Organe selber vor den Folgen des Staus geschützt werden. Der Körper versucht auf diese Weise, das gestörte Gleichgewicht wiederherzustellen.

Kummer wirkt auf die Körperfunktionen hemmend oder sogar lähmend. Seine Funktion ist gleichbedeutend mit anhalten, festhalten, nicht loslassen, wahren, bewahren, erhalten, festigen, zusammenhalten. Gleichgültigkeit wirkt auf die Körperfunktionen anregend. Ihre Funktion ist abweisen, loslassen, fallenlassen, abwenden. Gleichgültigkeit gleicht den Kummer aus und schützt den Menschen somit vor Überlastung.

Ihre Erfolgsorgane sind die Ausscheidungs- und Transportorgane, die Nase und der Dickdarm.

Das fünfte Gemüt ist der Lebenswille, Sein Ruhesitz sind die Nieren, Seine Emotion ist die Angst bzw. Furcht

Der Wille zum Leben beinhaltet die Absicht bzw. den Vorsatz oder die Entschlossenheit zum Leben. Die Menschen haben im Laufe ihrer Entwicklung viele Absichten gehabt. Um diese Absichten verwirklichen zu können, müssen die Menschen einen auf die jeweilige Absicht gerichteten und jeweils zweckbestimmten Willen entwickelt haben. Dieses sind die erworbenen Spielarten des Willens. Die Menschen haben jedoch auch viele Ausprägungen des Willens vererbt, dieses sind die angeborenen Ausprägungen des Willens, sie stammen aus dem Ur-Willen. Der Urwille des Menschen ist der Wille zu leben und zu überleben, um ein Mensch zu sein. Der Wille Mensch zu sein läßt sich durch die Existenz des Menschen belegen. Der Wille zu überleben läßt sich ebenfalls durch das bereits lange vorhandene Leben von Menschen auf der Erde erkennen

Der Urwille des Menschen soll nach den Ansichten der alten Weisen in entsprechender Weise ebenso in dem Samen jeder Pflanze und in der Eizelle eines jeden Lebewesens vorhanden sein, u.a. als Immaterie in der Materie. Bei den Menschen ist der Urwille in der Eizelle der Frau und im Samen des Mannes noch inaktiv. Bei den bereits geborenen Menschen hat der Urwille dann Zeit ihres Lebens seinen Ruhesitz in den Nieren. Die Nieren sind mit der Wurzel einer Pflanze vergleichbar. Die Wurzel einer Pflanze befindet sich an deren unterstem Teil und sie besitzt die Energie zum Wachsen. Auch die Nieren liegen im unteren Teil des menschlichen Körpers. Auch von der Niere geht das Wachstum sowie die Zeugungsenergie aus. Außerdem ähnelt die Form der Niere dem Samen einer Pflanze (dem Bohnensamen). Die Natur wählt ihre Formen niemals aus einem Zufall heraus, sondern sie entwickelt sie mit Vorbedacht, wie es bei den Nieren der Fall ist. Es ist demnach kein Zufall, daß die Nieren die Form einer Bohne, eines Samens, haben. Dies ist vielmehr ein Hinweis darauf, daß die Nieren Träger des Lebenswillens und die hauptruhende Energie zum Überleben sind. Wenn der Lebenswille angeregt wird, vollzieht sich eine Umwandlung der Emotion der Angst. Solche Ängste hängen meist mit dem Leben und der Lebenserhaltung zusammen. Wie z.B. die Angst vor der Zukunft oder die Furcht vor dem Tod. Die Angst als Emotion (Energie) bewegt sich aufwärts als auch abwärts sowie in das Körperinnere und nach außen zur Oberfläche des Körpers. Aufwärts bewegt sich die Angst zu den Augen. Die Pupillen erweitern sich, wenn sich die Angst als Emotion zu Rachen und Mund bewegt. Die Betroffenen klagen und stöhnen. Bewegt sich die Angst zu Haut und Haar, zieht sich die Haut zusammen und die Haare richten sich aufwärts. Bewegt sich die Angst zu den Ohren, werden die Ohren sehr hellhörig. Bewegt sich die Angst zum Nacken, verspannen sich die Nacken- und Rückenmuskeln. Bewegt sich die Angst zu den Gelenken und Beinen, werden diese leicht. Die Menschen können nun sehr schnell springen und rennen wie um Fliehen zu können.

Wird die Angst im Nacken gehemmt, führt dies zu Nackenschmerzen und Nackensteife. Wird die Angst im Rücken gehemmt, führt dies zu einem Gefühl der Lähmung im Rücken, staut sie sich in den Kniegelenken, versagen die Knie. Bewegt sich die Angst zum Brustinneren, führt dies zu Herzjagen und Herzrasen und im Extremfall zum Herzstillstand (Herzinfarkt). Bewegt sich die Angst zum Bauchbereich, hat man das Gefühl des Hinseins und der Leere im Magen. Senkt sich die Angst zur Harnblase, führt dies zu vermehrtem Wasserlassen oder zu Krämpfen in der Harnblase.

Die Nieren wandeln die Angst in Urin um und die Harnblase leitet den Urin nach außen. Wird die Angst in der Harnblase gehemmt, führt dies zu Krämpfen in der Harnblase. Die Betroffenen verspüren starken Druck auf die Harnblase. Sie haben oft das Gefühl, Wasser lassen zu müssen, können aber nur einige wenige Tropfen abgeben. In der westlichen Medizin wird dieser Zustand als „Reizblase" bezeichnet. Wird die Angst in der Niere gehemmt, führt dies zum Harnverhalten, d.h. die Nieren scheiden keinen Urin mehr aus (in der westlichen Medizin als „Crush Niere" oder Nierenversagen bezeichnet). Lebenswille

und Ängste sind für die Erhaltung der menschlichen Wesen bzw. Menschenleben unabdingbar.
Beide greifen in alle Körperfunktionen ein. Deshalb wurden die Nieren als die Wurzel aller angeborenen Energien sowie des angeborenen Willens angesehen.

Die Funktion des fünften Gemütes

Angst: Sie wirkt auf die Körperfunktionen hemmend, zuweilen anregend. Einerseits hält Angst den Menschen ab von falschem Tun, andererseits kann sie jedoch die Körperfunktionen lähmen. Es kommt zur Ohnmacht oder zum Auslösen einer Fluchtreaktion. Angst stellt für die Menschen eine Schutzreaktion dar.
Wille: Er regt die Körperfunktionen an. Der Wille ist für den Menschen das Instrument, sich durchzusctzen, sich zu verwirklichen, Hürden zu überwinden, seine Persönlichkeit zu gestalten!

Kapitel II - 4. Teil

Der Weg des Menschen zur Selbstverwirklichung: Der Wille, die Prägungen, die Gestaltung und die Vererbung

Selbstverwirklichung: Verwirklichen heißt, ein Vorhaben in die Tat umsetzen bzw. realisieren. Die Selbstverwirklichung als Mensch zeigt, wie der Mensch zum Menschen geworden ist. Hat der Mensch sich selbst verwirklicht oder ist er verwirklicht worden? Auf diese Fragen kann nur die Natur Antwort geben. Wenn man in die Natur schaut und die vielen verschiedenen Pflanzen und Bäume sieht, stellt man fest, daß jede Pflanze ihre Eigenart besitzt. Dies gilt ebenso für die vielen verschiedenen Tiere, von denen ein jeder ebenfalls seine eigene Art hat, so wie auch die vielen Millionen Menschen auf der Erde. Eine jede Art hat ihr eigenes Gesicht und für sie typische Eigenart. Demnach muß man meinen, jedes Lebewesen muß zum Teil selbst seine Eigenart verwirklicht haben.

Die Menschen sind sich untereinander ähnlich. Sie unterscheiden sich als Menschen von allen anderen Lebewesen, sind jedoch als Einzelpersonen voneinander verschieden. Demnach müssen die Menschen einerseits vorbestimmt bzw. als Menschen geprägt sein, ohne es selbst gewollt zu haben. Sie werden wie ihre Urahnen als menschliche Wesen geboren. Zum anderen sehen sie so individuell verschieden aus, daß sie keinem der vielen Millionen Menschen auf der Erde gleich sind. Sie haben ihr eigenes Gesicht, ihr eigenes Aussehen und ihre eigenen Merkmale, durch die sie sich von allen ihren Mitmenschen unterscheiden, d.h. die Menschen können nichts dafür, als Menschen geboren zu sein, aber sie bestimmen selbst, wie sie aussehen werden, um eine eigenständige Persönlichkeit sein zu können. Daß der Mensch als Mensch geboren wird, ist vorbestimmt. Dies hat jeder Mensch zum Schicksal. Daß der einzelne Mensch jedoch so aussieht, wie er aussieht, dies muß von ihm selbst so gewollt und bestimmt sein. Dadurch hat ein jeder Mensch sein eigenes Gesicht und sein eigenes Aussehen.

Die Menschen sind als Menschen bereits durch den Willen ihrer Vorfahren vorbestimmt. Dies ist der immer weiter vererbte Wille in jedem Menschen. Der Mensch als einzelnes Individuum verdankt seinen eigenen Willen dem sogenannten erworbenen Willen. Die Selbstverwirklichung eines Menschen muß demnach durch zwei verschiedene Willen realisiert werden,. den angeborenen elterlichen und den bei der Geburt erworbenen eigenen Willen. Die Menschen sind daher einmal das Ergebnis ihres Schicksals und dann des eigenen Willens, sie „selbst zu sein".

Der Wille zur Selbstverwirklichung des Menschen und sein Ursprung

Wille heißt Vorsatz, feste Absicht! Der Wille ist etwas Immaterielles, das aber in der Materie ruht und sich von der Materie tragen läßt, d.h. Immaterie ruht in der Materie. Es muß in der Immaterie der Vorsatz, „der Wille", bestehen, etwas in der Form von Materie zu verwirklichen. Der vererbte Wille steht dem bei der Geburt erworbenen eigenen Willen gegenüber. Dadurch besitzt jedes Neugeborene zwei Hauptwillen: da ist der von den Eltern vererbte Wille, den Eltern ähnlich zu sein, und dann der neu erworbene Wille, es selbst und von allen Mitmenschen verschieden zu sein. Der Mensch bleibt daher Zeit seines Lebens zwischen den beiden Willen gespalten. Er muß sich daher bemühen, eine Harmonie zwischen den beiden ihm innewohnenden Willen herzustellen. Unausgeglichenheit (Disharmonie) zwischen den beiden Willen kann zu emotionalen Störungen führen, die ihrerseits zu Disharmonie in den Körperfunktionen führen. Daran kann der Mensch erkranken! Es hat einen Sinn, als Mensch zwei Willen zu haben. Dies ist der vorbestimmte Weg zur Erneuerung und zur Vervollkommnung in einem. Durch den vererbten elterlichen Willen erben die Kinder viele der Urerfahrungen, die sie dann befähigen, instinktmäßig jeweils richtig zu reagieren. Hierbei wirkt der elterliche Wille oft mahnend oder hemmend. Durch diese angeborenen Ängste werden Lebensgefahren oft vermieden. Sie warnen die Menschen davor, törichte und falsche Taten zu begehen. Alle instinktiven Reaktionen des Menschen haben ihre Wurzel im elterlichen Erbe und sie sind bedingt durch den Willen zur Erhaltung und zum Schutz des eigenen Lebens. Umgekehrt spornt der neue, bei der Geburt erworbene Wille den Menschen zur Erneuerung an, zum Risiko und zum Versuch, Neues zu erkennen und zu erproben. Aus dem Verhalten eines Menschen, besonders aus seinen Neigungen und Begabungen, kann beispielsweise auf den bei ihm besonders im Vordergrund stehenden Willen geschlossen werden. Denn ihre vorherrschenden Neigungen und den in ihrem Inneren waltenden Willen verraten die Menschen durch bestimmte Verhaltensweisen. So zeigen Menschen mit besonderer Vorliebe für Geschichte oder für alte Kunst bzw. frühere Geschehnisse ihre Neigung zum Altertum, ihren Hang und ihre Verbundenheit zum Ur-Willen. Der Wille ihrer Vorfahren ist bei ihnen stark ausgeprägt. Dies sind die sog. Traditionalisten. Schon in ihrer Kindheit lassen die Traditionalisten erkennen, daß sie den starken Willen ihrer Vorfahren in ihrem Inneren haben. Als Kinder schonen sie ihr Spielzeug und verwahren es gut. Als Erwachsene leben sie in den Erinnerungen früherer Zeiten. Traditionalisten wählen oft Berufe, in denen sie Kontakte zum Altertum haben wie z.B. Geschichte, Philosophie, Archäologie, Geologie, Denkmalschutz u.a.. Selbst wenn sie andere Berufe ergriffen haben, fallen sie durch ihren Hang auf, altes Spielzeug zu reparieren oder alte Bauten zu restaurieren. Sie lieben klassische Musik und ihre Vorliebe für die Vergangenheit zeigt sich auch darin, daß sie gerne alte Trachten tragen. Umgekehrt verraten sich die Menschen, bei denen der eigene, erworbene Wille im Vordergrund steht, durch ihre Neigung, alles zu verändern oder zu modernisieren wie auch durch ihren Hang zum Egoismus. Dies sind die Modernisierer in der Gesellschaft, die immer durch ihre neuen Ideen auffallen. Als Kinder fallen die Modernisierer dadurch hervor, daß sie selten ein Spielzeug, das sie in die Hände bekommen, heile lassen. Sie versuchen, ihr Spielzeug zu verändern, selbst wenn es dabei in die Brüche geht. Oft wechseln sie ihren Beruf, ihr Tätigkeitsfeld oder zumindest die Möbel in ihrem Haus. Die Modernisierer wollen die Welt kennenlernen, deshalb verreisen sie gern und immer in ihnen bis dahin unbekannte Städte, Gegenden und Länder. Die Modernisierer wollen immer wieder irgend etwas verändern. Durch den Willen der Vorfahren verspüren die Menschen in sich die Neigung, zu bewahren und aufzubewahren bzw. zu erhalten und fortbestehen zu lassen. Sie stellen die Ähnlichkeit zum Ursprung her. Auf Grund der **eigenen, persönlich erworbenen Willen** fühlen die Menschen mehr die Neigung zur Erneuerung, zur Modernisierung, zum Verändern, um anders bzw. um verschieden von den anderen zu sein. Die Modernisierer haben einen ausgeprägten Willen, sich durchzusetzen und im Vordergrund sehen sie nur sich selbst. Der eigene Wille kann mitunter sehr zerstörerisch wirken. Es stellt sich die Frage: Wie werden die Willen bzw. das menschliche Wesen von der einen Generation zur nächsten, d.h. von den Eltern an die Kinder weitergegeben? Die Antwort hierauf kann ebenfalls von der Natur erwartet werden. Die Übertragung der Willen, des Geistes und Wesens des Menschen von den Eltern auf die Kinder erfolgt durch die **Vererbung**. **Was ist nun Vererbung?**

Prägung des menschlichen Wesens - Die Miniaturausgabe und die vielen Abbilder bis hin zur Vererbung

„Qi formt den menschlichen Körper genauso, wie Wasser zu Eis wird. So wie Wasser friert, um zu Eis zu werden, so ballt sich auch das Qi zusammen, um den menschlichen Körper zu formen. Wenn das Eis schmilzt, wird es zu Wasser. Wenn ein Mensch stirbt, wird er oder sie wieder zu Geist."

Qi Wang Chon

Prägung und die Miniaturausgabe des menschlichen Wesens

bedeutet, einem Wesen eine feste bzw. dauerhafte Gestalt oder Form zu geben. Die Menschen werden als Menschen geboren. Dies verdanken sie der Vererbung als dem Vorgang, durch den die Eltern ihr Wesen und ihre Merkmale auf ihre Kinder übertragen können. Um die Erbanlagen übertragen zu können, müssen die menschlichen Merkmale und Eigenschaften in sehr verkleinerter Form (Miniform) auf die Materie geprägt werden. Das tat die Natur, indem sie das Menschenwesen in sehr verkleinerter Ausgabe im **Samen des Mannes** sowie in der **Eizelle der Frau** aufbewahrte. Aus dem kleinen Menschen-Ei entwickelt sich dann ein großer, kräftiger Mensch. In dem großen, kräftigen Menschen befinden sich wiederum Samen bzw. Eizellen, in denen sich der Mensch als kleines Wesen, als Miniaturabbild des Großen, verbirgt. Von der Eizelle zum Menschen und vom Menschen zur Eizelle wird der Kreislauf geschlossen. Das erinnert an den weisen Spruch „In dem Kleinen ist das Große und in dem Großen ist das Kleine."

In der Eizelle sind die Erbanlagen wie eine Schrift auf der Materie festgehalten. Da die Eizelle eine runde Form hat, kann man sich eine zusammengerollte Schriftrolle vorstellen, auf deren Oberseite die Erbanlagen eingeprägt sind, die somit in der runden Form des Eis verborgen liegen. Erwachsene Menschen handeln und verhalten sich oft unbewußt entsprechend der Schrift ihrer Erbanlagen. Dieses Verhalten wird als instinktmäßig bezeichnet. Die Menschen besitzen, wie alle anderen Lebewesen, die Fähigkeit, Materie in Immaterie und umgekehrt, das Immaterielle in Materie umzuwandeln. So werden die Merkmale des menschlichen Wesens und ebenso ihr Geist von den Eltern auf die Kinder übertragen.

Aus diesen Erkenntnissen schließen die alten Weisen darauf, daß jedes Körperteil, gleichgültig wie klein es sein mag, den gesamten großen Menschen in sich birgt. Um es in moderner Sprache auszudrücken: In jeder Zelle des Körpers (kleinster Teil) ist der ganze Mensch als Miniaturabbild vorhanden. Der Mensch als Ganzes ist im Kleinstformat in seinen eigenen Körperteilen aufbewahrt.[3] Aus diesen Erkenntnissen entwickelten die alten Weisen ihre Behandlungsform durch Nadelstiche (Akupunktur).

Sie fanden heraus, daß z.B. am Ohr, an der Handfläche, am Gesicht oder an der Fußsohle die Abbildung innerer Organe als auch anderer Körperteile zu finden ist.

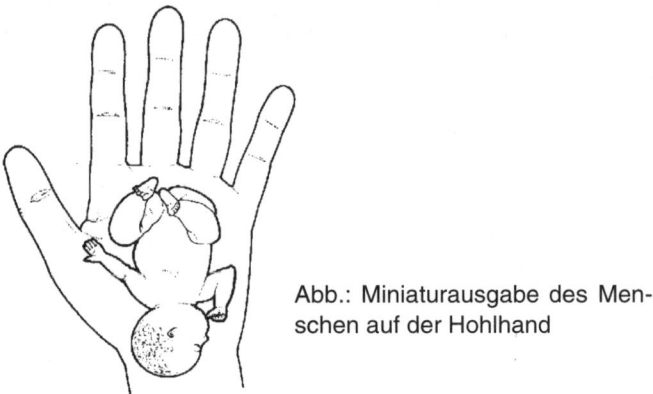

Abb.: Miniaturausgabe des Menschen auf der Hohlhand

Die Organe und Körperteile als Miniaturausgabe stellten nur einen winzig kleinen Punkt dar, daher die Behandlung mittels sehr scharfer, dünner Nadeln. Die Weisen fanden ebenfalls heraus, daß zwischen dem jeweiligen Punkt und dem zugehörigen Körperorgan oder Körperteil eine Wechselbeziehung besteht, d.h. wenn der eine oder andere Punkt druckempfindlich ist, weist dies auf eine Funktionsstörung in dem betreffenden Organ hin.

Nach den alten, chinesischen Tafeln gibt es allein am Ohr mehr als achtzig dieser Punkte. Einige dieser Punkte stellen die Gallenblase, Harnblase, die Leber, Lunge, die Nieren sowie die einzelnen Gelenke dar. Diese Punkte dienen zur Erkennung einer Funktionsstörung als auch zu deren Behandlung.

---

[3] Das Klonen bestätigt die alten Erkenntnisse der alten Weisen

Fortpflanzung und Vererbung als Körperaufgaben

Fortpflanzung	heißt Erzeugen von Nachkommen
Erbanlagen	sind vererbbare Merkmale und Eigenschaften, die von den Eltern an die Kinder weitergegeben werden
Vererbung	heißt Weitergabe der geprägten und vorbestimmten Merkmalen und Eigenschaften von Lebewesen von den Vorfahren an die Nachkommen

Einleitung: Die Fortpflanzung bei Lebewesen ist verbunden mit einem Akt der Paarung, d.h. es kann zu einer „Zeugung" führen, wenn sich zwei geschlechtsreife Individuen verschiedenen Geschlechts miteinander paaren. Die Paarung wird von einem Gefühl der Lust und Freude gesteuert. Freude und Lust erzeugen Liebe und Zuwendung (Akzeptanz) nach der Regel „Geben und Nehmen". Der Mann gibt - die Frau nimmt. Beim Zeugungsakt stellt das weibliche Individuum das **Ei** zur Verfügen, das männliche den **Samen**. Wenn Ei und Samen miteinander zu einer Einheit verschmolzen sind, wird das **Ei** sozusagen **„aktiviert"** und kann sich von nun an zu einer **Frucht** entwickeln. Die Frucht wächst heran.
Die Entwicklung eines befruchteten Eis hängt von vielen weiteren Faktoren ab. Nahrung und Schutz werden ihm im Mutterleib geboten. Die Energie zur Entwicklung des befruchteten Eis wird zum einen Teil vom Vater, zum anderen Teil von der Mutter gegeben. Beide Energien verbinden sich miteinander. Aus der schleimähnlichen Masse, dem Embryo, entwickelt sich eine größere Masse. Zunächst entstehen die Hohl- und Speicherorgane. Erst später entwickeln sich aus der Schleimmasse Kopf, Arme, Beine und Knochen. Die Bereitschaft zur Fortpflanzung ist an die Jahreszeiten gebunden, wie es heute noch bei vielen Tieren festzustellen ist. Im Gegensatz dazu haben sich die Menschen längst von diesem Kreislauf gelöst. Bei der Paarung verhält

sich der Mann mehr aktiv, die Frau mehr passiv! Ängste, Ärger, Sorgen und Kummer eines der Geschlechtspartner können **als Emotionen** den Paarungsakt hemmen. Bei Männern kann dieses bis zur **Impotenz hinführen**. Im Gegensatz dazu kann die Paarung durch **Düfte, angenehme Klänge, durch Farben und** ansprechendes **Aussehen** angeregt werden. Der Fortpflanzungsakt ist eine Übertragung und Weitergabe der geprägten eigenen Merkmale an die Nachkommen, d.h. er ist ein Vererbungsakt.

Vererbung ist die Weitergabe der eigenen Merkmale an die Nachkommen! Menschen zeugen Menschen, Pferde zeugen Pferde - jedes Lebewesen erzeugt sein Ebenbild. Es ist nach wie vor eines der größten Geheimnisse der Natur, wie sich die Erbanlagen mit allen ihren spezifischen Merkmalen von einem Lebewesen zur nachfolgenden Generation übertragen lasscn. Bei vielen Lebewesen steht am Anfang ihrer Entwicklung ein Ei. Kein Ei bringt andere Lebewesen hervor als die in ihm **verborgenen**. Viele Eier verschiedener Lebewesen ähneln sich zwar äußerlich, unterscheiden sich jedoch gänzlich durch ihren Inhalt. In jedwedem Ei sind nicht nur die **Erbanlagen verborgen**, sondern auch die **Energien**, welche sowohl die Fortpflanzung und Vermehrung als auch die Entwicklung zum Ebenbild der Vorfahren ermöglichen.
Die im Ei **verborgenen Erbanlagen** inspirierten die alten Weisen zu der vorerwähnten Idee des **Miniaturabbildes** der Lebewesen. Nicht jedes Ei wird befruchtet, so daß aus ihm ein neues Lebewesen heranwachsen kann. Die Befruchtung einer weiblichen Eizelle hängt nach Anschauung der alten Weisen von vielen Faktoren wie z.B. **den Mondperioden** ab. Sie waren daher in der Lage die fruchtbaren Tage einer Frau zu berechnen und erlangten dadurch ganz allgemein die Möglichkeit, ganz konkret den Zeitpunkt der Paarung in Abhängigkeit von der Mondperiode zu bestimmen je nachdem, ob ein Junge oder ein Mädchen erwünscht war. **Fällt eine Paarung z.B. in die zunehmende Mondphase,** wird wahrscheinlich ein Junge geboren, **bei ab-**

nehmendem Mond könnte eher ein Mädchen geboren werden.

Zu den weiteren Aufgaben des menschlichen Körpers gehört das
Abwehren und Angreifen
Abwehr: bedeutet Verteidigungskampf
Angriff: heißt mit der Hand fassen, um etwas festzuhalten, sich zu wehren, um vorbeugend sich zur Wehr zu setzen oder jemanden niederzuwerfen
Einleitung: Abwehren und Angreifen sind Körperfunktionen als Folgen des Bedürfnisses, das eigene Leben zu erhalten. Dabei sind die Lebewesen, um überleben zu können, darauf angewiesen, sich voneinander zu ernähren. Jedes Lebewesen erfüllt demnach im Verlaufe seines Lebens ggf. zwei Rollen: einerseits die Rolle des Angreifers, Ausbeuters, des Tötenden, um zu überleben, wie auch andererseits die Rolle des Angegriffenen, des Opfers oder des Abwehrenden, um gleichfalls überleben zu können. Der **Ursprung** beider Funktionen ist dabei der **Wille zur Selbsterhaltung**, wobei der Wille zur Selbsterhaltung von der übergeordneten Notwendigkeit überlagert wird, das Gleichgewicht unter allen Lebewesen zu wahren. Hierdurch wird die einseitige und ausufernde Vermehrung eines Lebewesens auf Kosten aller anderen eingeschränkt und verhindert.
Zur **Steuerung** der Funktionen des Abwehrens und Angreifens dienen die **Gefühle** und **Emotionen**. So steuert beispielsweise der **Ärger** oder die **Wut** das Angreifen wie auch das Abwehren. Ihr Gegenspieler ist die **Ausgeglichenheit,** welche die Wut bremst. Zum Vollzug des Angriffs als auch der Abwehr stehen innere und äußere Organe zur Verfügung. Von den inneren Organen sind hier die **fünf Hohlorgane** zu nennen, von den **äußeren** der **Bewegungsapparat** mit seinen **Gelenken** und **Muskeln**, wie z.B. den **Armen und Händen, den Beinen und Fingernägeln.** Der menschliche Körper kann von zweierlei Energien angegriffen werden, von den äußeren Energien, worunter natürliche Energien wie Wind, Wärme, Kälte, Feuchtigkeit und Trokkenheit fallen, und von den inneren Energien, also den eigenen Emo-

tionen, wenn diese entgleisen und in ein gestörtes Gleichgewicht geraten. **Angreifen** kann als passiver oder aktiver Prozeß vollzogen werden. Durch passives Angreifen wie Anlocken und Täuschen, beispielsweise durch das äußere Erscheinungsbild (Farbe), Gerüche oder Geschmack, und durch aktives Angreifen wie Beißen mit den Zähnen, Festhalten mit den Händen, Nägeln oder Krallen, den Armen, durch Treten mit den Beinen, o. ä. Beim **Abwehren** unterscheidet man entsprechend. Die passive Abwehr heißt sich wehren, ohne sich zu bewegen, wie sich z.B. die dornigen Pflanzen durch ihre Dornen vor Feinden schützen. Manche Tiere wehren sich in dieser Weise durch ihre Stacheln - andere wirken abschreckend durch ihre spezifische Farbe, ihren Geruch oder Geschmack, manche durch ihr erschreckendes Aussehen.

Eine weitere Möglichkeit der Abwehr besteht bei manchen sich bewegenden Lebewesen darin, sich „totzustellen" (Ohnmacht) oder sich in harte Schalengehäuse zurückzuziehen, wie dies Muscheln, Schnecken oder Schildkröten tun. Die aktiv bewegende Abwehr wie z.B. das Beißen mit den Zähnen, Kratzen mit den Nägeln, Stoßen mit den Händen und Armen oder auch das Fluchtergreifen. Die Organe für das Angreifen und Abwehren sind bei den Menschen ein und dieselben. Diese Organe reagieren auf die Einwirkung der ruhenden Energie mit Versteifung (Erstarren/Fixation) und auf die Einwirkung der bewegenden Energien mit Erschlaffung. Die Einwirkung und Stärke der ruhenden Energie resultieren aus dem Stau der bewegenden Emotionen, die auf Hindernisse gestoßen sind und nicht weiterfließen können. Ein typisches Beispiel dafür ist die Steifheit in den kleinen Gelenken der Finger (als Polyarthritis bekannt) oder die Steifheit der Schultergelenke infolge über viele Jahre gestauten Ärgers. Freude, Schreck oder Angst können beim Menschen z.B. einen Ohnmachtsanfall auslösen. Die Redensart „Meine Beine können mich aus Angst (oder Freude) nicht mehr tragen!", verdeutlicht, daß Schreck oder Freude den Energiefluß im Menschen zum Stillstand bringen können. So sind viele Erkrankungen der Muskeln, ob nun Schwäche oder

Steifheit, nicht organisch bedingt, sondern sie treten auf als Folge gestauter Emotionen. Eine besondere Stellung nimmt hierbei die Rückenmuskulatur ein.

Zusammenhang zwischen Emotionalität und Abwehr bzw. Angriff als Körperfunktionen

Ein Beispiel hierfür ist die Funktion der Rückenmuskeln bei Abwehr und Angriff. Der Rücken mit seinen Muskeln und Wirbelkörpern befindet sich in der Mitte des Körpers. Durch seine Verbindung mit allen weiteren Muskeln und Gelenken des Körpers, ermöglicht er dem Menschen seinen aufrechten Gang. Beim Bewegungsablauf sammelt sich die Energie in den Gelenken, um in die Muskeln zu fließen. Bewegung erfordert in den Muskeln ein Zusammenspiel zwischen Zusammenziehen (Kontraktion) und Entspannen, wobei sich beim Zusammenziehen Energie im Muskel staut, die sich dann bei der Lockerung des Muskels wieder entspannt. Beim Angriff konzentriert sich die Energie in den Muskeln, um dem Angegriffenen einen Stoß zu versetzen, oder um ihn zu überwältigen. Die Energie ist in der Zeit der Anspannung vom Körperinneren nach außen gerichtet - die Abwehr vollzieht sich ebenfalls durch Konzentration der Energie in den Muskeln, um diese nach außen zu leiten und dadurch den Angreifer abzuwehren (vom Leib fernzuhalten). Beim Angreifen wie auch während des Abwehrens sammelt sich ein Großteil der Energie im Bereich des Beckens und der Hüftgelenke an. Beim Versuch, etwas Schweres zu tragen, muß konzentrierte Energie auf die Last übertragen werden. Wenn die Energie sich nicht genug konzentrieren kann oder zu schnell aus den Muskeln nach außen drängt, erlahmen die Rückenmuskeln und sie schmerzen. Dies ist der Fall, wenn Menschen mehr heben wollen als sie tragen können. Demnach können Rückenschmerzen auch als Ausdruck der Überschätzung der eigenen Kraft gedeutet werden. Schmerzen im Rücken können jedoch auch Folgen von lang anhaltendem, gestautem Ärger, von Wut, Sorgen, Kummer und Angst sein. Hierbei lokalisieren die Schmerzen sich je nach Art der gestauten Emotion im oberen, mittleren oder unteren Rückenbereich, d.h. ob beim Angreifen oder Abwehren, die Menschen müssen ihre Muskeln im Nacken- und Schulterbereich sowie im Bereich der Lenden und Hüften anspannen. Besonders lang anhaltender Kummer kann zu einer Erlahmung der Rückenmuskeln führen. Als Folge findet man beim Betroffenen mitunter eine gebückte Körperhaltung, so als ob der Mensch seinen emotionalen Zustand unter Zuhilfenahme seines Körpers zum Ausdruck bringen möchte: „Ich kann mich nicht mehr aufrecht stehen". Lang anhaltende Angstzustände hingegen, welche sich in einer abwehrender Haltung äußern, führen zur Fixation der Spannung bzw. zum Zusammenziehen von Muskeln. Die Muskeln der Betroffenen sind somit ständig verspannt, vor allem im Schulter-, Nacken- und oberen Brustbereich. Die Behandlung von Rückenschmerzen mit Schmerzmitteln versagt oft aus leicht einsehbaren Gründen, weil eben das Wechselspiel zwischen seelischem und körperlichem Zustand eines Menschen nicht berücksichtigt wird. Dadurch gewinnt die Rückenmuskulatur zusätzlich an Bedeutung. Denn von den Rückenpunkten aus können viele Funktionsstörungen behandelt werden. Eine weitere Funktion des Körpers ist die Fortpflanzung, wobei die Vererbung in dieses Thema miteinbezogen werden muß.

Regeneration als weitere Aufgabe des Körpers, sich zu erhalten

Definition: Die Regeneration erfüllt eine die Vererbung ergänzende Aufgabe. Regeneration bedeutet entweder die Wiederherstellung des alten Zustandes durch teilweisen Ersatz oder gänzliches Ersetzen von Verlorengegangenem. Regeneration kann entweder als ein **aktiver** oder als **passiver** Prozeß verlaufen. Der **passive** Prozeß spielt sich bei der Regeneration von Materie wie etwa bei der Selbstreinigung von Wasser ab. Einen aktiven Prozeß findet man bei den Lebewesen, vor allem bei den Menschen. **Regeneration der Materie**: Materie kann sich nicht bewegen. Ihre Regeneration erfolgt durch ihre Wandlung im

Verlauf eines Prozesses, der Jahrtausende andauern kann. **Wasser** als Materie nimmt hierbei eine Ausnahmestellung ein. Nur fließendes Wasser kann sich schnell regenerieren. **Regeneration bei den Lebewesen** ist ein **aktiver** Prozeß. Dieser dient der Selbsterhaltung. Bei den Lebewesen sind zwei Wege der Regeneration zu beobachten, ein **direkter** und eine **indirekter** Weg. Auf **direktem Wege** wird in den Körpern der Lebewesen verlorenes Gewebe auf dem Weg der Regeneration durch neues ersetzt. Alles Gewebe z.B. der menschlichen Körper, ob als Muskeln oder Knochen unterliegt einer Wandlung, hervorgerufen durch Verschleiß (Verbrauch) oder durch Verletzungen. Verlust kann durch die Nachlieferung von neuem Gewebe ersetzt werden, was eine beschränkte Fähigkeit der menschlichen Körper darstellt. Der Regenerationsprozeß, durch den zerfallenes Gewebe ersetzt wird, weist auf das planende und umsichtige Walten der Natur hin. Geschwüre oder Wunden werden wieder **verschlossen** und **geheilt**, ohne ein übermäßiges oder unkontrolliertes Wuchern der Gewebe zu verursachen. Diese Regenerationsfähigkeit wird als **„Selbstheilungsfähigkeit"** der Lebewesen bezeichnet.

> „Sag nicht, daß die Toten tot sind. Etwas von ihnen lebt weiter in ihren Nachkommen."
>
> *Tschi Tsi*

Bei der **indirekten Regeneration** der Lebewesen handelt es sich um den **Ersatz des ganzen Körpers durch die nachkommenden Neugeborenen.** Es ist ein Ersatz für das Lebewesen, also beispielsweise den Menschen, als Ganzes! Die Selbstverwirklichung des Menschen hat ihren Ursprung in einer **immateriellen Idee** und dem **eigenen individuellen Willen**. Bei der Umsetzung dieser Idee entstand die menschliche Gestalt in einem materiellen Körper. Die Materie des Körpers kann jedoch nicht auf Dauer unverändert bleiben, denn auch sie unterliegt dem Naturgesetz der Wandlung in Form von Verschleiß und Zerfall. Verschleiß und Zerfall stellen somit eine Bedrohung für die Selbsterhaltung dar, da sie zu einer Unterbrechung in der Kontinuität führen. Um einen definitiven Abbruch in der Kontinuität zu umgehen, ersann der Wille zur Selbsterhaltung einen Weg, die Eigenart der vielfältigen Lebewesen trotz alledem auf Dauer zu erhalten. Dieser Weg bestand in der Vererbung der spezifischen Merkmale und Eigenschaften von Lebewesen an die Nachkommenden. Die Eigenart der Lebewesen samt all ihrer Merkmale ist in der Materie festgeschrieben und zwar in jeder weiblichen Eizelle und in jedem männlichen Samen, die ständig im Körper gebildet, dort gespeichert und aufbewahrt werden. Bei der Befruchtung entfaltet sich das neue Leben aus dem alten heraus und aus alt wird neu. Die Körpermaterie der Vorfahren kann nach der Zeugung unbesorgt dem Zerfall (dem Tod) preisgegeben werden. Gemäß dieser Anschauung bekommt der Tod so einen neuen Sinn. Es ist kein Tod im gewöhnlichen Sinne, sondern ein Generationswechsel, bei welchem der Neugeborene eine Regeneration und Erneuerung der spezifischen Eigenart seiner Vorfahren darstellt.

Die Anpassungsfähigkeit, eine Körperaufgabe als Überlebenskunst

Definition: Anpassungsfähigkeit beinhaltet die Fähigkeit, sich mit etwas abzustimmen oder in Einklang zu bringen
Einleitung: Ob Materie oder Lebewesen - alles in dieser Welt muß sich an die ihm vorgegebenen Umstände seiner Umgebung anpassen! So müssen sich die Lebewesen an die Bedingungen des sie umgebenden Lebensraumes anpassen. Pflanzen müssen sich an die natürlichen Gegebenheiten ihrer Umwelt wie Boden, Erde und Klima anpassen, um überleben zu können. Die Tiere passen z. B ihren Verdauungsapparat an die ihnen in ihrer jeweiligen Umgebung dargebotenen Nahrungsstoffe an. Die Gestaltung der Körper der Lebewesen und ihrer Organe hängt größtenteils von den sie umgebenden Lebensumständen ab. Fleischfressende Tiere z.B. müssen schnell beweglich sein, um

andere Tiere jagen zu können. Ihre Opfer versuchen schneller zu sein. Dem schwachen Jäger droht der Hunger-, dem schwachen Gejagten der Raubtod. **Sich anpassen heißt sich zu etwas zu zwingen. Es ist der Zwang der Umstände gegen das innere Widerstreben, sich zu verändern!** Sich anpassen heißt, durch Veränderung etwas aufzugeben, um etwas anderes zu gewinnen. Dies erfordert eine **Wandlung**. Jegliche Anpassung setzt daher die Menschen unter Zwang. Die Fähigkeit sich zu wandeln haben die Menschen zum Teil **ererbt**, zum Teil **erworben**! Zur **ererbten Anpassungsfähigkeit** gehört z.B. die Variabilität des menschlichen Körpers, die Abstimmung der Körperorgane auf die jeweiligen Verhältnisse sowie die ererbte **Abwehrfähigkeit** gegen viele Erkrankungen.

Das Leben in großen Gemeinschaften von Menschen, wie es heute weit verbreitet ist, zwingt die Menschen, sich nicht nur körperlich, sondern auch **geistig anzupassen**! Die soziale Anpassung (Integration) kann zur Aufgabe natürlicher Verhaltensweisen führen. Kinder beispielsweise, die natürlicherweise einen starken Bewegungsdrang haben, müssen in der Schule stillsitzen. Ob in der Familie, in der Schule oder im Berufsleben, überall sind die Menschen gezwungen, sich ihrem Umfeld anzupassen. Auch die sich ständig verändernden Lebensumstände wie das „bakterielle Milieu", die tägliche Nahrung oder die Wohnverhältnisse zwingen die Menschen zu unaufhörlicher Anpassung. Die zuletzt aufgezählten Fähigkeiten zur Anpassung an eine sich wandelnde Umwelt wurden von den Menschen im Laufe ihres Lebens entwickelt und erworben. Hierzu zählt auch die Abwehrfähigkeit gegen neu auftretende Krankheiten.

Folgen der Anpassung: Erzwungene Anpassung von Kindern in der Familie oder in der Schule kann zu **Trotzreaktionen** führen. Trotz ist bedingt durch Unzufriedenheit. **Unzufriedenheit und Trotz** können schließlich zu Schüchternheit und Ängsten führen. Anfälligkeit gegenüber Infekten, Erkrankungen des Halses, der Nase, der Haut, der Lungen bis hin zu Asthma und Ekzemen können die Folge sein. Bei

Erwachsenen kann das Phänomen der Anpassung **Ärger, Frust, Ängste und Sorgen** auslösen, es kann zu einer Entgleisung der Gefühle kommen. Wenn die Entgleisung der Gefühle über einen längeren Zeitraum andauert, kann dies zur Materialisierung der genannten Gefühle in den Organen führen. Sie manifestieren sich in Form von Verspannungen, Steifheit und Schmerzen, (vor allem in den großen und kleinen Gelenken (Polyarthritis) oder es kommt zur Anfälligkeit gegen Erkrankungen wie Bronchitis, Migräne, Gallensteinen, Gallenkoliken, Nacken-/Rückenschmerzen, Durchfällen.

Wenn die Anpassungsfähigkeit versagt: Jede Funktion im Körper hat eine obere und eine untere Grenze, die nicht ohne Folgen über- oder unterschritten werden dürfen. Wenn z.B. jemand Hunger hat, sein Magen leer ist und „knurrt", leidet dieser Mensch. Bekommt er aber anschließend sehr viel zu essen bis hin zur Übersättigung (er also mehr ißt als notwendig wäre), leidet er an Völlegefühl oder Druckgefühlen über dem Magen bis hin zum Erbrechen, d.h. weder eine Leere im Magen noch eine Überfülle kann ein harmonisches Gefühl im Menschen auslösen. Auch die Anpassungsfähigkeit hat ihre obere und untere Grenze. Werden diese Grenzen durch zu große Belastung überschritten, kann dies **„Alarm"** auslösen. Auf diesen Alarmzustand des Körpers weisen viele Erkrankungen hin, wie z.B. die **Allergien.** Allergien können auftreten, wenn Menschen teilweise oder gänzlich ihre Umgebung wechseln müssen, z.B. aus dem Schoß der Familie in die Schule. Dieses Phänomen ähnelt der Umpflanzung einer Pflanze. Auch manche Pflanzen können sich ihrer neuen Umgebung nicht anpassen, wenn sie umgepflanzt wurden und ihre Umgebung sich folglich verändert hat. Sie sterben ab. Bei den Menschen kann eine Veränderung ihres Umfeldes, auch hinsichtlich ihrer Ernährung, zu Allergien, Asthma, Hautausschlägen, zu Migräne, Nackenmyalgie und bis hin zu Depression und Selbstmord führen.

Die Anpassungsfähigkeit ist demnach eine Fähigkeit des dem Körper innewohnenden Geistes. Sie ist die Fähigkeit, sich zu ver-

ändern, um mit den allgemeinen Lebensverhältnissen der Umwelt im Einklang zu sein. Dies ist mit Verlusten als auch mit Gewinnen verbunden. Ihre Anpassungsfähigkeit resultiert aus dem **Selbsterhaltungswillen. Sie wird gesteuert durch die umsichtig planende Vernunft.** Ist die Anpassungsfähigkeit zu stark entwickelt, verlieren die Menschen viel von ihrer Identität. **Sie werden lenkbar und manipulierbar.** Ist sie zu **schwach** entwickelt können die Menschen als Folge **krank** werden. Die Anpassungsfähigkeit setzt die **Wandlungsfähigkeit** voraus.

Kapitel II - 5. Teil - Die Wandlung

> „Es gibt eine Ur-Wandlung, einen Ur-Anfang, ein Ur-Entstehen, eine Ur-Schöpfung."
>
> *Lia Tsi*

In dem folgenden Abschnitt wird eine der haupttragenden Säulen der Lehren der T.C.M. vorgestellt. Durch die Naturgesetze der Wandlung, der Ähnlichkeit und Verschiedenheit lassen sich alle Geschehnisse in der Natur erklären.

Definition: Wandlung bedeutet Wechsel oder Änderung
Einleitung: Wandlung ist ein Naturgesetz. Sie kommt überall in der Natur vor. Ob Materie, Pflanzen oder Lebewesen - sie alle unterliegen dem Wandlungsprozeß. Nach Ansicht des alten Meisters Lia Tsi, gäbe es keinen Ur-Anfang oder Ur-Entstehen ohne Wandlung. Die Urwandlung stand am Anfang, dadurch gab es einen Anfang, der Anfang war die Urschöpfung. Hätte es keine Wandlung gegeben, wäre die Welt nie entstanden. Die Schöpfung ist an der Urwandlung und dem Urentstehen zu erkennen.
Die Urwandlung ließ das Universum und die Welten entstehen. Der Beweis für die Richtigkeit dieser Annahme liegt in der Existenz der bereits vorhandenen Welten des großen und des kleinen Universums mit allem, was sie beinhalten! Das Phänomen der Wandlung stellt bei den heute existierenden Lebewesen nichts anderes dar als eine Wiederholung des Ur-Vorganges. Laut Definition beinhaltet Wandlung Wechsel oder Veränderung. In der Natur herrscht stetiger Wechsel zwischen Tag und Nacht, zwischen den Jahreszeiten und, bedingt hierdurch, zwischen den Wetterverhältnissen je nach Jahreszeit. Es gibt die Wandlung der Immaterie zu Materie usw.
Die Wandlung der Materie kann am anschaulichsten anhand der Wandlungsfähigkeit von Wasser in drei verschiedene Zustände (gas-

förmig - flüssig - fest) dargestellt werden. Dies ist Symbol für die Wandlung aller anderen Arten von Materie in der Natur. Die Verwandlungen der Materie setzen das Wirken und das Einwirken von natürlichen Energien voraus, wie vor allem von **Wärme, und Kälte** sowie von ihren nachgeordneten Energien **Wind, Feuchtigkeit** und **Trockenheit.** Es ist zu beobachten, daß die Wandlung auf zwei verschiedenen Wegen geschieht, und zwar durch die **Verbindung** zweier einzelner, verschiedener Elemente, wie etwa Salz und Wasser. Beide verbinden sich zu einem einzigen Element. Dies ist Symbol der Rückkehr zur Einheit, ähnlich der Einheit des großen Universums. Und durch die Spaltung (Trennung) eines einzelnen Elementes in zwei einzelne, verschiedene Elemente, wie z.B. aus der Einheit der „Eins" zwei gegensätzliche Elemente entstehen (ähnlich der Ur-Spaltung des großen Universums). Dies ist ein Symbol der Vorwärtsbewegung in Richtung Zersplitterung und Vermehrung der Gegensätze (Verschiedenheiten). Beide Vorgänge sind bei den Lebewesen, vor allem bei den Menschen, wiederzufinden!

Die Wandlung bei den Lebewesen stellt, wie bereits ausgeführt, eine Verbindung zwischen dem immateriellen Geist und dem materiellen Körper dar. Ihre Wandlung kann daher ein **aktiver** oder **passiver** Vorgang sein. Die **aktive Wandlung** ist durch Bewegung und Arbeit der Körperfunktionen gekennzeichnet. Sie ist auf der geistigen als auch der körperlichen Ebene wahrnehmbar! Auf der **geistigen** Ebene verändern die Menschen ständig ihren Gemütszustand. Sie sind im Laufe eines Tages mal hastig, mal heiter, mal ängstlich oder verärgert. Ihre Gemütslage paßt sich, je nachdem was sie hören, riechen, fühlen, schmecken oder sehen, den jeweiligen Gegebenheiten ihrer Umgebung an! Auf der **körperlichen** Ebene verändern die Menschen selbst im Schlaf immer wieder ihre Körperlage. Zur **aktiven** Wandlung seien zwei wichtige Beispiele erwähnt: beide betreffen Wandlungen der weiblichen Eizelle. Diese tritt in dem Augenblick der Befruchtung aus einem Zustand passiver Ruhe in eine aktive Phase rascher Vermehrung ein. Zudem ändert sie ihre Form von der runden Eiform vor der Befruchtung zur reifen gestreckten Menschengestalt nach ihrer Befruchtung. Der Tod stellt die **passive Form der Wandlung** von Lebewesen dar. Nunmehr zerfällt der menschliche Körper, welches durch die Einflüsse und die Einwirkung der natürlichen Energien erfolgt.

Sinn der Wandlung: Die Wandlung ermöglicht die Fähigkeit, sich anzupassen. Sie stellt einen Weg zur **Regeneration** und **Erneuerung** dar. Diese Wandlung, mal durch Bindung, mal durch Spaltung, erzeugt einen **ewigen Kreislauf**. Der Gegensatz zur **Wandlung ist Beständigkeit.** Wandlung erfolgt durch den Einfluß und die Einwirkung der natürlichen Energien. Wind und Sturm versetzt das Wasser und die Bodenerde in Bewegung, **Feuchtigkeit** durchnäßt die Bodenerde, **Trockenheit** läßt die **Bodenerde** austrocknen - die Erde zeigt **Risse** und tiefe Furchen. Ähnliche Wirkungen erzeugen die Naturenergien bei den Menschen. **Wärme wandelt** die **Gemüter** der Menschen und füllt sie mit bewegenden **Emotionen**. Ärger und Zorn werden zu Wut, **Lust zu Freude. Sorgen** lösen **Nachdenklichkeit** aus. Die Betroffenen werden unruhig und bewegen sich ruhelos hin und her. **Kälte** läßt die Gemüter erstarren und wandelt die Bewegung in Ruhe und Stillstand um. Jetzt staut sich der Ärger im Körper und macht die Menschen unzufrieden. Betroffene Menschen murmeln gelegentlich vor sich hin oder sie reden zu sich selbst. **Sorgen** machen die **Muskeln und Glieder schwer.** Daher fühlen sich betroffene Menschen auch sehr **träge.** Die **Ängste** lassen die Betroffenen **erstarren** oder **erlahmen**. Sie werden **lustlos** und **antriebsarm**! Kälte läßt das Denken erstarren. Die Menschen **grübeln** zu viel und es quälen sie immer die gleichen Gedanken. Wärme hingegen läßt die Gedanken und Ideen bei den Menschen fließen. Wenn dieser Einfluß jedoch zu stark wird, leiden die Menschen an **Zerstreutheit**. **Wärme** läßt die Körperfunktionen schneller ablaufen. Die Menschen atmen schneller, bewegen sich lebhafter, beginnen zu schwitzen. **Kälte** dagegen wirkt bremsend auf

die Körperfunktionen. Die Menschen bewegen sich ungern, sie ermüden leicht, atmen langsam. **Feuchtigkeit** läßt die Körper **aufquellen**. Die Menschen spüren ein Schweregefühl in den Muskeln und Knochen. Ihre Bewegungen werden **träge**. **Winde** dringen in die Körper ein und verursachen Veränderungen. Wenn sie warm sind, verursachen sie ziehende Schmerzen über den ganzen Körper hin. Sind die **Winde kalt**, wandeln sie sich in Luft um.
Sie stauen sich im Bauch und verursachen Völlegefühl sowie Krämpfe in der Brust und im Bauchbereich. **Trockenheit** läßt die Körperorgane austrocknen. Die Haut und Schleimhäute werden trocken und rissig. Die Haare und Nägel werden zudem brüchig. Die Wandlungsprozesse unterliegen dem Naturgesetz des **Gebens und Nehmens**. Ob Wärme- oder Kälte-Energie, sie bewirken ständigen Wechsel zwischen annehmen und abweisen. **Wandlung ist ein Prozeß des Wechsels von Bewegung und Ruhe**. Jeder Wechsel setzt eine Bewegung voraus! Aus dem Gesagten ist zu schließen, daß die **Wandlung** ein Naturgesetz mit seiner eigenen **Gesetzmäßigkeit** ist. Sie gilt im großen wie im kleinen Universum.
Ob Materie, Pflanzen oder Lebewesen (wie z.B. die Menschen), sie alle unterliegen der Gesetzmäßigkeit der Wandlung. Der **Wetterwechsel** z.B. ist von **Wärme** und **Kälte** abhängig. **Wind** und **Sturm** werden durch das Wechselspiel von **Wärme** und **Kälte** erzeugt. So verwandelt sich ruhende Luft durch Wärmeeinwirkung in heftigen Wind oder in wütenden Sturm. Kälte, Wind und Wasser erzeugen Feuchtigkeit. Wärme und Wind erzeugen Trockenheit. Unter dem Einfluß von Wind, Feuchtigkeit oder Trockenheit **wandelt** sich das Wetter.
Auf diesem Wege entstehen die fünf verschiedenen Jahreszeiten[4]. Diese sind der **Frühling,** der durch den **Wind** entsteht, der **Sommer,** der durch die **Wärme** entsteht, der **Spätsommer**, der durch die Feuchtigkeit erzeugt wird, der **Herbst,** der die Trockenheit bringt, der

---

[4] in China wird das Jahr in fünf Jahreszeiten eingeteilt

Winter, der durch die Kälte hervorgerufen wird. Durch Wandlung (Wetterwechsel) entstehen in der Natur die fünf Jahreszeiten. Ähnlich wie mit der Wandlung des Wetters verhält es sich bei den Menschen. Die Entwicklung zu geistiger Reife wie auch das körperliche Wachstum haben ständige Wandlung zur Voraussetzung. Im Verlauf ihrer Lebenszeit wechselt bei den Menschen - ähnlich wie bei den Jahreszeiten - fünfmal ihre allgemeine Befindlichkeit. Die durch Wandlung bedingten fünf Lebensabschnitte bei den Menschen werden in dem Kapitel „**Die Lebensperioden**" beschrieben.

Schlußfolgerung: Die Wandlung ist der Versuch des Organismus „Mensch", sich anzupassen. Der Mensch ändert seine Haltung entsprechend seiner Umgebung. Gesundheit und Krankheiten sind Ausdruck von Wandlungen bei den Menschen. Eine Wandlung kann Folge gehemmter wie auch umgekehrt übersteigerter Funktionen sein. Hemmung einer Funktion führt zum Stau von Emotionen.

Gestaute Emotionen und das Naturgesetz der Wandlung

Ruhende Gemüter wandeln sich in bewegende Emotionen und umgekehrt - weder die Ruhe noch die Bewegung darf unverändert bleiben. Gemüter und Emotionen müssen sich ständig wandeln, d.h. in ständigem Wechsel zwischen Ruhe und Bewegung bleiben. Ruhen die Gemüter lange, werden die Körperfunktionen träge. Bewegen sich die Emotionen heftig, werden die Körperfunktionen überlastet. Ein Stau der Emotionen führt ebenfalls zur Funktionsstörung im Körper. Emotionen sind bewegende Energie, bewegende Energie darf sich nicht stauen.

Daher suchen die Emotionen einen Weg über die Körperorgane nach außen, um sich zu entladen. Gelingt ihnen dies nicht, setzen sich die Emotionen in den Körperorganen fest. Manche Körperorgane wandeln die Emotionen in Materie um und scheidet sie als Fließschnupfen, Erbrechen, Schleim, den man Abhusten kann, oder in Form von Durchfällen aus.

Zusammenfassung: Wenn man alle Körperfunktionen auf ihren Sinn hin überprüft, stellt man fest, daß alle Körperfunktionen auf die Erhaltung und Weitergabe des Lebens hinwirken.

Kapitel II - 6. Teil

Wenn man den Sinn des Lebens aus der Sicht der alten Weisen erfaßt hat, stellt sich die Frage nach der zu erwartenden Lebensdauer eines Menschen und die Frage, ob auch der Lebenslauf des Menschen dem Gesetz der Wandlung unterliegt. Im sechsten Teil des zweiten Kapitels werden die Antworten auf diese Fragen aus der Sicht der alten Weisen dargelegt.

Aus dem Buch der „Nei King" ein Zitat über den sogenannten siebenjährigen Periodenwechsel bei der Frau (bei dem Mann verläuft der Periodenwechsel achtjährig): „Der gelbe Kaiser fragt nach der Lebensperiode. Kia Po antwortet: „Im Alter von sieben Jahren erreicht die Nieren-Energie bei den Frauen ihren Höchststand, die bleibenden Zähne durchbrechen und das Kopfhaar wächst stärker. Mit vierzehn reift die Fruchtbarkeitsenergie des Tschu, die erste Menses stellt sich ein.
Die Frau ist für die Empfängnis reif. Mit einundzwanzig steht die Frau in voller Blüte, mit achtundzwanzig sind Knochen und Sehnen stark, mit fünfunddreißig beginnt, die Magen- und Dickdarm-Energie schwach zu werden, die Kräfte der Gesichtsmuskeln lassen nach, es bahnt sich die Faltenbildung im Gesicht an. Mit zweiundvierzig ist die Yan-Energie erschöpft, die Haare beginnen zu ergrauen. Mit neunundvierzig sind die Chinggefäße leer und trocken, deswegen hört die Menses auf."

Über die Lebensdauer des Menschen aus dem Buch der „Nei-King" ein weiteres Zitat:: „Zudem ist das menschliche Leben verschieden lang. Dies ist vom Gesundheitszustand des Organismus und den Aktivitäten eines Menschen abhängig. Wenn alle Körperorgane normal funktionieren, können die Menschen ein hohes Alter erreichen! Solche Menschen haben oftmals eine tiefe, lange Furche in der Mitte oberhalb ihrer Oberlippe."

Die Lebens-Perioden des Menschen

Definition: Die Lebensperiode ist eine aus der Erfahrung hergeleitete Einteilung des menschlichen Lebens in zeitliche Abschnitte (Perioden). Jeder dieser Lebensabschnitte ist durch den Wandel der Grundemotionalität des Menschen und demzufolge durch die Anfälligkeit des Menschen zu bestimmten Erkrankungen gekennzeichnet.
Einleitung: Die Menschen verändern sich im Laufe ihrer Lebenszeit. Je nachdem wie lange Menschen leben, stellt man im Laufe von Jahren bis Jahrzehnten wesentliche Veränderungen - geistige wie körperliche - bei ihnen fest. Als Neugeborene sind die Menschen klein, sie können nicht aufrecht stehen oder laufen. Im Laufe der nächsten Jahre wachsen sie dann heran - ihr Körper wird größer. Nun können sie aufrecht stehen und laufen. Während der Entwicklung zum Erwachsenen treten erneut Veränderungen an Geist und Körper auf. Im allgemeinen unterscheidet man daher typische Krankheiten von Kindern von Krankheiten der Erwachsenen oder Krankheiten von Greisen!
Mit den im Laufe der Jahre eintretenden Veränderungen verändert sich in **auffallender Weise die Anfälligkeit der Menschen gegenüber Krankheiten**! Man spricht daher von „altersspezifischen" Krankheiten. Dementsprechend gibt es in der modernen westlichen Medizin Spezialgebiete, die unter den Namen „Kinderkrankheiten" (Pädiatrie) und „Alterskrankheiten" (Geriatrie) bekannt sind. Diese Bezeichnungen sagen jedoch nur aus, daß bestimmte Erkrankungen in bestimmtem Alter vielleicht vorkommen! Anders handhaben es die alten Weisen in China. Sie haben, ihren Beobachtungen entsprechend, die Lebenszeit der Menschen in unterschiedliche Perioden aufgeteilt. Das Ende einer jeden dieser Perioden fällt mit dem Aufbruch des Menschen zu einer neuen Wandlung zusammen, wobei sich gleichzeitig mit diesem Wandel auch die Anfälligkeit des Menschen gegenüber bestimmten Krankheiten ändert, so daß mit jeder Periode Aussagen über die Anfälligkeit gegenüber bestimmten Krankheiten während dieser Lebensperiode verbunden sind. Auf Grund dieser Er-

kenntnisse ist die Möglichkeit gegeben, die Menschen **vorbeugend** zu beraten. Man kann ihnen Verhaltensmaßnahmen empfehlen, mit denen sie ihrer jeweiligen Anfälligkeit entgegenwirken können. Dadurch gewinnen die Lebensperioden, so wie sie von den alten Weisen gesehen wurden, an **Bedeutung** auch für die heutige medizinische Praxis. Im westlichen Kulturkreis ist man gewohnt, die Lebenszeit des Menschen in vier Hauptaltersgruppen einzuteilen. Man spricht vom Säuglingsalter, dem Kindes-, Ewachsenen-und dem Greisenalter. Diese Einteilung beruht auf den wahrnehmbaren körperlichen und geistigen Veränderungen bei den Menschen im Verlauf ihres Lebens! Jedes Alter ist mit einem Umbruch und einem tiefgreifenden Wandel verbunden: **Der Säugling** ist klein, hilflos, bewegungsarm, kann nicht aufrecht stehen und gehen. Er lernt langsam . **Das Kind** ist größer, kann aufrecht stehen und gehen, ist ruhelos und will sich viel bewegen. Es ist jedoch schnell erschöpfbar Es ist neugierig, dabei lernfähig und lernt schnell. Es ist lenkbar, körperlich aber weich und schwach, daher noch nicht belastbar. **Der Erwachsene** ist groß und ausgereift. Er bewegt sich jedoch langsamer. Er hat starke Muskeln, ist kräftig, stabil und belastbar. Geistig ist er reifer geworden. **Der Greis** neigt zur Abmagerung. Er ist schwach, nicht mehr belastbar und benötigt mehr Ruhe. Seine Gelenke werden steif, seine Sehkraft läßt nach, seine Haut wird trocken und runzlig. Er wird vergeßlich, zerfahren und geistig unbeweglich.

Die Lebens-Perioden des Menschen aus dem Buch der „Nei King"
Bis zum **zehnten** Lebensjahr eines Menschen haben sich die fünf Speicherorgane voll entwickelt. Jetzt beginnt die Lebensenergie des Menschen zu erstarken. Kinder dieses Alters lieben es daher, sich viel zu bewegen. Um das **zwanzigste** Lebensjahr herum ist der menschliche Körper voll ausgebildet. Die Kraft und Schnelligkeit des Menschen nimmt zu. Um das **dreißigste** Lebensjahr sind seine Muskeln sehr fest und stark. Er wird ruhiger und gefaßter. Bis zum **vierzigsten** Lebensjahr kommt die Entwicklung zum Stillstand. Die Menschen

werden ganz allmählich schwächer. Um das **fünfzigste** Lebensjahr herum nimmt die Lebensenergie weiter ab, so daß beispielsweise die Sehkraft der Augen nachläßt. Um das **sechzigste** Lebensjahr wird die Herz-Energie schwächer. Die Menschen neigen dazu, sich Sorgen zu machen und ziehen es vor, sich länger auszuruhen. Um das **siebzigste** Lebensjahr wird die Energie der Milz schwach und die Haut trockener. Mit dem **achtzigsten** Lebensjahr beginnt die Lungen-Energie, sich abzuschwächen. Der Mensch bewegt sich nun ungern, er macht häufig Fehler beim Sprechen. Um das **neunzigste** Lebensjahr herum sind alle Lebens-Energien des Menschen erschöpft. Mit **hundert** Lebensjahren sind restlos alle Energien versiegt. Nur noch ein Körper, aus dem auch die geistigen Kräfte langsam schwinden, ist übrig geblieben. Es folgt der Tod. Die älteste Unterteilung der Lebenszeit des Menschen in verschiedene Perioden war die in dem Buch „Nei King" enthaltene Einteilung in Zehn-Jahres-Perioden. Später erfuhr diese Einteilung dann eine Änderung:

Die Naturphilosophen (ca. 500 v. Chr.) befanden die frühere Einteilung als willkürlich und nicht nachvollziehbar. Sie teilten daher die Lebenszeit des Menschen **in fünf Hauptperioden** ein. **Dies entsprach der Fünf Elementenlehre**. Die Grundlage für diese Einteilung stellen die fünf Gemüter und fünf Emotionen dar, die im folgenden erklärt werden sollen. Diese Einteilung ist unschematisch und weist keine starren Grenzen auf, sondern zeigt vielmehr fließende Übergänge. Nach Ansicht der Naturphilosophen wird jede **Periode** durch einen **Wandel** in der **Emotionalität der betreffenden Menschen eingeleitet,** da jede **Lebensperiode** einer bestimmten emotionalen Grundstimmung unterliegt. Das Leben des Menschen, seine geistige Entwicklung und sein körperliches Wachstum wird demnach außer durch sein ererbtes Gemüt von den **Fünf Emotionen** bestimmt und gelenkt. **Die Stärken und Schwächen eines Menschen** wie auch seine Anfälligkeit gegenüber bestimmten Erkrankungen, hängen daher zum Teil von seinem Lebensalter ab. Oft lehrt die Erfahrung, wie richtig diese Anschauungen sind.

„Wenn der Mensch geboren wird, ist er schwach und zart, im Tod ist er hart und steif."

Lao Tsi

Die erste Lebensperiode ist dem Holz-Element zuzuordnen.

Die Holzperiode (von der Geburt bis zum zwanzigsten Lebensjahr)

Kennzeichen: Wachstum - Bewegung / Anschmiegsamkeit - Trotz meistern / Planen - Durchsetzen - Ärger - Wut / weich - lenkbar, biegsam, empfindlich gegen Wind
Die Holzperiode ist beim Menschen die Zeit lebhaftester Bewegung und tiefster Ruhe im Wechsel. Dies ist die Zeit des Heranwachsens. Sie ähnelt der Jahreszeit des **Frühlings**, einer Zeit heftiger Bewegung. In der Natur erwärmt sich die Luft, die Kälte des Winters weicht den erwärmenden Sonnenstrahlen, die Luft gerät in Bewegung und wird zu Wind. Den Pflanzen ergeht es ähnlich. Die Pflanzenkeime geraten in **Bewegung,** sie sprießen und spalten ihre Hüllen, um ans Licht zu gelangen. In dieser Zeit sind die Keime gegenüber Wind und Kälte sehr empfindlich. Die Blätter der Bäume halten sich an den Ästen fest, um gegen den Wind standzuhalten. Die Äste sind noch weich und biegsam. Sie bewegen sich mit dem Wind! Menschenkindern ergeht es ähnlich. Als Neugeborene sind sie weich und biegsam. Sie halten sich an den Eltern wie die Blätter der Pflanzen an den Ästen fest.
Sie wachsen und gedeihen. Das Wachsen ist ein Akt des sich gegen etwas Durchsetzens, z.B. des Pflanzensprosses gegen die Erde. Ob junge Pflanzen oder Menschenkinder - ihre Wachstumsphase ist ein aktiver Prozeß gegen den Stillstand. Wachstum setzt **Wut** als treibende Energie voraus.
Deshalb werden **Ärger, Zorn** und **Wut** als treibende Kräfte für Wachstum, des sich Wehrens, angesehen! Überempfindlichkeit wäh-

rend der Holzperiode ist sowohl bei Pflanzen als auch bei Menschenkindern zu beobachten. Pflanzen sind elastisch. Sie biegen sich, wenn man sie abzureißen versucht. Dies ist der Trotzreaktion von Kindern als Reaktion auf ihre angestrebte Lenkung ähnlich. Beide, Kind und Pflanzensproß, trotzen durch ihre Elastizität von außen kommender Gewalt.
Anfälligkeiten während der Holzperiode: Kinder neigen dazu, sich durchzusetzen und haben einen starken Bewegungsdrang. Diese Tendenzen liegen in ihren Lebensperioden. Wird die kindliche Aktivität gehemmt, kann dies zu einem Gefühlsstau führen, der sich in den Augen manifestiert und weinen sowie schreien nach sich zieht. Werden die gestauten Emotionen im Rachen gehemmt, führt dies zu häufigen Rachenerkrankungen. Werden die Emotionen in den Augen gehemmt, führt es zu Sehstörungen. Werden die Emotionen zurück in die Nase und die Lungen verlagert und stauen sich dort, bekommen die Kinder Schnupfen und Husten.
In der Holzperiode sind die Kinder besonders windempfindlich. Durch den Wind fiebern die Kinder. Ihnen wird heiß und sie werden unruhig. In der Holzperiode neigen die Heranwachsenden dazu, sich durchzusetzen. Sie werden „rebellisch", neigen zu Wut und Gewalt. Werden ihre emotionalen Aktionen gehemmt, kann es zu Melancholie, Depression und Selbstmordgedanken kommen.

Die zweite Lebensperiode ist dem Feuer-Element zuzuordnen.

Die Feuerperiode (zwischen dem zwanzigsten und vierzigsten Lebensjahr)

Kennzeichen: reifen - Früchtetragen - Beständigkeit / unreife Früchte sind bitter / sich stabilisieren - stärker werden / Wärme - Freude - Lust - Traurigkeit / Sommerzeit / Schützen
Die **Feuerperiode** ist die Zeit des Reifens zur Stabilität. Sie ähnelt der Sommerzeit. Im Sommer ist das Wetter klar und warm. Die Wärme

nimmt zu und erreicht den Höchststand des Jahres. Das Wetter ist zudem **beständig**. Es **trübt** sich selten ein. Ähnliche Zeiten herrschen bei Pflanzen und Menschen. Wärme- und sonnenabhängige Pflanzen werden groß und stark, bis ihr Wachstum vollendet ist. Ihre Blüten wandeln sich zu Früchten, welche jedoch noch unreif sind und bitter schmecken. Die Bäume sehen aus, als ob sie Freude ausstrahlen. Den Menschen ergeht es ähnlich. In der Feuerperiode-Zeit ist ihr körperliches Wachstum zwar beendet, ihre geistige Reife jedoch noch nicht voll entwickelt. In diesem Alter sind die Menschen kontaktfreudig, aufnahmebereit, lustig und sie freuen sich über alles. Sie sind körperlich stark und stabil. Ihre Leistungsfähigkeit ist größer als während der anderen Lebensperioden. Ihr körperlicher als auch ihr geistiger Zustand hat seine größte Stabilität erreicht. Ihre Überempfindlichkeit aus den Zeiten der Holzperiode hat sich in Gleichgültigkeit und Gelassenheit umgewandelt. Lust und Freude können die Menschen in dieser Lebensperiode zu Exzessen verleiten. Sie essen und trinken zuviel und belasten ihren Körper stark. Auch kann Traurigkeit ihre Aktivitäten hemmen. Es kommt dann zu innerer Unruhe und Konzentrationsschwäche. Sowohl Mangel an Bewegung als auch übertriebene Bewegung können ihren Körper schädigen. Starke Wärmeeinwirkung von außen durch Wettereinflüsse wie auch übermäßige Wärme durch YAN-Nahrung entfachen Wärme in ihrem Inneren, was zu einer Schwächung des Herzens führen kann. Gestaute Freude kann sich in Traurigkeit umwandeln. Der Bewegungsdrang wandelt sich in ruhige Gleichgültigkeit oder er setzt sich in lustvolle Bewegung um. Ein Übermaß an Wärme im Körper äußert sich in Schwitzen. Kommt es hierbei zur Stauung, reagiert der Körper mit Muskelschmerzen.

Aus der „Nei-King":
„Wenn das Wetter heiß ist und sich der Mensch zu warm angezogen hat, ist die Schweißabsonderung besonders stark. Kommt nach dem Schweißausbruch Kälte an den Körper heran, kann der Schweiß nicht mehr an die Oberfläche treten und bleibt wie Schaum in den Muskeln

hängen. Dadurch bekommen die Menschen Muskelschmerzen!"

Die Anfälligkeit des Menschen während der Feuerperiode ist durch die Hemmung ihrer Aktivitäten bedingt. Die Menschen neigen dazu, im Alter am Herzen zu erkranken. Starke Belastung führt zur Verwirrung ihrer Gedanken, sie reden dann viel und wirr.

Die dritte Lebensperiode ist dem Erde-Element zugeordnet.

> „Wenn die Menschen und Pflanzen lebendig sind, sind sie weich und geschmeidig."
>
> *Lao Tsi*

Die Erdperiode (etwa zwischen dem vierzigsten und dem sechzigsten Lebensjahr)

Kennzeichen: reif sein - Früchte sind reif / voller Wasser - feucht / neigen mehr zum Ruhen, zur Gemütlichkeit - seelische Reife ist erreicht / neigen zum Nachdenken, Besinnen, sich Sorgen machen / reife Früchte sind süß - Erntezeit / die Stabilität droht Risse zu bekommen / Sorge, das Erreichte zu erhalten und zu bewahren. Die Erdperiode im Leben des Menschen ist der Beginn seiner Rückkehr zu Ruhe und Kälte bzw. zur Besonnenheit. Das helle, klare Wärmewetter kühlt sich nun ab. Regenwolken bedecken oft den Himmel. Es ist **Spätsommer,** die Zeit der **Jahresmitte**, das Ende der warmen Zeit. Regen befeuchtet die Erde. Die Pflanzen tragen jetzt ausgereifte Früchte, welche schwer an den Bäumen hängen und mit ihrem Gewicht zu fallen drohen. Die Früchte sind nun saftig, voller Wasser und schmecken oft **süß.** Die Blätter hängen nicht mehr so fest an den Zweigen und manche beginnen abzufallen, wenn der Wind sie schüttelt! Den Menschen geht es ähnlich. Sie blicken auf Jahre voller Energie und Tatkraft zurück und sie haben den Eindruck, daß es von nun an nur noch bergab gehen kann. Ihre Energie läßt von Jahr zu Jahr nach. Ihre Sehkraft wie auch die Ausdauer lassen nach. Die Menschen neigen mehr zur Ruhe und werden allmählich träge. Sie freuen sich über das Erreichte und ernten die Früchte ihres früheren Tuns. Auch blicken sie mit **Sorge** in die Zukunft und **denken über vieles nach!** In dieser Lebensperiode können sowohl viel **süßes Essen** als auch Überanstrengung und viele Sorgen dem Menschen schaden, vor allem dem Magen oder der Bauchspeicheldrüse. Betroffene Menschen leiden an Magenschmerzen, Völlegefühl o.ä. Von nun an droht die bisher erreichte Stabilität Risse zu bekommen. Feuchtigkeit und/oder Sorgen gefährden während dieser Lebensperiode die menschliche Harmonie. Feuchtigkeit sitzt im Magen und verursacht Völlegefühl, Aufstoßen bis hin zum Erbrechen und Magenschmerzen. Sorgen verlangen nach Süßem. Süßes versüßt das Leben - viel Süßes jedoch gefährdet die Gesundheit der Betroffenen. Disharmonie im Magenbereich sind die Folge. Übermäßiges **Nachdenken** und **Grübeln** können ebenfalls zu Disharmonie führen. Bauchschmerzen, viel Durst[5] und häufiges Wasserlassen können die Folgen sein.

Die vierte Lebensperiode ist dem Metall-Element zuzuordnen.

Die Metall-Periode (zwischen dem sechzigsten und achtzigsten Lebensjahr

Kennzeichen: Trockenheit, Risse /- Brüchigkeit, Steifheit / Schwächen nehmen zu / Kummer, Starrsinn, Unbeständigkeit
Die Metallperiode entspricht dem Herbst in der Natur und sie ist auch die Herbstzeit im Leben vieler Pflanzen und Menschen. In der Natur herrscht nun **Trockenheit vor,** die Kälte nimmt immer mehr zu. Das Wetter ist **unbeständig**. Wolken bedecken den Himmel, so daß die Wärme und das Licht der Sonne nur schwer zur Erde durchdringen.

---

[5] Zuckerkrankheit

Die Bodenerde wird **trocken** und **rissig**. Die Bäume verlieren ihr prachtvolles Aussehen, ihre Blätter trocknen aus und werden welk bis sie abfallen. Ihre Früchte vertrocknen und fallen ab. Den Menschen in der entsprechenden Altersperiode ergeht es ähnlich. Die **Haare** werden **trocken** und **brüchig** und fallen aus. Die Haut **trocknet** aus und wird welk, zeigt Falten und neigt dazu, rissig zu werden. Auch die Muskeln und Gelenke des Menschen werden trocken.

Gelenk- und Muskelsteife stellen sich ein und nehmen allmählich zu, die Wirbelsäule verkrümmt sich. Die Menschen in dieser Lebensperiode neigen dazu, sich an allem festzuhalten, weil sie befürchten, sie könnten hinfallen. Es kommt oft zu Schwindelanfällen. Die Menschen werden launisch - ihr Wille zeigt Risse an.

Sie haben Angst, immer mehr zu verlieren, neigen zu übermäßigem Kummer und werden schließlich aus Unsicherheit starrsinnig, aber zugleich auch leicht beeinflußbar, so daß sie am Ende immer mehr nachgeben. Ihr **Wille** ist **brüchig** geworden. In dieser Lebensperiode sind die Menschen besonders für **Trockenheit** anfällig. Sie dürfen daher keine **trockene Nahrung** zu sich nehmen.

Ihre Haut, ihre Haare und ihr Darm sind von Trockenheit außerordentlich gefährdet - ebenfalls ihre Gelenke und Muskeln. Trockenheit des Darms führt beispielsweise zu Stuhlverhalten. Es muß daher für einen geregelten täglichen Stuhlgang gesorgt werden. Trockenheit der Muskeln und Gelenke wiederum führt zur Versteifung, so daß man vorbeugend für ausreichende Bewegung sorgen muß. Die Konzentration läßt ebenfalls nach. Ein Entgegenwirken ist durch geistige Anregungen möglich. Vor allem Finger- und Handfertigkeit müssen in diesem Alter trainiert werden. Die Schleimhäute sind gegen Trockenheit sehr anfällig. Trockene Halsschmerzen mit Heiserkeit, trockenem Husten, können die Folge sein. Die Menschen in dieser Altersperiode dürfen sich daher nicht trockener kalter Luft aussetzen.

Die fünfte und letzte Lebensperiode wird dem Wasser-Element zugeordnet.

„Wenn Menschen tot sind, sind sie spröde und trocken. Darum sind Härte und Steifheit die Gefährten des Todes."

Lao Tsi

Die Wasser-Periode (zwischen dem achtzigsten und hundertsten Lebensjahr)

Kennzeichen: Kälte - Erstarren - Steifheit / Rückbildung / Unsicherheit - Ängste - Willensschwäche / Bewegungslosigkeit - Tod

Es wird Winter. Kälte herrscht in der Natur vor. Der Himmel ist stark bedeckt. Auch am Tage bleibt es fast dunkel und die Nächte werden länger. Die Kälte läßt alles erstarren, ob Wasser oder Erde, beide erstarren und werden hart und steif. Zyklische Pflanzen wie z.B. „die Bäume" stehen mit nackten, ausgetrockneten Stämmen trostlos da. Alles in der Natur befindet sich auf dem Weg der **Rückbildung.** Auch die Menschen erstarren in der Kälte. Ihre Muskeln und Gelenke werden steif. Es fällt ihnen immer schwerer, sich zu bewegen. Sie magern ab, ihr Denken wird langsam und ihr Wille erstarrt. Menschen in der Wasserperiode werden fast wie kleine Kinder leicht lenkbar und abhängig. Ihre Lebenslust, ihr Appetit auf Nahrung und Getränke lassen nach. Ihre Ängste nehmen zu, z.B. die Angst, allein zu sein, die Angst in der Dunkelheit oder verlassen zu werden. Zum Abschied wollen sie die Wärme der Mitmenschen spüren! Diese Wärme und menschliche Nähe geben ihnen Trost und die Kraft, diese letzte Lebensperiode durchzuhalten. In der letzten Lebensperiode sind die Menschen gegenüber **Kälte** wie auch besonders gegenüber **Gefühlskälte** der Menschen in ihrer Umgebung sehr **anfällig**. Greise **leben** ungern allein, sondern am liebsten in großen Familienzusammenhängen, in denen sie immer wieder von der ausstrahlenden Wärme der Kinder miterwärmt werden. Bei Einsamkeit reagieren alte Menschen körperlich mit einer Störung der Harnblasen-Funktion. Sie können das Wasser (Urin) aus Angst nicht mehr halten.

Die gefährlichen Jahre: Nach der Anschauung der alten Weisen gibt es im Leben eines jeden Menschen Jahre, die unabhängig von seiner Lebensperiode, eine besondere Gefährdung für ihn darstellen. Dieses sind die sogenannten „gefährlichen Jahre". Die gefährlichen Jahre verlaufen zyklisch. Ihre Berechnung beginnt im siebten Lebensjahr, sie wiederholen sich alle weiteren neun Jahre. Demnach sind die gefährlichen Jahre im Leben eines jeden Menschen das: siebte, sechzehnte, fünfundzwanzigste, vierunddreißigste, dreiundvierzigste, zweiundfünfzigste, einundsechzigste, siebzigste, neunundsiebzigste, achtundachtzigste usw. Während der „gefährlichen Jahre" sind die Menschen besonders anfällig gegenüber den äußeren natürlichen Energien wie Kälte, Hitze, Feuchtigkeit, Trockenheit oder Wind. Während dieser Zeit besteht ebenfalls eine besondere Gefährdung des Menschen durch Exzesse wie z.B. Überanstrengung, starke körperliche und seelische Belastungen, übermäßigen Geschlechtsverkehr, usw. Diese sollten während der gefährlichen Jahre daher vermieden werden.

KAPITEL III

Allgemeine Begriffe
In diesem Kapitel werden für die Menschen in der westlichen Welt im allgemeinen fremdartige Begriffe definiert, wie Qi, Meridian, die Masseinheit in der Akupunktur, Proportionalität und Relativität sowie weiterhin das „Yin" und das „Yan".

Die Symbole im alten China und ihre Bedeutung, die Monade, die Diade, die Triade bis hin zu den Zahlen, den „Neun Palästen", der Organ-Uhr und ihre Deutung.

Der Qi

„Was zwischen dem Himmel und der Erde keine Gestalt hat (unsichtbar ist) - das ist **Qi**.
Was kein **Qi** ist, das hat eine Gestalt und ist sichtbar.
Das, was sich vom **Qi** zu einer Gestalt wandelt, kehrt von der Gestalt zum **Qi** zurück, ist etwas, was alle Menschen zur Gewohnheit haben, obwohl es ihnen nicht bewußt ist."

Lao Tsi

Kapitel III - 1. Teil - Der Qi

„Als Himmel und Erde noch keine Gestalt hatten, herrschte unsichtbare Verbundenheit, die sog. „äußerste Klarheit". Das Tao begann in einem leeren Dunst. Der leere Dunst erzeugte das Universum. Das Universum erzeugte das Qi. Das Qi trennte sich in klares YAN-Qi, das verdunstete und sich abtrennte und so den Himmel bildete. Das schwere, trübe Qi verdichtete sich und bildete die Erde."

Lia Tsi

Definition: **Qi** (auch TSCHI oder CHI genannt), bedeutet soviel wie Dampf, Gas, Lebenskraft. **Qi** wird in vielen Texten auch als „Energie" übersetzt.

Einleitung: Die Idee des „Qi" ist in China schon sehr alt. Sie entstammt den Beobachtungen der Natur. Es gibt vieles in der Natur, das unbeweglich, ruhend erscheint wie beispielsweise Steine. Sonne, Mond, wie auch die Lebewesen, scheinen sich, obgleich ebenfalls aus Materie bestehend, trotzdem bewegen zu können. Es stellt sich hiermit die Frage: **Auf welche Art und Weise und wodurch kann sich sich bewegende Materie bewegen?** Die bewegende Materie unterscheidet sich durch ihre Bewegung sichtlich von der **unbeweglichen Materie**. Was treibt Sonne, Mond oder die materiellen Körper der Lebewesen an und befähigt sie, Bewegungen auszuführen? Sich bewegende Materie muß folglich über irgend etwas Besonderes verfügen, das sie beweglich macht! Wenn Lebewesen sterben, hinterlassen sie einen Körper, der sich nicht mehr bewegen kann! Man sucht in dem Körper der verstorbenen Lebewesen vergeblich nach einer treibenden Kraft.

Sie ist nicht zu sehen oder zu hören. Basierend auf diesen Erfahrungen, unterschieden die alten Weisen in China zwischen zwei Begriffen: der direkt wahrnehmbaren **Materie** und der **indirekt** wahrnehmbaren **immateriellen Materie**. Sie stellten bei Himmelsbeobachtungen fest, daß der Anteil der wahrnehmbaren Materie im Universum einen viel geringeren Anteil ausmacht als die nicht wahrnehmbare, immaterielle und sie folgerten, daß das von den Menschen Wahrgenommene nur ein Bruchteil des von den Menschen nicht wahrgenommenen Immateriellen sein könne, eine zwischenzeitlich von der Astrophysik längst bestätigte Annahme[6].

Die treibende Energie, welche die Materie zur Bewegung befähigt, nannten die alten Weisen „Qi". Bei den Übersetzungen der chinesischen Texte in andere Sprachen haben die Sinologen Schwierigkeiten „Qi" als Begriff zu übersetzen, da man in diesen alten Texten viele verschiedene Varianten von **„Qi" findet.** Manche von ihnen haben sogar eigene Namen, da die unterschiedlichen **„Qi"-Varianten verschiedene Funktionen haben.** So hat jede Funktion des menschlichen Körpers ihr eigenes **„Qi",** wie z.B. alle fünf Speicherorgane und die fünf Hohlorgane. Ebenso haben die Menschen zum Denken, zum Zeugen, zur Atmung oder zur Nahrungsverwertung entsprechend der Funktion jeweils ihr spezielles „Qi". In den alten Texten aus dem Buch „Nei King" wird beispielsweise zwischen den folgenden Varianten der „Qi" unterschieden:
Das Yüenn: die Ur-Qi-Energie. Der Anfang aller Dinge wird in der heutigen Physik mit dem Ausdruck „Ur-Knall" beschrieben. Die von den Vorfahren ererbte Konstitution des Menschen stammt aus der Ur-Energie. Die WEI-Energie: die Abwehr-Energie; dies ist die unklare, unreine dem Menschen aus der Stofflichkeit der Nahrung zugeführte Energie. Die YING-Qi: der klare, reine Energieanteil aus der Nahrung (Ching). Ching-Energie: die Energie der fünf Speicherorgane; Zeu-

---

[6] das Buch über den Urknall „Am Anfang war ...." von John Gribbin - Birkhäuser Verlag 1995

gungsenergie. Tsung-Energie: setzt sich zusammen aus der Nahrungsenergie und der Atemluft (Lungenenergie). YANG: die männliche, reine Geist-Energie. YINN: die weibliche, reine Geist-Energie. Tschin: In den Gelenken der Körper befindet sich zwischen den Knochen der Gelenke ein Loch. Dieses ist der Sitz der Tschin-Energie. Sie ist die echte Energie, die in den Lungen gebildet und gespeichert wird. Sie setzt sich aus der Yüenn (Ur-Energie), Wei- (Abwehrenergie), der Tsung und Ching-Energie zusammen. Xue: Die Qi-Energie des Blutes, welche das Blut durch die Adern treibt. Tzeng: die lebenswichtige körpereigene Energie. All diese Energien werden, entsprechend ihrer Funktion, in zwei Hauptenergiegruppen aufgegliedert, wobei die mehr bewegenden Energien als „**Yan**", die mehr ruhenden Energien als „**Yin**" bezeichnet werden.

Als kosmische „Yan"-Energien strömen Ur-Energien während der ganzen Lebensdauer der Lebewesen in deren Körper und sie verlassen diese dann als „Yin"-Energie, um sich nach dem Austritt aus den Körpern wieder in „Yan" umzuwandeln. Alle Körper-Energien haben ihren Ursprung in der **Ur-Energie**. Die Ur-Energie erschien dann in vielen Varianten, sie vermehrten und verzweigten sich sozusagen - ähnlich der Vermehrung und Verzweigung der Lebewesen - in viele verschiedene „Qi"-Energien. Ein typisches Beispiel für die Wandlung der Ur-Energie ist die Wandlung durch die Atmung. Die kosmische „Yan"-Energie strömt mit der Atemluft ein, wandelt sich im Körper in Yin-Energie um und wird als Yin-Energie ausgeatmet. Nach der Ausatmung in die Luft wandelt sie sich dann wieder in Yan-Energie. Wenn sich etwas zusammenzieht, verbindet oder wandelt, ist die „**Qi**" als bindende, ziehende Energie vorhanden, wobei diese **immaterielle** Qi-(Energie) sich in **Materie** umwandeln kann - wie es dem folgenden Text der Nei-King zu entnehmen ist. „Wenn man eine warme Mahlzeit oder ein heißes Getränk zu sich nimmt, lockert sich die Haut, die Poren öffnen sich. Wenn jetzt die **Wei-Energie an weit geöffneten Poren vorbeiläuft, dringt sie als Schweiß nach außen.**"(Anmerkung: Die Wei-Energie ist immateriell, sie wandelt sich in Form von Schweiß zu Materie). In dem Text der Nei King wird die Zirkulation der verschiedenen Energien im Körper beschrieben und die Zeit für jeden einzelnen Kreislauf genau angegeben. Im Kapitel „Die fünfzig Zirkulationen der Yin-Energie und die Maße der Meridiane" werden Angaben über die Zirkulationszyklen und die Zirkulationsdauer gemacht. Demnach zirkulieren die YING-Energien fünfzigmal in vierundzwanzig Stunden durch den Organismus. Diese Ergebnisse wurden unter Zuhilfenahme der Atmungsfrequenz gewonnen: Die Geschwindigkeit der zirkulierenden Energie pro Atemzug (Ein- und Ausatmen) beträgt hierbei ca. 0,6 chin. Fuß (ca. 22 cm). Nach der Beschreibung zirkulieren die Energien in bestimmten Bahnen, den sog. Meridianen.

Die Zirkulation der Energien: Um die Idee von der Zirkulation der Ur-Energien zu verstehen, muß man sich folgendes vorstellen: Die Ur-Energie (kosmische Energie) füllt als Einheit, die sich fortwährend teilt, die gesamte „Leere" des Himmels. Sie **dringt** in die Körper eines jeden Lebewesens als **bewegende** Energie (Yan) ein, belebt die im Körper ruhende Energie „**Yin**", um danach wieder aus dem Körperinneren nach außen zurückzukehren. So lange sie im Körper ist, wird sie als „YIN"-Energie bezeichnet. Wenn sie aus dem Körper heraustritt, wandelt sie sich in bewegende Energie (Yan) um, um sich wieder mit der kosmischen Ur-Energie zu vereinigen. Dieses bildet einen **ewigen Kreislauf**, in dem die Energie ständig im Wandel zwischen Bewegung und Ruhe begriffen ist. Die Zirkulation der Ur-Energie im Körper der Lebewesen ist daher mit einem stetigen Ein- und Ausfließen der **Ur-Energie** verbunden. Wenn die Ur-Energie im Körper ankommt, muß sie auf Leitbahnen geleitet werden, so daß sie in die Materie des Körpers geleitet werden kann. Diese **Leitbahnen** im Körper eines jeden Menschen werden als **Meridiane** bezeichnet.

Kapitel III - 2. Teil - Die Meridiane

Aus dem Buch der „Nei King": „Der **Kaiser Huang Tschi** fragt:

> „Was versteht man unter Meridian?" Chia Po antwortet: „Wie die Flußränder der Ströme das Wasser begrenzen, begrenzen die Meridiane den Strom der Energie."

Definition: Meridian ist die Bezeichnung für die imaginären Linien, mit deren Hilfe die Längs- bzw. Quer-Einteilung der Himmels- und Erdkugel wie auch der Körper von Lebewesen vorgenommen wird. In den Übersetzungen der Texte der traditionellen chinesischen Medizin (T.C.M.) wurde das Wort **„Meridian"** als Bezeichnung für eine **imaginäre Schnittlinie** benutzt. Unter Zuhilfenahme dieser Schnittlinien teilten die alten Weisen in China die Himmels- und Erdkugel wie auch die Körper der Lebewesen (wie z.B. der Menschen) in **zwölf Hauptareale** ein. Diese Schnittlinien oder Meridiane sind also gleichbedeutend mit **Energielinien,** welche die Wandlungsgrenzen der zirkulierenden Energie markieren und gleichzeitig als Leitbahnen für die zirkulierende Energie fungieren.

Die Idee der **Einteilung** der Erdkugel in Areale ergab sich aus Beobachtungen aus der Natur. Wenn die Sonne am Morgen aufgeht, sendet sie ihr Licht und ihre Wärme zur Erde. Diese treffen jedoch nicht gleichmäßig auf der Erde auf. Nordpol, Südpol und Äquator der Erdkugel werden im Laufe des Tages mit unterschiedlicher Intensität angestrahlt, da die **Sonnenenergie** mit der **Sonnenbewegung** von einem Erdteil zum anderen wandert. Morgens treffen die Strahlen am intensivsten die östlichen Gebiete, am Mittag das Zentralgebiet der Erdkugel und abends die westlichen Gebiete. Die Sonne verursacht hierdurch den **Kreislauf** der beiden Energiezustände **Wärme** und **Kälte**. Die erste Einteilung entsprechend der Energie-Zirkulation war eine Dreiteilung des Tages in Morgen, Mittag und Abend! Später wurden diese drei Einheiten noch einmal unterteilt und so entstand die Sechsereinteilung des Tages. Eine ähnliche Einteilung erfuhr die Nacht. Der Tag als Ganzes wurde somit in **zwölf Teile** eingeteilt, sechs Teile für den Tag, sechs Teile für die Nacht. Daraus entstand die älteste Zeiteinteilung, die Zeiteinteilung der chinesischen **Wasseruhr**, deren Einteilung dann auf die Himmelskugel, die Erdkugel, auf das menschliche **Ei** und den daraus entstehenden **Körper** der Lebewesen **übertragen wurde.** Die chinesische Tageseinteilung in zwölf Abschnitte entspricht der 24-Stunden-Einteilung im Westen. Jeder Abschnitt der chinesischen Einteilung entspricht einer Doppelstunde der im Westen üblichen Zeiteinteilung. Ähnlich der Wanderung (Zirkulation) der Sonnen-Energie von einem Landabschnitt zum nächsten, zirkulieren die Körper-Energien des Menschen von einem Meridian zum nächsten. Mit dem Sonnenaufgang erwachen Wärme und Licht, ähnlich wie in den Körpern der Menschen.

Der Sonnenaufgang spendet den aufwachenden Menschen Wärme und erfüllt sie mit Bewegung, die strahlende Morgensonne spiegelt sich in der Morgenzeit in den strahlenden Gesichtern der Menschen wieder. Mit dem Sonnenuntergang kühlt sich die Erde ab und ebenso tun dies auch die menschlichen Körper. Die Menschen wollen nun Ruhe.. Die Körper-Energie des Menschen kreist somit zwischen **warm und aktiv** am Tage und **kalt und passiv** in der Nacht! Die **Meridiane** sind demnach die **Leitbahnen** für die kreisenden Energien in den menschlichen Körpern. Im zwanzigsten Jahrhundert ist der Vergleich mit dem elektrischen Strom vermutlich verständlicher. Die Körperenergie wäre dann mit der elektrischen Energie, die Meridiane wären mit den elektrischen Leitungen zu vergleichen. Die Bestrahlung der Erde durch die Sonne hängt von der Wanderung der Sonne, von ihrer Bewegung ab - die Energie wandert von einem Erd-Areal zum anderen. Zu einer genaueren zeitlichen Bestimmung, wann welche Areale angestrahlt werden, dienen uns folglich die Meridiane. Sie verbinden **die Zeit mit dem Raum.** Die Meridiane dienen uns heute mehr als je zuvor und sie sind z.B. eine maßgebliche Hilfe für Kapitäne bei der Navigation von Flug- und Schiffsbewegungen, um Standort und Ziel am Himmel oder auf den Ozeanen bestimmen zu können.

Die Eigenschaften der Meridiane, ihre Bezeichnung und ihr Verlauf

Aus dem Nei-King: Über die Eigenschaften der Meridiane befragt, antwortete Chia Po: „Mit Hilfe der Meridiane kann der Arzt Disharmonie, d.h. „Krankheiten" erkennen. Ein Arzt muß den genauen Verlauf der Meridiane kennen, bevor er eine Behandlung durchführt".
Tatsächlich gibt die Einteilung des menschlichen Körpers in **Meridiane** und Zonen und deren jeweilige Zuordnung zu den inneren Organen dem Arzt die Möglichkeit, Erkrankungen von inneren Organen durch die Inspektion der äußeren Haut und des Gesichtes zu erkennen. Diese Art **Wechselbeziehung** zwischen äußeren und inneren Körperteilen ist bis heute in der naturwissenschaftlich orientierten Medizin so gut wie unbekannt. Alle Erscheinungen an der Haut oder im Gesicht können auf Störungen in den inneren Organen hinweisen und zwar schon in einem Stadium, wo z.B. auch durch Untersuchung mit „Ultraschall" noch keine wahrnehmbaren Organveränderungen festzustellen sind.
Die alten Weisen haben damals eine rötlich-bläuliche Verfärbung der Innenseite der Wangen als Hinweis auf einen Herzfehler erkannt, welches inzwischen ein von der modernen Medizin bestätigter Hinweis ist. An dieser Stelle kann man sich z.B. fragen, warum sich Hautveränderungen wie Pickel, Warzen oder Ekzeme manchmal nur auf ein bestimmtes Hautareal beschränken und oft nur auf einer Körperseite vorkommen. Es wird oft beobachtet, daß sich bei manchen jungen Frauen vor der Periode **rötliche Papeln** im Bereich der unteren Stirnmitte einstellen. Menschen, die an chronischen Harnwegsinfekten leiden, haben oft auch eine Hautunreinheit im Bereich des Kinns. Die naturwissenschaftliche Medizin des Westens deutet Hautirritationen

oftmals als äußerliche Hauterkrankungen, obwohl bekannt ist, daß Hautveränderungen oft ein Hinweis auf gestörte innere Organe sind, wie z.B. bei Scharlach, Masern oder Windpocken. Alle diese Erkrankungen verursachen einen Hautausschlag, der als ein Hinweis auf gestörte innere Vorgänge zu verstehen ist und nicht als **Hautkrankheit**! Demnach kann z.B. ein Ekzem Ausdruck eines Ausstoßens von sich im Körperinneren befindlichen Stoffen sein, die der Körper ausscheiden will. Tritt ein Ekzem, Pickel oder Furunkel irgendwo an der Körperoberfläche auf, muß man sich fragen, warum sie genau an dieser Stelle erscheinen und nicht anderswo, z.B., warum befinden sie sich eben genau am Ellenbogen oder Unterschenkel? Eine solche Frage wird in der westlichen Medizin nicht gestellt, sie wurde jedoch in der alten chinesischen Medizin gestellt, wodurch die alten Weisen bis heute der naturwissenschaftlichen westlichen Medizin voraus sind, da die Aufgliederung der Körper durch die Meridiane und die Zuordnung der Haut-Zonen zu bestimmten inneren Organen jeden Arzt in die Lage versetzt, jegliche Erscheinung an der Haut, außer den durch äußere Verletzungen bedingten Erscheinungen, als Hinweis auf eine Störung eines bestimmten Körperorgans zu werten ist. Wie bereits ausgeführt, stellt der Verlauf eines Meridians die Verbindung zwischen den einzelnen inneren Körperorganen und den ihnen zugeordneten Hautzonen oder „Arealen" an der Körperoberfläche her. Der Verlauf der **Meridiane** gibt die Richtung, den Ort und die Zeit der zirkulierenden Energien an!

Diesem Zweck dienen dem Menschen: **Je zwölf Hauptmeridiane** und **zwölf Verbindungsmeridiane**, (wobei die Zahl „zwölf" die Entsprechung zwischen dem Makrokosmos und dem Mikrokosmos symbolisiert), weitere **fünfzehn Nebengefäße** und **zwei übergeordnete** Meridiane (TUMO / JENMO). Durch den Verlauf all dieser Meridiane und ihrer Verbindungen unter- und miteinander entsteht ein **Energie-Netzwerk**, das die Körperoberfläche umspannt und alle **inneren Organe** des Menschen durchdringt, ein Energiewerk, das mit der elektrischen Spule in einem Elektrizitätswerk vergleichbar ist. Die

Bezeichnung „Hauptmeridian" weist auf die Verbindung zwischen dem Körperinneren und der Körperoberfläche hin. Die Hauptmeridiane werden nach den **fünf Hohlorganen Magen, Dünndarm, Dickdarm, Gallenblase und Harnblase**, benannt. Sie werden der mehr **bewegenden Energie = Yan** zugeordnet. Sie leiten die kosmische Energie von der Außensphäre in das Körperinnere. Sie beginnen an den Fingern bzw. Zehen, verlaufen über die Körperoberfläche, um dann an einem Punkt (dem Endpunkt an der Körperoberfläche) in das Körperinnere einzudringen bis sie jeweils eines der inneren Speicherorgane erreichen, wo sie enden. Die restlichen fünf werden nach den **fünf Speicherorganen** benannt. (Dieses sind: Lunge, Herz, Leber, Milz/Pankreas, Nieren). Sie beginnen jeweils an einem der inneren Organe, wo der entsprechende YAN-Meridian sein Ende hat, um von da aus in das Körperinnere zu verlaufen bis zu dem Punkt, wo sie an die Körperoberfläche hervortreten.

Von da verlaufen sie an der Körperoberfläche bis sie an einem Punkt an den Endgliedern der Finger bzw. Zehen enden, wo sie Yin-Energie nach außen hinausleiten. Diese Meridiane werden der mehr **ruhenden Energie YIN** zugeordnet. Dadurch entsteht ein Kreis zwischen je zwei Meridianen, einem Yan- und einem Yin-Meridian. **Die Verbindungsmeridiane** stellen, wie schon ihr Name sagt, eine Verbindung zwischen den einzelnen Hauptmeridianen her. Sie tragen den Namen jener Hauptmeridiane, an denen sie ihren Anfangspunkt haben. Die **fünfzehn Nebengefäße** wiederum stellen eine Verbindung zwischen den Hauptmeridianen und der Körperoberfläche her. Außerdem bilden sie die Verbindung zum **Sehnenzug.** Sehnen und Muskeln stellen in der T.C.M. eine Einheit dar, was manche Schmerzausstrahlung von den Fersen bis zum Kopf und umgekehrt erklärt. Die **beiden übergeordneten Meridiane** teilen den Körper der Länge nach in zwei Teile, der eine am vorderen Teil des Körpers (dem Bauch), der sog. Konzeptions-Meridian, der andere an der hinteren Körpermitte (dem Rücken) verlaufend, der sog. Lenker-Meridian. Somit wird die Körperoberfläche ähnlich der Erd- wie auch der Himmelskugel von sechs Längs- und sechs Quer-Meridianen aufgeteilt. Die längs befindlichen Meridiane verlaufen vom Kopf zum Fuß oder umgekehrt. Die quer befindlichen Meridiane verlaufen von den Armen zum Kopf oder zur Brust hin. Die Meridiane stellen für die Energie keine scharfe Abgrenzung dar, sondern sie bilden fließende Übergänge von dem einen zum nächsten Meridian. Hierdurch entstehen sogenannte **Wirkungssphären** („Energiefelder") und es bestehen **wechselseitige Beziehungen** vom einen Meridian und seinen Organen zu den Nachbarmeridianen und deren Organen.

Die Wirkungssphären („Energiefelder") der Meridiane

Die in den Meridianen fließende Energie strahlt in ihre Umgebung aus. Die Meridiane sind bildlich mit einem Magneten und dessen Energiefeldern und -linien zu vergleichen. Die Energie eines jeden Meridians überlappt mit der Energie des jeweils benachbarten Meridianfeldes, so daß es zu einer wechselseitigen Einwirkung der Energien der Meridiane untereinander kommt. Die Energiefelder wandern mit den fließenden Energien von einem zum anderen Meridian. Durch zeitliche Bestimmung nimmt der Heilkundige eine Veränderung wahr. Dies wird als Störung der Energiezirkulation bezeichnet. Friert z.B. ein Mensch in der Mittagszeit, deutet das auf eine gestörte Zirkulation seiner Energien hin. Ist das Frieren zu bestimmter Zeit besonders stark, z.B. zwischen 9.00 und 11.40 Uhr, kann dies auf mangelnde Energien im Magen hinweisen.
Wechselwirkung oder Wechselbeziehung sind die Bezeichnungen für ein täglich zu beobachtendes Phänomen, das jeder Mensch an sich selbst beobachten kann. Es ist dies das Phänomen, daß die Menschen über ein Organ Reiz wahrnehmen, und sofort danach eine Reaktion in einem anderen Organ verspüren. Riecht z.B. jemand den appetitanregenden Geruch von Speisen, spürt er sofort darauf ein Hungergefühl im Magen. Selbst der bloße Anblick von appetitanregenden Speisen kann dieselben Hungergefühle im Magen auslösen. Demnach muß

man eine **Wechselbeziehung zwischen der Nase bzw. den Augen und dem Magen bzw. zwischen dessen jeweiligen Funktionen** annehmen. Die Meridiane stellen somit eine Verbindung zwischen sämtlichen Körperteilen und Organen her, sie verbinden das **Innere mit dem Äußeren, das Obere mit dem Unteren**, die **linken mit den rechten Körperteilen**. Es ist verständlich, daß dadurch eine Wechselbeziehung zwischen allen Körperteilen besteht. Sie ist durch die Existenz der Meridiane klar aufgezeigt. Die alten Weisen fanden noch mehr heraus. Sie entdeckten, daß die Reizung bestimmter Punkte der Meridiane an der Körperoberfläche eine besondere Wirkung an bestimmten inneren Organen oder in anderen Gliedern des Körpers hervorruft. Zur zielgenauen Reizung dieser Punkte verwendeten die alten Weisen besondere Hilfsmittel und zwar verschiedene Nadeltypen. Die Weisen fanden weiter heraus, daß die Reizung mit Nadeln eine abschwächende oder anregende und stärkende Wirkung auf die Erfolgsorgane hat. Hieraus entwickelten sie eine Kunst, die sie zur Behandlung verschiedener Erkrankungen anwendeten.

Diese Kunst ist im Westen unter der Bezeichnung **Akupunktur** (Nadelstechen) bekannt geworden. Einige der bekanntesten Punkte mit besonderer Heilwirkung sind als Hauptpunkte der Akupunktur bekannt. Tonsierende Punkte sind Punkte, die man nadelt, wenn eine Stärkung des Energieflusses erwünscht ist. Dispersierende Punkte sind Punkte, die eine Abschwächung des Energieflusses bewirken. Quellpunkte sind jene Punkte, an denen ein Meridian an der Körperoberfläche beginnt („Quelle" des Energieflusses). **Zustimmungspunkte** sind Punkte zur Unterstützung einer Behandlung der Hauptpunkte. Alarmpunkte werden für die Früherkennung von Funktionsstörungen („Erkrankungen") benutzt. Sie sind meist druckempfindlich, wenn ihnen zugeordnete Organe erkrankt sind und liegen verstreut an Schädel, Brust und Rücken. Lo-Punkte leiten die Energie von einem Meridian zum anderen. Um die Akupunkturpunkte genau zu lokalisieren, erfanden die alten Weisen eine besonders dafür geeignete Masseinheit, den sog. „Cun".

Kapitel III - 3. Teil

Über die chinesischen Maßeinheiten für den Menschen - Die Proportionalität und Relativität

Auf Grund der Erkenntnisse über die Miniaturabbildungen der menschlichen Organe an der Oberfläche des Körpers und bedingt durch die Anwendung dieser Erkenntnisse bei der Behandlung mit Akupunktur, sahen sich die alten Weisen mit einem neuen Problem konfrontiert. Die Miniaturabbildungen der Körperorgane, ob am Ohr oder an anderer Stelle, nehmen nur einen winzig kleinen Platz in Anspruch, oft nur so groß wie eine Nadelspitze. Bei einer Behandlung mit Akupunktur muß daher die genaue Lage der Punkte am Körper festgestellt werden. Die in China damals angewandte Maßeinheit, der sog. Fuß (= 22 cm), hätte hierbei hilfreich sein können. Dies war jedoch problematisch, da die Lage der Akupunkturpunkte auf dem menschlichen Körper nicht mit einem festen Maß zu lokalisieren ist.
Im 20. Jahrhundert benutzen die Mediziner im Westen das Metermaß bzw. den Zentimeter als Maßeinheit. Bei der alten chinesischen Fußeinheit, wie beim heutigen metrischen Längenmaß handelt es sich um starre Maßeinheiten, d.h. nicht um eine jeweils verschiebbare Länge, die relativ ist, sondern um eine fixierte Länge. Daher sind beide Maßeinheiten ungeeignet für die Ermittlung eines Punktes am Körper des Menschen, weil die Körperoberfläche bei den einzelnen Menschen variabel, d.h. unterschiedlich hinsichtlich der individuellen Gestaltung ist. Man kann zwar mit dem Zentimetermaß die gesamte Länge eines Menschen messen, nicht aber einen besonderen Punkt, z.B. am Bauch! Weil die Lage eines Punktes am Bauch variabel ist, hängt die Lage des Punktes vom Körperbau des Menschen ab, und zwar davon, ob er dick oder dünn ist. Denn ein Punkt, der bei einem dünnen Menschen drei Zentimeter oberhalb des Nabels liegt, liegt bei einem dicken Menschen nicht an derselben Stelle. Die Lage der Akupunkturpunkte am Körper ist somit relativ und hängt folglich von der

Größe bzw. Dicke des Menschen ab. Deshalb lehnten die alten Weisen die Bestimmung oder Lage eines Punktes am Körper mittels der chinesischen Fußeinheit ab. Die alten Weisen waren zu sorgfältig, um sich mit einer ungenauen Messung zufrieden zu geben! Statt dessen

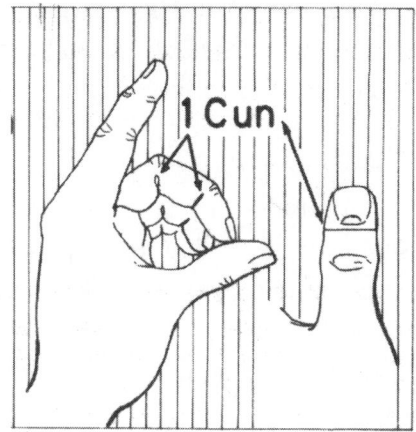

Abb.: Der „Cun"

suchten sie eine Maßeinheit, die zugleich relativ (variabel) und individuell ist und sie fanden diese in einer verschiebbaren, individuellen Maßeinheit, d.h. eine Maßeinheit, die von der Körpergröße des Menschen abhängig ist. Die alten Weisen gaben dieser Maßeinheit den Namen „Cun". Der „Cun" als Maßeinheit ist zwar bei ein- und demselben Menschen immer gleich groß, er kann aber nicht zur Messung bei anderen Menschen dienen. Der „Cun" entspricht der Breite der Daumennägel in der Mitte des Nagels. Außerdem ist er genauso groß wie das mittlere Glied der Mittelfinger. Der „Cun" ist folglich von der Körpergröße ein- und desselben Menschen abhängig. Mit Hilfe des „Cun" kann man daher immer wieder die Lage eines Punktes bei ein- und demselben Menschen genau feststellen, d.h. man verwendet den „Cun" eines Patienten bei seiner Behandlung als individuelle Maßeinheit, welche somit allein für diesen Menschen gültig ist. Der „Cun'" als individuelle Maßeinheit brachte die alten Weisen zudem auf die Ideen von der Relativität und der Proportionalität.

Relativität

impliziert, in ein Verhältnis zu setzen und miteinander zu vergleichen. In Bezug auf den Menschen wurde die unterschiedliche Körpergröße verschiedener Menschen im Verhältnis zueinander gesehen und miteinander verglichen. So ist der eine Mensch groß und dennoch nur relativ groß, wenn er/sie im Verhältnis zu anderen, größeren Menschen gesehen wird. Wenn aber z.B. jemand einen Meter und fünfzig Zentimeter groß ist, ist er relativ groß im Vergleich zu seiner Schwester, da die Schwester nur einen Meter und zwanzig Zentimeter groß ist. Die Schwester ist also relativ klein im Vergleich zu ihrem großen Bruder. Dieses relative Verhältnis hat die alten Weisen veranlaßt, nach einer relativen Messeinheit zu suchen. Nachdem sie den „Cun" gefunden hatten, haben sie die Proportionalität entdeckt als Möglichkeit, normales Wachstum von Menschen von abnormem Wachstum zu unterscheiden.

Proportionalität

bedeutet „Größenverhältnis", d.h. z.B. die Größe eines Organs im Verhältnis zu einem anderen Organ bei ein- und demselben Menschen. Beim Wachstum eines Menschen müssen alle seine Glieder und Organe (wenn es sich um normales Wachstum handelt) in einem bestimmten Größenverhältnis zueinander stehen. Wenn die Proportionen nicht stimmten, nahmen die alten Weisen an, es handele sich um gestörtes Wachstum. Wenn z B. der Kopf im Verhältnis zu einem kleinen Körper zu groß ist (wie z.B. bei einem Wasserkopf), muß man in einem solchen Fall ein gestörtes Größenverhältnis annehmen. Wenn jemand ein kurzes Bein und ein langes Bein hat, weist dies ebenfalls auf ein gestörtes Größenverhältnis hin. Bei beiden Beispielen handelt es sich um offensichtliche Fälle von gestörten Proportionen. Das Interesse der alten Weisen galt jedoch auch allen anderen Körper- bzw. Gesichtsteilen. Sie betrachteten eine große oder kleine Nase, große oder kleine Augen, ein schmales, langes oder breites, eckiges Gesicht als einen Hinweis auf gestörte Größenverhältnisse infolge einer in dem betreffenden Menschen vorherrschenden Hauptemotion. Hat z.B. jemand eine lange Nase in einem kleinen Gesicht, so haben die alten Weisen diese lange Nase als Hinweis auf eine starke Neigung zu Melancholie und Kummer bei dem betreffenden Menschen gedeutet. Große Augen wurden als Hinweis auf Offenheit und Sanftmut verstanden. Lag ein Mißverhältnis zwischen der Körpergröße und der Größe der Hände vor, so wurde dieses Phänomen als Störung in der Entwicklung der Körperteile gedeutet, bedingt durch die während der Schwangerschaft im „Großen Universum" herrschenden Kräfte. Jedes Körperteil unterliegt demnach während der Schwangerschaft dem Einfluß der sich ständig verändernden Verhältnisse der im „Großen Universum" wirkenden äußeren Energien. Zur Berechnung des Einflusses dieser aus dem Kosmos wirkenden Energien nahmen die alten Weisen die Sonnenbewegung im Verhältnis zu den Fixsternen als Maßeinheit, eine Kunst, die später in der Astrologie entartete. Um die Größenrelationen (Proportionalität) bei den Menschen angeben zu können, haben die alten Weisen alle Körperteile gemessen. Liegen normale Proportionen vor, weist dies auf Ausgeglichenheit und Harmonie bei den betroffenen Menschen hin. Nach den Erkenntnissen der alten Weisen sollte z.B. bei ein- und demselben Menschen die Stirnhöhe der Breite seiner Hand entsprechen. Wenn weiter die Stirnhöhe drei „Cun" Länge (der eigene „Cun") und die Stirnbreite neun „Cun" Länge beträgt, sollte die Oberschenkellänge doppelt so groß wie die Stirnbreite sein, d.h. achtzehn „Cun". Da die Oberarmlänge die Hälfte der Oberschenkellänge beträgt mißt sie daher neun eigene „Cun"!

Proportionen und Relativität in Zusammenhang mit dem menschlichen Charakter

Es gibt Menschen, deren Körperbau unproportioniert ist. Diese Menschen sind unzufrieden und oft anfälliger gegenüber Erkrankungen als es andere sind. Wenn der Kopf z.B. zu groß oder der Körper im Verhältnis zum Kopf klein ist, handelt es sich um Menschen mit starkem Geist und schwachem Körper. Wenn der Körper groß, die Hände klein sind, handelt es sich um Menschen, die mehr sein wollen als sie können. Sie leben in Disharmonie mit sich selbst. Wenn der Körper klein, der Bauch groß ist, handelt es sich um Menschen des Erdetyps. Alle diese Menschen sind durch ihren unproportionalen Körperbau unzufrieden und für viele Erkrankungen anfällig. Menschen mit starkem Geist und schwachem Körper oder starkem Körper und schwachem Geist, schwachem Körper und starkem Willen bzw. schwachem Willen und starkem Körper leben in schwerer Disharmonie.

Kapitel III - 4. Teil - Yin (Yinn) und Yan (Yann)

Definition: Yin und Yan sind chinesische Zentralbegriffe. Der YAN ist der Oberbegriff für die **bewegenden Energien,** der YIN für die **ruhenden Energien**

Einleitung: Die Grundidee des YIN-YAN ist die Zentralisation der Natur-Phänomene, um die Gemeinsamkeit bzw. Ähnlichkeit der Naturphänomene besser zu verstehen und einfacher begreifen zu können. Im medizinischen Bereich kann sie die Erkennung von Erkrankungen und ihrer Ursachen sowie deren Behandlung sehr erleichtern. Derartige Gedanken sind auch der westlichen Medizin nicht fremd und sie sind sogar Kern der medizinischen Lehre. So werden verschiedene Beschwerden und Erscheinungsbilder zu einer Krankheit zusammengefaßt. **Diagnose** heißt nichts anderes als die Zusammenfassung vieler verschiedener Beschwerden und des Organ-Befundes zu einem zentralen Begriff, dem Namen einer Krankheit.

So werden Husten, Schnupfen, Zerschlagenheitsgefühl mit eventuellem Fieber, Kopf-, und Halsschmerzen unter einem Begriff als „Grippe" oder „Infekt" zusammengefaßt. Die späte Entwicklung dieser Zentralisation im Westen entartet jedoch, indem man dann jede einzelne Beschwerde mit einem eigenen Namen versah. Als Beispiel sei hier der einseitige Kopfschmerz erwähnt, dem der Name „Migräne" zugelegt wurde. Als Folge dieses Phänomens existieren in der westlichen Medizin Tausende von Krankheiten, die nur den Namen von Beschwerden ausmachen. Die Folgen dieser Entwicklung sind schwerwiegend. Sie führt z.B. dazu, daß eine einzige Krankheit als Kombination aus mehreren Beschwerden gleichzeitig mit mehreren verschiedenartigen Arzneien behandelt wird. Bei einer Grippe werden beispielsweise gleichzeitig sowohl Husten-, Schnupfen- als auch Kopfschmerzmittel verordnet, so daß Neben- und Kreuzwirkungen der verschriebenen Arzneimittel gar nicht mehr eingeschätzt werden können. Die alten Weisen sahen und erkannten dieses Problem Jahrtausende vor unserer Zeit. Als die T.C.M. in Tausenden von

Krankheitsbildern und Beschreibungen von Krankheiten auszuufern drohte, gab es ca. 900 v. Chr. eine Bewegung, welche sich der Mühe unterzog, all diese Begriffe und Erkrankungen auf einen gemeinsamen Nenner zurückzuführen. So wurden alle Erkrankungen auf zwei Ursachen zurückgeführt, auf die Wärme „Yan" oder die Kälte „Yin". **Hierbei steht Wärme für die bewegende Energie** und sie ist unter dem Zentralbegriff „Yan" zu fassen. **Kälte kennzeichnet** die **ruhende Energie** und sie wird mit dem Zentralbegriff „Yin" benannt. Wenn die Beweglichkeit beeinträchtigt ist, kommt es zur YAN-Störung, wenn die Ruhe gestört ist, fällt dieses in den Yin-Bereich. Emotionen werden dem YAN, Gemütslagen dem Yin zugeordnet. Und so wird Mut der Angst entgegengestellt, weiß der Farbe schwarz, die Tageszeit der Nachtzeit, das Helle dem Dunklen, das Warme der Kälte usw. Während der Mut, die Tageszeiten, Wärme dem YAN-Bild zugehören, fallen Angst, Dunkel-Nacht-Zeit, Kälte in den Bereich der Yin-Bilder.

Praktische Bedeutung des YAN und YIN
Durch die Zentralisation des Krankheitsgeschehens wie auch der Erkrankungen des Menschen erkennt man den Ursprung des Geschehens bzw. der Krankheit und behandelt den Erkrankten entsprechend. So greift bei kalter Wetterlage die Kälte als natürliche Energie den Körper eines Menschen an, der sich der Kälte zum Teil schutzlos ausgesetzt hat. Wenn die Kälte in den Körper eindringt, wird das Gleichgewicht zwischen der Körperwärme und der Körperkälte gestört. Der Erkrankte leidet an Steife in den Muskeln, an Kälteschauern, er fröstelt und friert. Die chinesische Diagnose ist dann: das Yin verdrängt das Yan, man muß daher als Behandlung dem Körper Wärme zuführen.

Kapitel III - 5. Teil - Symbole im alten China

> Das Tao umfaßt alle Dinge und läßt sich nicht durch Worte ausdrücken.
> *Lia Tsi*

Definition: „Symbol" heißt Zeichen, Sinnbild oder Zeichnung für einen Begriff

Auf Zeichnungen von Bildern und Symbolen aus der Ur-Geschichte der Menschheit stößt man heute vor allem bei Ausgrabungen überall in der Welt. Bei den meisten Zeichnungen handelt es sich um offene Darstellungen von kriegerischen Handlungen, welche die betreffenden Ereignisse verewigen. Die alten ägyptischen, babylonischen oder persischen Zeichnungen wurden auf Fels gemeißelt oder auf Tafeln aus gebranntem Ton eingraviert. Im alten China dienten Symbole einem anderen Zweck. Die chinesischen Symbole stellen eine Form von lehrmäßigen Texten dar, in denen die alten Weisen ihre Erkenntnisse in komprimierter Form zum Ausdruck brachten. Diese Erkenntnisse wurden in verschlüsselter Form in die alten Schriften gezeichnet und aufbewahrt. Der Zugang zu den Schriften wurde nur Eingeweihten gewährt.

Entwicklung der Symbolform im alten China: Die ältesten Symbole aus der Zeit zwischen 2.100 - 1.600 v. Chr. sind einfache Striche oder sog. Balken. Ein dicker langer Balken ist Sinnbild des Yan. Ein dikker, geteilter Balken ist Sinnbild des Yin (siehe Bild). Die spätere Entwicklung (ca. 1.000 v. Chr.) führt zu den Symbolen des Kreises, die dann zu den wichtigsten Symbolformen wurden.

Trigramm ist die Bezeichnung für die Basis und die Anfänge der Symbole, die sich auf das YIN/YAN beziehen, aus dem die ersten vier Stufen und später die acht Trigramme entstanden sind. Aus diesen können dann wiederum mathematische Kombinationsmöglichkeiten entstehen (siehe Bild). Trigramme sollen nach dem „Buch der Wandlungen" den Menschen, die sie deuten und somit verstehen können, eine Möglichkeit geben, zukünftige Ereignisse vorherzusagen. Der Niedergang und die Entartung dieser Kunst sollte dann später bei angeblichen Wahrsagern enden! Für viele Menschen, vor allem rational denkende, klingen Ausführungen über derartige Künste lächerlich und irrational. Die Realität lehrt uns anderes. Gewiß, die Zeiten haben sich geändert. Wir leben im Zeitalter der Berechenbarkeit, der Realitäten, der Logik, der Technik und der Rationalität. Trotzdem kann dieses äußere Gewand der Zivilisation gewisse Wahrheiten nicht verbergen. Auch in unserem Zeitalter, dem 20. Jahrhundert, können die Menschen auf die Mittel und Wege der **Vorhersage** nicht verzichten. Tagtäglich blicken Millionen von Menschen, Rationalisten und Irrationalisten, in die Flimmerkiste „Fernsehen", um der **Wettervorhersage** zu lauschen.. Bei jeder Parlamentswahl verfolgen Millionen von Menschen in allen Ländern der Erde am Bildschirm die Ergebnisse von Hochrechnungen, welche ihnen vorhersagen sollen, wie der Wahlausgang sein wird. Weder in der Wirtschaft noch in der Politik kann man heutzutage auf **Prognosen** (Voraussagen) hinsichtlich der Zukunft verzichten. In der modernen Medizin bedeutet „Prognose", daß der Arzt eine ungefähre, spekulative an der Wahrscheinlichkeit orientierte Aussage über den Ausgang einer Krankheit macht. Die alten Weisen Chinas stützten sich keineswegs auf Spekulationen und Vermutungen - wie es in der modernen Wissenschaft noch heute zum Teil der Fall ist. Sie stützten sich vielmehr auf die genaue Beobachtung der Natur und ihrer Phänomene und leiteten ihre Regeln und Gesetze für eine Vorhersage aus der Natur und damit von unverfälschbaren Wahrheiten ab.

Trigramm und Oktagramm
Trigramm und Oktagramm[7] im Buch der Wandlungen „I-Ging":

---

[7] in vielen Texten werden die Oktagramme fälschlich als Hexagramme bezeichnet

Im „Buch der Wandlungen"[8] tauchen die ersten und ältesten Symbole als Balken auf. Es sind einfache Zeichnungen, aus Querstrichen (auch Balken genannt) bestehend. Sie sollen die Schöpfung, den Ur-Wandel, das Ur-Entstehen symbolisieren. Das erste Symbol war ein einfacher dicker Quer-Balken, aus dem ein langer und zwei kurze hervorgingen. Im späteren Text erscheinen Symbole, die aus drei Teilen bestehen, die sog. Trigramme. Die erste mathematische Kombinationsmöglichkeit mit dem Trigramm ergab acht verschiedene Kombinationen. Es sind die sog. Oktagramme. Sie werden in Kreisform angeordnet, was verdeutlicht, daß es sich um einen Kreislauf handelt. Trigramme sind von den Naturphänomenen abgeleitet und spiegeln das Gesetz des Universums wider. Das Naturgesetz der Wandlung besagt, daß alles im Kommen und Gehen, Entstehen und Vergehen, Wachstum und Zerfall ist. Der Ursprung aller Kreisläufe in der Natur wird nach dem Gesetz der Wandlung durch die acht Basis-Trigramme und ihre Anordnung in Kreisform symbolisiert. Aus dem Acht-Basis-Trigramm kann man mathematisch vierundsechzig verschiedene Kombinationsmöglichkeiten ableiten. Die Menschen sollen in ihrer DNS vierundsechzig genetische Codes haben (s. bei Martin Schonberger „The Hidden Key to Life"). Ein Zufall!
Praktische Bedeutung: Die Zuordnung z.B. der Kinder in einer Familie zu den Naturphänomenen und der Vergleich mit Tieren soll auf die natürliche Stellung der Kinder in der Hierarchie der Familien und die dadurch - möglicherweise - erworbenen Grundcharakterzüge hinweisen. Der erworbene Grundcharakter in Verbindung mit dem angeborenen Charakter und den Lebensperioden, machen das Wesen eines Menschen aus. Das Wesen eines Menschen ist die Grundlage all seiner Stärken und Schwächen und auch. seiner Anfälligkeit gegenüber Erkrankungen. So entsteht das sog. Vierundsechzig-Trigramm (s. Abb.). Die Trigramme sind die Basis für alle Kreisläufe in der Natur und für das mögliche Entstehen und Vergehen durch die Wandlung.

---

[8] „Buch der Wandlungen" - eines der ältesten Bücher Chinas, in dem die Naturgesetze der Wandlung, ihre Einflüsse und Wirkung auf den Menschen erklärt werden

Durch die Analogien ist die Möglichkeit einer Voraussage gegeben (s. Abb.). Nachdem die natürlichen Phänomene dem Basistrigramm zugeordnet worden sind, kann man z.B. folgendes ableiten:
Die Schöpfung im Himmel wird auf Erden durch den Familienvater symbolisiert. Der Vater als männliches Wesen wird mit der Stärke eines Pferdes und mit dessen Charakter in Verbindung gebracht. Die Mutter wird der Erde zugeordnet und ihr Charakter insofern mit dem einer Kuh verglichen, weil diese fügsam ist und Nahrung spendet. Es

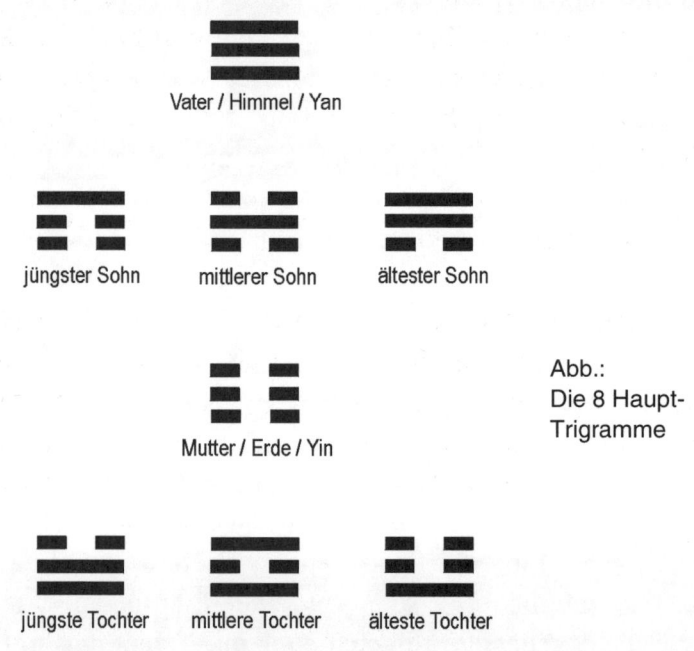

Abb.: Die 8 Haupt-Trigramme

besteht die Möglichkeit, daß aus dieser Ehe sechs Kinder hervorgehen (als Ergänzung für zwei aus acht Trigrammen in dem Okta-Trigramm): Dschuen, der älteste Sohn, stellt den Donner und einen Drachen dar, welcher die anderen unterdrückt. Sun, die älteste Tochter, wird mit den Hühnern verglichen, die sich unterordnen. Kan, der mittlere Sohn, ist von einer Wesensart, die der Wesensart von Schweinen ähnelt, denn er ist nachlässig, lenkbar, nimmt alles hin. Der jüngste Sohn (Gen) ist wie ein Hund, treu und wachsam. Die mittlere Tochter (Li) stellt das Feuer dar, das zum Himmel emporfliegen will wie ein Fasan. Die jüngste Tochter (Dui) steht für ein Schaf, das den Männern gefällt.

Diese Aufgliederung soll eine Vorhersage möglich machen, was eine Familie an Nachwuchs zu erwarten hat. Aus dem Trigramm wurde später das sog. **I-Ging** entwickelt, ein Orakelbuch, dem man großen praktischen Nutzen zuerkannte. Es legt die acht Trigramme zugrunde, um mögliche Voraussagen zu machen und wer an Weissagungen glaubt, kann das I-Ging somit als Orakelbuch benutzen. Das Buch enthält viele Lebensweisheiten. Als Beispiel sei hier folgendes dargeboten: „Nur wer in der Mitte ist, hat die Freiheit in jede Richtung zu gehen".

Monade - Diade – Triade

Definition: Die Monade ist ein Symbolzeichen. Das Symbol besteht aus einem Kreis. Das Innere des Kreises wird durch eine S-förmige Linie in zwei gleich große Hälften eingeteilt. Die eine Hälfte ist schwarz, der andere weiß. Im schwarzen unteren Teil befindet sich ein kleiner weißer, im weißen oberen Teil ein kleiner schwarzer Kreis.

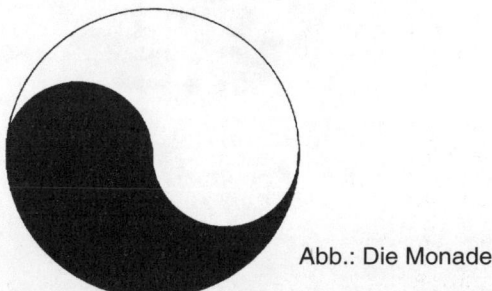

Abb.: Die Monade

Der Begriff „Monade" ist seit der Zeit Platons in Europa bekannt. Um die Deutung dieses Symbols mühten sich u.a. Leibniz, Kant und in der modernen Zeit W. Krammax und Honigswald. Ihre Deutungen entsprachen nur zu einem Teil dem zugrunde liegenden chinesischen Sinn. **Die Monade gilt in Europa als Zeichen der Unteilbarkeit einer Einheit**, eine Deutung, die der alten chinesischen Deutung nicht entspricht. Die alten Weisen sahen in der Monade gerade umgekehrt ein Symbol der **Rückkehr zum Ursprung zur Einheit.** Die chinesische Monade stellt die Gesamtheit aller Begriffe und somit die Vollkommenheit schlechthin dar. Nur Bruchteile aus der chinesischen Geisteswelt dürften auf dem Weg über die Seidenstraße bis nach Europa durchgedrungen sein. Eine Entschlüsselung blieb daher unvollkommen.

Chinesische Diade
Beschreibung: Die chinesische Diade besteht aus **sechs Teilen** (die Anzahl der Teile ist kein Zufall[9]). Der äußere Teil ist ein Ring. Dieser **äußere Ring** wird durch eine S-förmige Kurve in zwei gleiche ineinander hineinragende Teile geteilt. Die S-Kurve ist eine **Sinuskurve**.

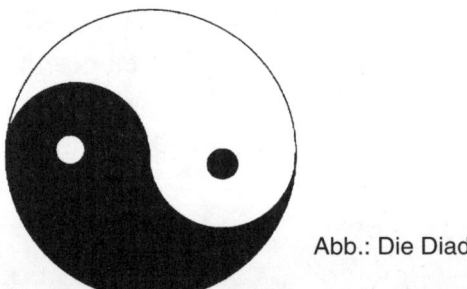

Abb.: Die Diade

Eines der Teile ist **schwarzfarbig.** Doch in seiner Mitte umschließt er einen kleinen **weißen Kreis** (5). Der andere ist **weißfarbig** und schließt in seiner Mitte einen kleinen **schwarzen Kreis** (6) ein.

Die Enträtselung der chinesischen Diade: Der erste Teil der Monade - **der äußere Ring**: Der Ring hat mehrere Bedeutungen. Somit ist die Diade ein in mehrfacher Weise zu deutendes Symbol: Der kreis-

---

[9] die Zahl „sechs" ist nach der chinesischen Anschauung die erste irdische Zahl

förmige Ring schließt ein Feld ein, grenzt damit etwas gegeneinander ab. Dadurch ist die Monade Ausdruck für die Geburt einer Existenz - für das **„Sein"**, für die Verkörperung der **Materie,** für die **Ruhe.** Der kreisförmige Rand des Ringes ist Symbol der **Weichheit**, der **vollendeten Anpassung,** der **Ausdauer,** der **Materie**, der **Beständigkeit,** der **Ruhe.** Alle Naturphänomene mit zyklischem Verlauf wie **Tag und Nacht**, die **Jahreszeiten**, Leben und Tod, **Entstehen und Vergehen**, werden durch einen Kreis symbolisiert. Man spricht von einem **Kreislauf.** Der äußere Rand des Ringes ist Symbol der **Wiederkehr**, der **Beständigkeit**, der **Ewigkeit**. Der Kreis drückt keine Zeit aus, ist Symbol der **Zeitlosigkeit** und gleichzeitig Basis der **Zeiteinteilung.** Daher ist die Monade Symbol der **Gegensätze in der Einheit.** Der Kreis ist Symbol der Gleichheit und Verschiedenheit in einem. Der jeweilige Umfang oder Flächeninhalt eines Kreises kann sehr verschieden sein. Trotzdem bestehen alle Kreise aus 360°.

Der zweite Teil der Diade: die S-förmige Sinuskurve: (den Kreis auf gerader Mittel-Linie bewegen lassen): Die Sinuskurve wird in der modernen Physik, Mathematik und Mechanik als Symbol für die Bewegung der Gegenstände verwendet und ist nicht ersetzbar. Der Ursprung dieses Symbols liegt wie bei vielen anderen mathematischen Symbolen in der chinesischen Monade und es symbolisiert die Bewegung des Kreises einmal um seine eigene Querachse und zum anderen an der Achse entlang. So entsteht eine spiralförmige Längsbewegung um die eigene Achse. Sie symbolisiert den um seine eigene vom Zentrum ausgehende Linie sich drehender Kreis und ist Symbol der beiden Hauptbewegungsformen, der sich drehenden und der geraden Bewegung. Die Sinuskurve zeigt die Gesetzmäßigkeit der bewegenden Elemente, Perioden und ihre Nachwirkungen an. Ein Beispiel hierfür ist der Sturm (siehe Kapitel „Bewegung"). Die S-förmige Aufteilung des Kreisinneren in zwei Felder läßt das schwarze Feld in das weiße hineinragen und umgekehrt. Dies weist auf die fließenden Übergänge von Yan zu Yin, von Tag zur Nacht hin. Die Sinuskurve symbolisiert weiterhin den **Ausgleich zwischen dem schwarzen und**

dem weißen Feld, zwischen dem **Yin** und **Yan** im allgemeinen, d.h. die ruhende Yin-Energie und die bewegende Yan-Energie streben danach, immer wieder ein Gleichgewicht herzustellen. So ist die Sinuskurve ebenso Ausdruck einer kreisenden Bewegung.

Der dritte Teil der Diade: Das schwarze Feld im großen Kreis: Das schwarze Feld im Kreis ist Symbol der Dunkelheit, der Nacht, weil es in der Nacht dunkel ist, und der Kälte, weil es in der Nacht kalt ist. Die schwarze Farbe füllt die Hälfte des Kreises und sie ragt mit halber Kreisform in das weiße Feld hinein. Dies symbolisiert das Streben nach Ausgleich als auch die fließenden Übergänge ohne scharfe Abtrennung - wie dies etwa der Fall wäre, wenn etwas durch eine gerade Linie getrennt wird. Schwarz symbolisiert außerdem die Ruhe, weil es in der Nacht ruhig ist. Es ist Symbol des Strebens nach Gleichgewicht, weil Gleichgewicht das Streben nach Ruhe ausdrückt. Gleichgewicht heißt, daß Menge, Raum und Zeitraum als konstant anzusehen sind.

Der vierte Teil der Monade: Der kleine, weiße Kreis im schwarzen Feld des großen Kreises: In der Mitte des schwarzen Feldes ist ein kleiner weißer Kreis plaziert. Er ist Symbol des Yan im Zentrum der Yin, somit auch Symbol der bewegenden Energie, die von der Materie umschlossen ist. Er kann auch als verborgene Yan-Energie in der Materie betrachtet werden. Die Yan-Energie hält den Körper der Materie zusammen und schützt ihn vor dem Zerfall. Der Kern im Samen einer Pflanze oder der Keim in dem Ei eines Lebewesens, die, je nach Konstellation, die Umhüllung sprengen können, um zu wachsen und sich zu verändern. Sie sind ein Symbol des Hellen, welches das Dunkle verdrängt.

Der fünfte Teil der Monade: Das weiße Feld im schwarzen Teil des großen Kreises: Es bildet den Gegensatz zum schwarzen Feld. Es ist ein Symbol für das Licht des Tages, wenn am Tage die Sonne die Erde anstrahlt und erhellt. Es ist zudem ein Symbol für Wärme und Wärme ist Bewegung. Das weiße Feld beginnt das Schwarze zu verdrängen, weil nur das Licht die Dunkelheit vertreiben kann. Es stellt die fehlende Ergänzung dar, die indirekt für einen Ausgleich sorgt, indem das ruhende schwarze Feld zur Bewegung gedrängt wird. Es ist ein Symbol der Bewegung, des Ausdehnens, des Verdrängens, des Strebens nach Veränderung - **zum Wandel**.

Der sechste Teil der Monade: Der kleine schwarze Kreis im weißen Feld des großen Kreises symbolisiert die Dunkelheit der Nacht im Zentrum des Lichtes und der Helligkeit. Er ist Symbol der **verdichteten** Materie im Zentrum der bewegenden Yan und bildet das Gegenstück zum kleinen weißen Kreis im schwarzen Feld, als Symbol der Kälte in der Wärme, des Yin im Yan. Die chinesische Monade ist daher Symbol der **Gegensätze** im **Kreis der Einheit** nicht jedoch der unteilbaren Einheit. Sie ist vielmehr der Keim, welcher die Teilung anstrebt und die Einheit in zwei spalten will.

Triade

Die Triade ist ein Symbol, welches aus zwei gleich großen, nebeneinander befindlichen Kreisen besteht, wobei einer dieser Kreise

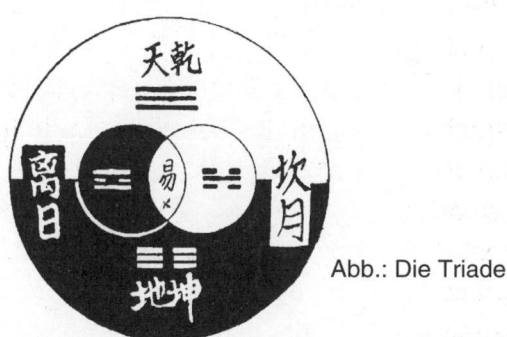

Abb.: Die Triade

schwarz, der andere weiß ist. Der weiße Kreis berührt seitlich den schwarzen, so daß die Triade wie eine querliegende Acht aussieht.

Die Enträtselung der Triade: Der schwarze Kreis (1) ist Symbol der ruhenden Yin-Energie und gleichzeitig Symbol für Dunkelheit, **Nacht**, **Kälte**, **Winter**, **Wasser**, die **Erde** und den **Mond**, weil diese alle die Kälte und die Dunkelheit miteinander gemein haben. Der weiße Kreis (2) ist Symbol der bewegenden Yan-Energie und zugleich auch der Helligkeit, des Lichtes, des Tages, der Wärme, der Sonne, denn all diese Wörter stehen für Helligkeit und Wärme. Der weiße Kreis ragt in den schwarzen als Hinweis darauf, daß das Licht von der Dunkelheit vertrieben werden kann. Beide Kreise zusammen sind Symbol für Wandlung und ewig kreisende Ur-Energie, welche auf die Reinkarnation hinweist.

Praktische Bedeutung der Triade für die Menschen: Die Triade symbolisiert die Hauptgesetze der Natur. Kälte sinkt nach unten, Wärme steigt zum Himmel auf. Die Kälte dringt in die Körper ein und kann Schmerzen in den Gelenken verursachen, die sich während der Nacht und in der Winterzeit verschlimmern. Diese Schmerzen können jedoch mit Wärme und Licht behandelt werden. Die zwei Kreise der Triade werden in der modernen Mathematik als Symbol (Zeichen) für „unendlich" benutzt. Die Triade ist Symbol des Kreislaufes der Ewigkeit, der Schöpfung, der Unendlichkeit und der Reinkarnation. Dieses Symbol besteht aus einem großen Kreis, in dem eine Diade (zwei Kreise nebeneinander) enthalten ist. Es besagt, daß die Diade ein Teil des großen Kreislaufs der Schöpfung ist. Alles in der Schöpfung hat einen einzigen Ursprung. Alles befindet sich in kreisender Bewegung, um zurück zum Ursprung zu gelangen, woraus erneut ein Kreislauf beginnt. Dies ist ein Kreislauf der Ewigkeit. Rechts von der Diade ist das Zeichen für Wasser, links das Zeichen für Feuer. Dies symbolisiert die Verlaufsrichtung der Wandlung, die im Uhrzeigersinn erfolgt. Weiterhin besagt die Triade, daß die Hauptwandlung durch das Medium Feuer oder Wasser vollzogen werden kann.

Das Feuer wandelt Bewegung bis hin zur Vergeistigung. Das Wasser wandelt Ruhe bis hin zur Materialisierung.
Praktische Bedeutung: Das Symbol der Triade besagt: Wenn das Wasser z.B. im Körper eines Menschen einen zu hohen Anteil gewinnt, wandelt sich sein Körper zur Materie hin, was bedeutet, daß der Tod

naht. Während dieser Wandlung sind die Betroffenen sehr träge und sie neigen zur Ruhe, bis der Tod sie ereilt. Weitet sich umgekehrt im Körper das Feuerelement zu stark aus, werden die Betroffenen sehr unruhig, können sich ihre Gedanken nicht konzentrieren. Sie sind verwirrt, dörren aus und sterben an dieser Austrocknung. Beides enthält einen direkten Hinweis auf angemessene Ernährung. Geistige Getränke sind den Feuerelementen zuzuordnen, sie können das Herz schädigen und eine Austrocknung des Körpers bewirken. Starke Flüssigkeitszufuhr kann ebenfalls das Herz schädigen und seine Energien abschwächen. Folglich kann nur ausgewogene Kost die Gesundheit erhalten.

Kapitel III - 6. Teil - Die Organ-Uhr

Definition: Organ-Uhr ist die Bezeichnung für die wie bei einer Uhr in einem Kreis angeordneten Meridiane und die ihnen zuzuordnenden Körperorgane. Die Meridiane und ihre Organe sind hierbei so angeordnet, daß aus dieser „Uhr" die im Verlauf eines Tages ablaufenden Energiezirkulationen ersichtlich sind. Wie bereits ausgeführt, ist nach der chinesischen Uhr der Gesamt-Tag in zwei Abschnitte unterteilt. Der Tag wie auch die Nacht dauern je sechs Stunden. Jedes Organ leitet demnach mit seiner Funktion zwei Stunden lang (nach westlicher Zeiteinteilung) die anderen Körperenergien.

Einleitung: Die Erwärmung der Erde erfolgt allmählich und schrittweise in Abhängigkeit vom Sonnenzyklus. Die Menschen zeigen wesentliche Züge, die zu der Annahme führen, daß ihre Aktivität ebenfalls vom Sonnenzyklus abhängig ist. Den Beweis dafür liefert das menschliche Sehvermögen. Die Menschen können nicht wie manche Tiere bei Nacht, sondern nur bei Tageslicht sehen. Die Menschen neigen dazu, tagsüber aktiv zu sein. Nachts verhalten sie sich passiv und schlafen. Ihr Energiezyklus ähnelt dem zyklischen Lauf der Sonne. Wenn da die Erwärmung der Erde durch die Sonne einen zeitlich zyklischen Ablauf aufweist, ist anzunehmen, daß auch die Körperenergien des Menschen in einen bestimmten zeitlichen Zyklus fließen. Dies läßt sich an der Aktivität des Menschen ablesen. Die Aktivitäten des Menschen sind im Laufe der Tageszeit nicht immer gleich stark. Sie nehmen morgens vom Aufwachen bis zum Mittag allmählich zu - ähnlich der Sonnenwärme - und vom Mittag zum Abend ab, ähnlich der Sonnenwärme und dem Licht. Nachts ist die Sonne und damit auch das Licht verschwunden und auch die „Energie" des Menschen schwindet dahin! Demnach muß man annehmen, daß der Energieverlauf in den menschlichen Körperorganen im Verlauf eines Tages dem zyklischen Verlauf der Sonnenenergie und ihrer Einwirkung auf die Erde entspricht. Es gibt Organe, die mehr am Tage arbeiten, wie Magen, Därme und Harnblase (folglich die Hohlorgane), während die anderen mehr in der Nacht arbeiten wie Leber, Nieren, Milz/Pankreas und Lunge. Auf Grund der von ihnen gemachten Erfahrungen ordneten die alten Weisen die Organe in einem Kreis an und verteilten sie

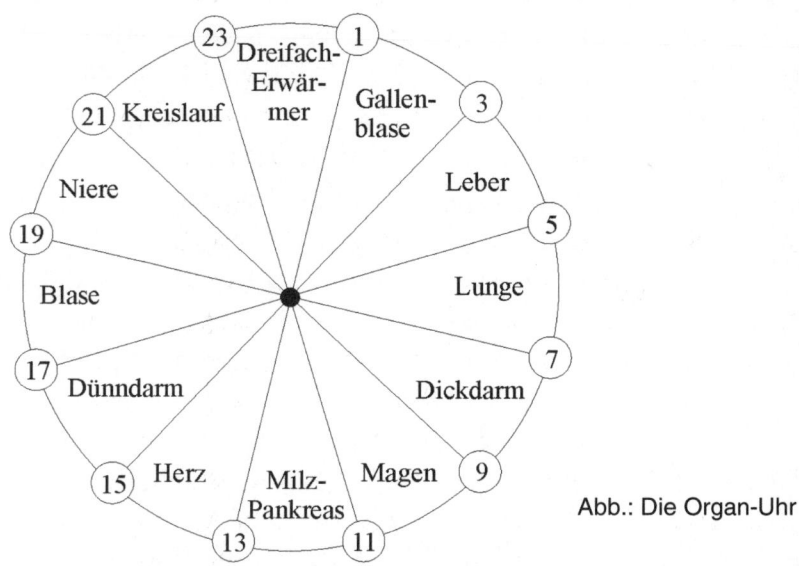

Abb.: Die Organ-Uhr

dann entsprechend den Zeiten ihrer höchsten Aktivität. Bei der auf diese Weise erreichten Einteilung wurde das bewegende (YAN)-Hohlorgan dem jeweils ruhenden (Yin)-Organ gegenübergestellt. Das Herz als Yin-Organ wurde der Mittagszeit zugeordnet. Es ist das Haupt- „Yin" in der Hauptzeit des Yan. Eine besondere Stellung nehmen Herz und Gallenblase ein. Die **Gallenblase** wurde der Mitternacht zugeordnet. Sie ist der Haupt „Yan" in der Hauptzeit des „Yin" (s. die Diaden). Auf diese Weise wurde der alten Aussage „in dem YIN ist das YAN und umgekehrt" deutlich Ausdruck verliehen. Ansonsten springt die zirkulierende Energie immer von einem Yan- zu einem Yin-Organ, dann wieder zu einem Yan usw. Somit wird jedes Organ von der Haupt-Lebensenergie zwei Stunden lang besonders stark durchströmt. Die betreffenden Organe und die ihnen zugeordneten Gemüter beherrschen während dieser Zeit den Körper.

Die praktische Bedeutung der Organ-Uhr

Die Organ-Uhr ermöglicht es, beim Menschen auf einfachem und schnellem Weg zu einer Einschätzung der Energiezirkulation zu gelangen. Denn sie deutet auf Abweichungen hin, wenn der Energiezyklus gestört ist, d.h. wenn Menschen nach westlichen Begriffen ausgedrückt „krank" sind. Ähnliches wie die Organ-Uhr wurde im Westen in den letzten Jahrzehnten unter der Bezeichnung „Biorhythmus" bekannt, ohne daß auf die zentrale Bedeutung dieses Phänomens in der chinesischen Medizin hingewiesen worden wäre. Jeder Mensch macht irgendwann die Erfahrung, daß seine Tageskräfte durcheinander geraten und er fühlt sich entsprechend unwohl, erschlafft und müde zu Zeiten, wo er sich sonst sehr wohlgefühlt hat. Dies rührt von einer Funktionsstörung her als Folge einer Störung der Energiezirkulation und sie führt zur Änderung des Befindens eines Menschen, lange bevor es zu einer Organ-Erkrankung kommt. Manche Menschen fühlen sich z.B. entgegen früheren Zeiten plötzlich sehr müde und schläfrig nach dem Mittagessen. Eine derartige Ermüdung kann als Hinweis auf eine Herzschwäche gedeutet werden, lange Zeit bevor eine Schwäche der Herzmuskeln durch die medizinische Diagnostik von heute erfaßt werden kann.

Der Umgang mit der Organ-Uhr zur Erkennung von Erkrankungen verlangt fundierte Kenntnisse und ausreichend Erfahrung. So muß man die Gesamtheit des Beschwerdebildes in Zusammenhang mit Zeiten verstärkten und schwächeren Auftretens der Beschwerden bringen. Es ist z.B. bekannt, daß viele Schmerzen in der Nacht zu bestimmten Zeiten oft unerträglich erscheinen und am Tag erträglicher werden, oder man weiß von Migräne-Anfällen, die sich nur in den Morgenstunden einstellen und im Laufe des Tages abschwellen. Fundierte Kenntnisse über den Umgang mit der Organ-Uhr ermöglichen die Früherkennung vieler Erkrankungen, bevor ihre Manifestation im Körper erfolgt. Viele Herzinfarkte kündigen sich durch nächtliche Unruhe um Mitternacht an, lange bevor der Infarkt konkret erfolgt.

Ebenso kündigen sich viele Arten von Karzinomen durch unerklärbare innere Unruhe an, lange bevor das Karzinom ausbricht. Die alten Weisen haben viele **Regeln** zum Umgang mit der Organ-Uhr hinterlassen, die einen Behandelnden in die Lage versetzen können, manche Krankheiten frühzeitig sicher zu erkennen. Zu den bekanntesten Regeln gehören z.B. die **Mutter/Sohn-, Mittag/Mitternacht-, Bruder/Schwester-, Mann/Frau-Regeln.**

Kapitel III - 7. Teil - Tierzeichen als Symbol

Tiere fielen bereits den Menschen der Urzeit durch ihren besonderen Charakter auf. Ob Löwe, Tiger, Ochse, Schlange oder Adler, alle diese Tiere dienten in den verschiedenen alten Kulturen u.a. häufig als Symbole unterschiedlicher Bedeutung. Die alte chinesische Kultur weist insofern eine Besonderheit auf, als weder nur die negativen noch nur die positiven Charakterzüge der Tiere hervorgehoben werden, sondern beide.

Tiere als Symbole im alten China
Die alten Weisen beobachteten die Tiere nicht, um ihren Charakter zu bewundern. Vielmehr beobachteten die alten Weisen das Verhalten der Tiere unter dem Gesichtspunkt, wie die Tiere sich instinktmäßig ihrer natürlichen Umgebung anpassen, wie sie sich bewegen, in die Natur integrieren. Jedes Tier zeichnete sich durch einen besonders hervorstechenden Charakterzug und durch besondere Fähigkeiten aus. Für die Entwicklung von Kampftechniken oder von sonstigen Körperübungen nahmen die alten Weisen daher manche Tiere als Vorbild. Und so tragen bis heute gewisse Übungsformen wie z.B. Qi Kung die Namen derjenigen Tiere, von denen die Übungen hergeleitet wurden. Die Tiere sind gänzlich den Naturgesetzen unterworfen. Sie verhalten sich instinktiv und infolgedessen richtig. Anders als die Menschen! Die Menschen haben viele ihrer natürlichen Instinkte verloren. Deshalb dienten die Tiere den alten Weisen als Symbol für manche hervorstechenden Charakterzüge und instinktive Verhaltensmuster.

Die Tierkreise als Symbole: Tiere dienten den alten Weisen als Hinweis für die Charakterentwicklung eines Menschen. Die Prägung der menschlichen Gestalt und des Charakters beginnt mit dem Zeitpunkt der Zeugung und sie dauert bis zum Ende der Schwangerschaft. Die Prägung des Grundcharakters des Menschen hängt daher von zwei Hauptfaktoren ab. Das erste sind die inneren Faktoren, das zweite sind die äußeren Faktoren. Zu den inneren Faktoren gehören die Erbanlagen als unveränderlicher, schicksalhafter Faktor sowie der eigene innere Wille der Frucht selbst, der Wille, „so zu sein, wie es sein möchte". Mitbestimmend ist auch die schicksalhafte emotionale Lage der Mutter während der Schwangerschaft. Zu den äußeren Faktoren gehören u.a. der direkte Einfluß der natürlichen Energie, wie z.B. der Wetterlage während der Schwangerschaft sowie der indirekte Einfluß der Mondbewegung. Der Mond übt auf das Wasser der Erde Einfluß aus. Ebbe und Flut sind die Folgen. Je nach Alter des Menschen besteht der menschliche Körper bei Kindern zu zwei Dritteln aus Wasser und bei den Erwachsenen zu 50 %. Die Wasserbewegung im Körper wird zum Teil vom Mond beeinflußt. Um die Wetterlage im voraus bestimmen zu können, teilten die alten Weisen das Jahr in zwölf Mondmonate ein. Jeder Monat weist seinen Hauptcharakterzug auf. Um die wettermäßigen Unterschiede zeitlich zu erfassen, teilten die alten Weisen den Himmel in zwölf Sektoren ein. Jeder Sektor wird von einem Fixstern beherrscht. Die alten Weisen teilten auch die Erde sowie den menschlichen Körper durch die sog. zwölf Meridiane in zwölf Sektoren ein.

Dadurch werden die Zusammenhänge zwischen dem Einfluß des Geschehens in der Natur und der in ihr wallenden Energie und der Entwicklung der menschlichen Frucht während der Schwangerschaft zeitlich abgegrenzt und verdeutlicht. Demnach steht die Entwicklung der Körperorgane während der Schwangerschaft zu verschiedenen Zeiten unter dem Einfluß der verschiedenen natürlichen Energien, z.B. vollzieht sich die Entwicklung der Nieren im Monat Dezember stärker als in allen anderen Monaten. Die veränderlichen natürlichen Energien sind von der Sonnenbewegung und dem Mondstand zur Erde abhängig. Dieser Stand kann durch die Fixsterne beeinflußt werden. Um den vorherrschenden Charakterzug der Natur während eines Monats zu definieren, gaben die alten Weisen jedem Fixstern den Namen eines Tieres, dessen auffälligste Charaktereigenschaft der Wetterlage entspricht. Aus diesen Überlegungen heraus stammen auch die Grundideen für die heutige Astrologie in der westlichen Welt. Die heutige westliche Astrologie hat jedoch mit der alten chinesischen nicht mehr als den Namen gemeinsam. Nach der T.C.M. durchläuft die menschliche Frucht während der Schwangerschaftszeit dreimal eine Wandlung. Die erste Wandlung ist die von einem Ei zu einem Keim, die zweite die von einem Keim bis zur Frucht, während der dritten entwickelt sich die Frucht zu einem vollgegliederten Wesen. Die angeborenen Schwächen oder Stärken eines Menschen, welche nicht erblicher Natur sind, können daher auf die „kosmischen Einflüsse" der Naturenergien während der Schwangerschaft zurückgeführt werden.

Die chinesischen Symbole im Tierkreis
Der Tierkreis unterliegt in der chinesischen Astrologie dem Gesetz der Wandlung und des Fortbewegens. Der Tierkreis Ratte z.B. kann daher einmal in den Monat April, in anderen Jahren aber in den Monat Juni nach dem westlichen Kalender fallen. Die Geburtsdaten eines Menschen werden als Hilfe genommen, um die zukünftige Entwicklung der Grund-Charakterzüge eines Menschen einschätzen zu können. Die Tierkreise hingegen spielen bei der Einschätzung des Grundcharakters eines Menschen nur eine geringere Rolle.
Die zwölf Tierkreise werden mit der Jahreszeit, der Tageszeit, dem Yan und Yin, den Körperorganen und den fünf Hauptgemütslagen in Verbindung gebracht, das erste Tier im Tierkreis z.B. ist die Ratte. Diesem Tier wird der Winter-Yan des Winters sowie die Nachtzeit zwischen 23.00 Uhr und 1.00 Uhr, weiterhin das Organ Gallenblase, die Emotion Ärger und der Bewegungsdrang zugeordnet.
Die zwölf Tierkreise der alten Chinesen sind: Ratte, Büffel, Tiger, Hase, Drache, Schlange, Pferd, Schaf, Affe, Hahn, Hund und Eber.

Kapitel III - 8. Teil - Zahlen - Ziffern - Nummern

Zahlen:
Eine Bezeichnung für die **Bestimmung einer Menge**, ausgedrückt durch ein Wort wie „fünf" Häuser oder „acht" Menschen.

Ziffern:
Eine Bezeichnung für Zahlen durch Symbole, wie z.B.:

die alt-indischen,

die alt-römischen,

die arabischen Ziffern.

Das Wort „Ziffer" stammt aus dem Arabischen („Sifer"). Es ist dort die Bezeichnung für die „Null".

Nummern: Eine Bezeichnung für die Zuweisung von Zahlen an Objekte wie z.B. „Haus Nummer 16".

Die Zahlen, ihre Entwicklungsgeschichte und ihre Bedeutung

Einleitung: Nachdem der Ur-Mensch sich das Zusammenleben in kleinen Gesellschaften durch die Entwicklung der Sprache erleichtern konnte, sah sich der Ur-Mensch mit einem anderen Problem konfrontiert, und zwar der Notwendigkeit, Mengenangaben in verständlicher Form auszudrücken. Ob es z.B. ein, zwei oder drei Tiere waren, die man auf der Jagd gesehen hatte, mußte benannt werden können. Die ersten Zählversuche dürften durch das Zählen der eigenen Finger erfolgt sein. Irgendwann müssen die Ur-Menschen auf die Möglichkeit gekommen sein, die Mengenangaben durch bestimmte Wörter, d.h. Zahlen, auszudrücken! Später lernte man dann, das Gesprochene zu schreiben. Die Zahlen blieben somit als Wörter, die man ausspricht oder schreibt, wie z.B. eins, zwei, drei. Ziffern als Symbole für Zahlen erfanden die Menschen erst später.

Indische Ziffern: Es ist ein Verdienst der alten Inder, die Zahlen durch Ziffern ersetzt zu haben. Erst durch die Ziffern wurde das Rechnen möglich. Die alten indischen Ziffern als Symbole für Zahlen waren einfache Striche, die man entsprechend der Zahl miteinander verband. Die Zahl **Eins** wird z.B. durch einen vertikalen Strich symbolisiert, die Zahl **Zwei** durch zwei Striche, die Zahl **Drei** durch drei Striche, die Zahl **Vier** durch vier Striche, die Zahl **Fünf** wurde durch einen Kreis, die Zahl **Sechs** wurde durch das Spiegelbild der Zahl Zwei symbolisiert, die Zahl **Sieben** wird wie ein „V" dargestellt, die Zahl **Acht** ist eine umgekehrte sieben, die Zahl **Neun** ist ein Kreis und ein Strich, die Zahl **Zehn** ist ein vertikaler Strich mit einer Null an seiner rechten Seite. Die Null wurde durch einen Punkt symbolisiert.
Die Zahl Zehn stellt eine neue Zahl in der Zahlenkette dar. Sie ist eine Kombination aus Eins und Null. Der Grund liegt darin, daß die Zahlenkette bei der Zahl Neun aufhören mußte, da die Zahl Neun Symbol der Vollendung ist (s. später). Die Zahlen Eins bis Neun nennt man daher **Basiszahlen**. Die altindischen Zahlen weisen auf eine zweidimensionale (einfache) Art des Denkens hin, welche die Breite und die Länge erfaßt. Trotzdem eröffneten die indischen Ziffern die Möglichkeit, mathematische Rechnungen durchzuführen. Die indischen Ziffern sind heute noch im Nahen und Mittleren Osten verbreitet.
Die altrömischen Ziffern: Die altrömischen Ziffern sind durch Buchstaben symbolisiert wie den Buchstaben „V" für 5, „X" für 10 oder „C" für 100 usw. Diese Symbole erlauben es nur schwer, eine mathematische Rechnung durchzuführen.
Die arabischen Ziffern: Es war das Verdienst der Araber im dreizehnten Jahrhundert die heute überall in der Welt gebräuchlichen Ziffern verbreitet zu haben. Die arabischen Ziffern verbreiteten sich zunächst in den von den Arabern eroberten Teilen der Welt. So gelangten die

arabischen Ziffern über Spanien nach Europa und später nach Amerika.

Die arabischen Ziffern dürften von einem im dreizehnten Jahrhundert in Zentralasien regierenden Fürsten namens Uluc Bec, der Mathematiker und Astrologe war, erfunden worden sein. Uluc Bec, ein Enkel des großen Eroberers Timurlan (Asbekstan), wurde am 22.03.1394 in der Nähe von Samarkand geboren. Uluc Bec, der das Staatsoberhaupt von Samarkand war, kümmerte sich wenig um die Staatsbelange. Sein Interesse galt der Philosophie, Astronomie und Mathematik. Um die Sterne zu studieren, ließ er in Samarkand eine große Sternwarte errichten. Uluc Bec hinterließ viele Bücher über Astronomie und Mathematik. Einige seiner Bücher gelangten in die Hände von Isaac Newton in England. Uluc dürfte sehr unter dem Einfluß der chinesischen Philosophie gestanden haben. Die Bücher des Uluc Bec bildeten später im England des siebzehnten Jahrhunderts die Grundlage für die Lehre Newtons.

Die arabischen Ziffern weisen auf eine dreidimensionale geometrische Art des Denkens (Tiefe - Breite - Länge) hin. Hinweis auf eine höhere mathematische Intelligenz. Die Ziffern sind durch den Winkel als Basis für die Geometrie symbolisiert worden. So weist die Ziffer für **Eins** auf einen Winkel, die Ziffer für **Zwei** auf zwei Winkel, die Ziffer für **Drei** auf drei Winkel usw. hin. Es erübrigt sich, zu erwähnen, daß die Überlieferung hinsichtlich der arabischen Ziffern heute mehr zutrifft als je zuvor. Sie besagt, daß die Ziffern Symbol der Immaterie und Materie sind. Sie bergen in sich alle Geheimnisse der Natur. Tatsächlich wären die modernen Erfindungen von Auto, Elektrizität und Computer bis hin zur Atombombe ohne diese Ziffern unmöglich gewesen.

Die Zahlen im alten China

Die alten Weisen in China sahen in den Zahlen eher eine Art „Sprache der Natur". Sie blickten zum Himmel auf und stellten fest, es gibt einen einzigen Himmel, eine einzige Sonne, einen einzigen Mond und viele Sterne. Sie blickten auf die Erde und suchten auf der Erde - in Zahlen ausgedrückt - nach Ähnlichkeiten und Unähnlichkeiten zwischen dem „Großen Universum" und dem „Kleinen Universum". Aus dem Vergleich gelangten die alten Weisen zu der Erkenntnis, daß die Zahlen alle Gesetze der Natur, alle Gesetze des Makro- und des Mikrokosmos widerspiegeln. In der chinesischen Sprache gibt es nur Wörter für die Zahlen, aber keine Ziffern.

Zahlen in der Natur auf der Erde

Bei der Betrachtung der Erde springt der Bezug zu den Zahlen sowie der Unterschied zwischen dem materiellen Teil der Erde und den Lebewesen in die Augen. Bei der Materie der Erde läßt sich kaum etwas außer bestimmten Zahlen feststellen. Es gibt das Wasser in den Ozeanen, dieses läßt sich durch die Zahl Eins erfassen. Es gibt Erde verschiedener Qualität und Eigenschaft, jedoch nur eine einzige Bodenerde. Es gibt viele Berge, viele Steine auf der Erde. All dies läßt sich von der Zahl Eins ableiten. Demnach ist die Erde zahlenmäßig eine Eins, ähnlich dem Himmel, dessen Symbol-Zahl die „Eins" ist.

Zahlen im Pflanzenreich im Vergleich zum großen Universum

Bei der Betrachtung der Pflanzen fällt dem Beobachter die Gliederung der Blätter und Blüten auf. Einerseits gibt es Einzelblätter ohne Gliederung. Andere Blätter weisen eine Zweier- oder Dreiergliederung bis hin zu einer Fünfergliederung auf wie z.B. die Blätter des Kirschbaumes. Zum „Großen Universum" ließ sich zahlenmäßig folgendes feststellen: Ob kleine Sträucher oder große Bäume, sie alle werden von einem Hauptstiel oder Baumstamm getragen, einem einzigen Hauptträger. Ähnlich dem Himmel, der als einziger den Himmelskörper trägt. Ähnliches ist bei den Menschen zu beobachten. Die Menschen, wie auch alle Tiere, werden von einem Hauptstamm als einzigem einzelnen Stamm (ihrem Rücken) getragen. Die Zahl Eins scheint somit Hauptträger der Materie im „Großen Universum" wie auch im „Kleinen Universum" zu sein.

Die schöpferischen Zahlen

Die Sonnenbewegung bestimmt die Himmelsrichtungen. Es sind vier Haupthimmelsrichtungen. Die vier Himmelsrichtungen weisen die Zahlen Eins, Zwei, Drei und Vier auf. Diese Zahlen kommen im „Großen Universum" vor. Die Zahlen Eins bis Vier werden daher als himmlische oder schöpferische Zahlen bezeichnet. Die restlichen Zahlen von Fünf bis Neun kommen sehr häufig bei den Lebewesen vor. Sie werden als Zahlen des Lebens bzw. als erdische Zahlen bezeichnet.
Die erdischen Zahlen: Im menschlichen Körper kommen folgende Zahlen vor: Die Menschen haben die Zahl „Eins", da sie einen Kopf, eine Nase, einen Mund, einen Stamm (Rücken) haben. Die Hohlorgane sind ebenso einzeln wie: ein Magen, eine Gallenblase, ein Dünndarm, ein Dickdarm, eine Harnblase. Die Zahl „Zwei" kommt bei den Menschen vor, indem die Menschen zwei Augen, zwei Ohren, zwei Arme, zwei Beine haben.
Die Zahl „Drei" fehlt, es sei denn als Kombinationszahl wie beim Ober- und Unterarmknochen. Die Zahl „Vier" fehlt ebenfalls. Sie läßt sich aber durch die Kombination von Armen und Beinen herstellen. Ansonsten fehlt die Zahl „Vier" als Einzelorgan im menschlichen Körper.
Die Zahl „Fünf" kommt als Fünf Finger an beiden Händen, als fünf Zehen an beiden Füßen, als Zahl der Hohlorgane, der Speicherorgane, schließlich als Zahl der Sinnesorgane vor. Die Zahl „Fünf" kommt in den Organen des menschlichen Körpers vor, deren Aufgabe es ist, die Materie zu erhalten und zu ernähren. Deshalb wird die Zahl Fünf als Symbol der Wandlung vom schöpferischen, geistigen Leben hin zum materiellen Leben betrachtet.

Eigenschaften der Zahlen

Die Zahlen weisen viele besondere Eigenschaften auf. Manche Zahlen lassen sich ohne Bruch teilen, wie die Zahlen Vier, Sechs, Acht und Neun. Andere lassen sich nur durch sich selbst teilen, wie die Zahlen Drei, Fünf und Sieben. In den Eigenschaften der Zahlen und in ihrem Vorkommen in der Natur sahen die alten Weisen eine Art Manifestation des Geistigen in der Materie und umgekehrt. Die Zahlen waren kein Zufallsprodukt, sondern sie stellten eine eigene Sprache dar, Wörter, die sich in der Natur wiederholen. Je nach dem Verhalten einer Zahl leiteten die alten Weisen besondere Eigenschaften bzw. Charaktere von der Zahl ab. Der jeweilige Charakter der Zahlen wurde später mit den bei den Menschen vorkommenden Zahlen verglichen und in Zusammenhang gebracht, um den in einem Menschen manifestierten Charakter durch die Zahlen erkennen zu können.

Dies waren die Ansätze zur Begründung der Astrologie als einer mathematisch-logischen Methode, einer Methode, wodurch der Grundcharakter eines Menschen aus seinen Geburtsdaten vorausgesagt bzw. eingeschätzt werden kann. Die Eigenschaften der Zahlen lassen sich von dem Verhalten der jeweiligen Zahl gegenüber anderen Zahlen ableiten. Ähnlich verhält es sich bei den Menschen, da der Grundcharakter eines Menschen aus seinem Verhalten gegenüber anderen Menschen ersichtlich ist. Das Verhalten einer Zahl läßt sich durch ihr Grundverhalten, z.B. das Addieren (hinzuzählen), Substrahieren (abzählen), Multiplizieren (malnehmen) oder Dividieren (teilen durch eine andere Zahl) erkennen. Die vier mathematischen Verhaltensformen der Zahlen entsprechen den vier Himmelsrichtungen und den vier Hauptjahreszeiten. Durch das Zu- und Abnehmen (addieren und substrahieren) nimmt beispielsweise die Wärme im Frühling bis zum Sommer zu. Die Wärme der Morgensonne nimmt von den Morgenstunden bis zur Mittagszeit zu und umgekehrt von der Sommerzeit bzw. Mittagszeit ab. Das Addieren und Substrahieren wird deshalb als Basis jeder ordentlichen Rechenaufgabe bezeichnet. Addieren und

Subtrahieren sind Symbol der Sonnenbewegung bzw. der Himmelsrichtungen, d.h. des ewigen Kommens und Gehens, des Berechenbaren, der regelmäßigen Ereignisse in der Natur und bei den Menschen. Ebenso sind das Addieren und Subtrahieren Symbol für das Kreisen auf dem Kreis der Ewigkeit - für das Yin. Multiplizieren und Dividieren sind Symbol der Verdoppelung, der Verdreifachung oder der Teilung. Sie sind ebenso Symbol der Überraschung, nicht stattgefundener bzw. noch zu erwartender Ereignisse, des Teilens, des Unberechenbaren, des Übergreifens oder Auseinandergehens, des Unheils - des YAN.

Die geraden und ungeraden Zahlen

Die **ungeraden** Zahlen sind Sinnbild des Schöpferischen, der Ganzheit, der Einheit, der Bewegung, des Männlichen, des Zeugenden, des Lebenspendenden, der Wärme, des Eigensinns, des Offenbarten, des Hellen - der YAN. Die **geraden** Zahlen sind Symbol der Zweiheit, der Vermehrung, der Fruchtbarkeit, der Erde, des Weiblichen, des Ruhenden, des Verborgenen, des Dunklen, des Kalten, des Anpassungsfähigen, des Toleranten - der YIN

Eigenschaften der Basis-Zahlen

Als Basiszahlen werden die Zahlen „Eins" bis „Neun" bezeichnet. Basiszahlen sind die Zahlen der Grundzahlenkette, deren Anfang die Zahl „Eins" und deren Ende die Zahl „Neun" ist. Die Basiszahlen werden symbolisch in zwei Zahlenketten geteilt. Die erste Zahlenkette besteht aus den Zahlen „Eins" bis „Vier". Diese Zahlenkette ist Symbol für das Entstehen und Vermehren im „Großen Universum". Die Zahlen „Eins" bis „Vier" sind Symbol der Urwandlung, des Urentstehens, der Urschöpfung. Die Zahlen „Eins" bis „Vier" sind auch Symbol der Bewegung, des Immateriellen, des Geistigen. Die Zahl „Fünf" befindet sich in der Mitte zwischen den beiden Zahlenketten und sie ist in sich neutral. Die Zahlenkette „Sechs" bis „Neun" ist Symbol des Anfangs und des Endes alles Materiellen. Sie ist Symbol der materiellen Vollendung, Symbol der Wandlung. Die Zahlen „Eins", „Drei", „Vier", „Achtundzwanzig" verdeutlichen den Zusammenhang zwischen den Gesetzen im „Großen Universum" (Makrokosmos) und den Gesetzen im „Kleinen Universum" Mensch (Mikrokosmos).

Die Eigenschaften der Basis-Zahlen im Einzelnen

Die Zahl „Eins": Als Symbol der Urwandlung aus dem Nichts (Null) entstand die Zahl „Eins". Sie ist daher Symbol des Ur-Entstehens und des ersten schöpferischen Aktes, der Urschöpfung. Die Zahl „Eins" fällt durch besondere Eigenschaften auf. Sie ist die Zahl der Vermehrung (1 + 1 = 2 + 1 = 3 usw.). Die Zahl, welche die Zweiheit bildet (1 + 1 = 2). Die beiden „Eins" ergeben eine neue, von ihnen verschiedene Zahl. Die Zahl „Eins" ist Symbol der Schöpfung, weil sie überall und in allen Zahlen vorhanden ist. Die Schöpfung ist ebenfalls überall, wo Leben und Tod gegenwärtig sind. Die Zahl „Eins" läßt sich nicht teilen. Daher ist die Zahl „Eins" Symbol der Ganzheit und Einheit. Mit sich multiplizierbar ist die Zahl „Eins" unveränderlich (1 x 1 = 1), daher Symbol des Berechenbaren, der Unveränderlichkeit. **Die Zahl „Zwei":** Symbol des Vermehrens und Verschiedenseins, der Einheit in der Zweiheit, der Fruchtbarkeit, des Veränderlichen, des Trennbaren, des Lebens. Als menschliche Frucht im Mutterleib, des Weiblichen, das aus der „Eins" zwei macht. **Die Zahl „Drei":** Symbol der neuen Vermehrung aus der „Eins". Sie ist die Einheit des Kollektivs. Die Zahl „Drei" läßt sich durch die anderen Zahlen vermehren oder vermindern, läßt sich multiplizieren, um mehrfach zu vermehren, läßt sich nur durch die eigene Zahl, die „Drei" und durch die „Eins" teilen. Daher Symbol für das unteilbare Kollektiv, die Gemeinschaft. Die Zahl „Drei" ist Symbol des Unteilbaren, der Ganzheit in einer Gemeinschaft (später in der christlichen Religion als Zahl der göttlichen Gemeinschaft Vater, Sohn, Heiliger Geist bekannt). **Die Zahl „Vier":**

Symbol der Säulen, welche die vier Himmelsrichtungen im „Großen Universum" tragen und offenbaren. Zahl der Vollendung des Immateriellen in der Schöpfung. Zahl der Anpassung, der Lenkbarkeit. Die Zahl „Vier" läßt sich mit jeder beliebigen Zahl addieren, aber nur durch die Zahlen „Eins", „Zwei" und „Vier" teilen. **Die Zahl „Fünf":** Die Zahl „Fünf" befindet sich in der Mitte der Basiszahlenkette, d.h. im Übergang vom Schöpferischen in die Materie. Der Zahl „Fünf" ist überall in der Natur zu begegnen, wo die geistigen Aufgaben sich in Materie umwandeln oder die Materie erhalten wollen, wie z.B. die fünf Finger an beiden Händen, die fünf Hohl- und fünf Speicherorgane, die fünf Sinnesorgane bei den Menschen. Sie alle dienen dem Erhalt der Materie wie beispielsweise des menschlichen Körpers. Die Zahl „Fünf" ist Symbol der Erde, des Gebenden, des Ernährenden, des Ruhenden, dessen, der die Bewegung in Ruhe umwandelt. Sie ist die Zahl der Mutter, der Erde und Symbol des Ausgleichs, der freien Wahl (nur wer in der Mitte ist, hat die Freiheit, in jede Richtung zu gehen). Die Zahl „Fünf" ist Symbol der Freiheit, sich zu wandeln, zu verändern, zu gestalten. **Die Zahl „Sechs":** Sie ist die erste Zahl in der materiellen Zahlenkette, die Zahl des Wassers als des ersten Zustandes der Materie, die aus dem Gas als Zustand entstand. Symbol der Nieren, des Willens zum Leben, zur materiellen Entwicklung der Existenz des Menschen. Die Zahl „Sechs" ist sehr anpassungsfähig wie das Wasser. Sie läßt sich durch die Zahlen „Eins", „Zwei", „Drei" und sich selbst teilen. **Die Zahl „Sieben":** Sie ist die Zahl der Mitte in der materiellen Zahlenkette. Eine Zahl, die sich durch die Zahl „Eins" und sich selbst teilen läßt. Daher Sinnbild des Eigensinns. Der Sommer, das Feuer der Jahreszeit, wenn die Hitze am stärksten ist - dies entspricht der Tageszeit „Mittag", der höchsten Höhe der wachsenden Sonne, der höchsten Höhe der Helle in der Materie. Zahl der Wochentage, der den Kopf tragenden Halswirbel. **Die Zahl „Acht":** Symbol der Ganzheit alles Materiellen unter dem Himmel der Immaterie. Es ist die Zahl der erweiterten Himmelsrichtungen. Symbol der Vollendung, aus der sich alle Geschehnisse des Lebens manifestieren.

Sie weist dem Weg zur Vollendung der Materie, zur Zahl „Neun". **Die Zahl „Neun":** Sinnbild der materiellen Vollendung, der Wandlung, der Freiheit, der Selbständigkeit, der Trennung, der Basis für das Ich, des menschlichen Bewußtseins für das Neue, für die Reife der Materie. Sie ist die Zahl der Schwangerschaftsmonate bei den Menschen. Die Schwangerschaft dauert neun Mondmonate bzw. 36 Wochen oder 252 Tage. Addiert man die Wochenzahl 36 (3 + 6), ergibt sich die Zahl „Neun". Addiert man die Tageszahl der üblichen Schwangerschaftsdauer von 252 Tagen (2 + 5 + 2), ergibt sich wiederum die Zahl „Neun". Ob Monate, Wochen- oder Tageszahl, die Schwangerschaft als Ergebnis der Quersumme hat immer die Zahl „Neun" als Summe. Ist dies nun ein Zufall oder sind es nur Zahlenspiele? Sagen uns die Zahlen etwas? Die Zahl „Neun" ist Sinnbild der Neuentstehung der umgewandelten und herangereiften Materie. Die Manifestation eines neuen Ich (Neugeborenes) mit einem neuen Bewußtsein, aber auch Symbol der Trennung (des Kindes von seiner Mutter), Symbol der Freiheit und Selbständigkeit (des Reifens zu einem Kind - das Neugeborene atmet nach der Geburt zum ersten Mal selbständig). Daher ist die Zahl „Neun" Sinnbild der Vermehrung, der Reifung und Vollendung der Materie. Die Zahl „Neun" ist aber auch die Zahl der Vollendung der Materie im Sinne der Vollendung des Lebens eines Menschen. Sie ist somit Sinnbild für den Herbst des Lebens.

Die Zahl **„Zehn"** ist in der T.C.M. die Zahl des Himmlischen. Sie entsteht aus der Summe der Tage eines Mondmonats: 28 = 2 + 8 = 10. Es gibt in der chinesischen Zahlensymbolik weitere Kombinationszahlen (jene Zahlen, die durch die Kombination mehrerer Basiszahlen entstehen, wie z.B. die Zahlen „Zwölf", „Vierzehn", „Achtundzwanzig" und „Zweiunddreißig".

Die Zahl „Zwölf": Es ist die Zahl, die in sich alles verborgen hält. Die Zahl der Rippen und Brustwirbelkörper eines Menschen. Sie ist somit Symbol des schützenden Käfigs, der abgrenzt und umhüllt, eines Käfigs, der Lungen und Herz schützt, abschirmt und abgrenzt. Ähnlich sind die zwölf Meridiane der Körper und die zwölf Meridiane der Erde. Beide umhüllen und schützen die Erde bzw. den menschlichen Körper. Die Zahl „Zwölf" erscheint später als besondere Zahl bei vielen alten Völkern, wie z.B. bei den Persern und Arabern. Die Bezeichnung „Dutzend" ist eine Bezeichnung für die vollendete Menge. Bei den Juden steht die Zahl für die zwölf Stämme Israels, als Symbol der schützenden Ganzheit. **Die Zahl „Achtundzwanzig"**: Sie ist die Zahl der vollen Mondphase. Sie entspricht einem Mondmonat. Es ist die 4 x 7 = 28. Die „Vier" als Endzahl in der Zahlenkette der Schöpfung, die „Sieben" als Sinnbild der selbständigen, eigensinnigen Zahlen in der Zahlenkette der erdischen Zahlen. „Achtundzwanzig" ist bei den Menschen die Zahl der verbleibenden Zähne ohne die Weisheitszähne. Es ist die Zahl der monatlichen Periode bei vielen Frauen. **Die Zahl „Zweiundreißig"**: Sie ist eine Kombinationszahl der Zahlen „Zwei" und „Drei". „Zweiunddreißig" ist das Ergebnis von 4 x 8. Die „Vier" beinhaltet die vier Himmelsrichtungen. Die „Acht" steht für die erweiterten Himmelsrichtungen, daher die Zahl „Zweiunddreißig" als Zahl der Vollendung. Bei den Menschen kommt die Zahl „Zweiunddreißig" vor, wenn sie alle ihre Zähne (einschließlich der Weisheitszähne) bekommen haben. Der Kiefer ist vollendet ausgebaut.

Kapitel III - 9. Teil - Von den Zahlen zur Astrologie im alten China

Die alten Weisen sahen in den Eigenschaften der Zahlen die Widerspiegelung der Charakterzüge der Menschen. Die Grundlage für diese Gedanken ergab sich aus Beobachtungen, die bei der Geburt von Neugeborenen gemacht wurden. Jedes Neugeborene kommt zu irgendeiner Stunde am Tage zur Welt.
Ist dies ein Zufall? Oder hängt die Geburtsstunde vom Zusammentreffen zweier ähnlicher Eigenschaften ab?
Für die Berechnung der Geburtsstunde legten die alten Weisen die Summe zweier Daten fest. Als Grundlage dienten die Zeugungsdaten, die man zurückrechnen mußte, und die Geburtsdaten der Neugeborenen. Die Zahlen der Daten wurden bis zu der Zahl „Neun" zusammengezählt, um dann wieder von neuem mit dem Rechnen anzufangen.
Z.B. das Geburtsdatum 18.04.1959 wird so zusammengezählt, daß die Summe die Zahl „Siebenunddreißig" ergibt. Die Quersumme der Zahl „Siebenunddreißig" ergibt mehr als die Zahl „Neun", so daß noch einmal gezählt wird. Endergebnis ist die Zahl „Zehn" minus „Neun", was die Zahl „Eins" ergibt als Faktor für den verborgenen Charakter des am 18.04.1959 Geborenen.
Der vererbte Charakter eines Menschen ergibt sich aus der Quersumme der Zeugungsdaten. Der erworbene Charakter ergibt sich aus der Quersumme der Geburtsdaten.
Die Geburtsuhrzeit wird gesondert ausgewertet. Beim folgenden Beispiel ergeben sich beispielsweise folgende Zahlen: Zahl für die Zeugung „Eins", Zahl für die Geburt „Drei", Zahl für die Uhrzeit „Elf" (1 + 1 = 2). In dieser Weise wird der Charakter der Neugeborenen den Zahlen zugeordnet.
Im obigen Beispiel entspricht der vererbte Grundcharakter der Eigenschaft der Zahl „Eins", der eigene erworbene Charakter entspricht der Eigenschaft der Zahl „Drei", usw.

Die Grund- und Nebencharakterzüge des Menschen

Um mittels der Zahlenkombinationen modifizieren zu können, erfanden die alten Weisen als Hilfe mehrere astrologische Tafeln. So wurde es möglich, die Voraussagen für wichtige Ereignisse im Leben eines Menschen zu errechnen. Beispiele hierfür waren die sog. **Luo** und die **He** Tafeln[10], auf denen die Zahlen als Kreise an einem Quadrat symbolisiert werden. Ebenso dienten die „Neun Paläste" als Basissymbole zur Vorausberechnung von Ereignissen in der Natur oder zur Vorhersage von schicksalhaften Ereignissen im Leben der Menschen. So entsteht der Eindruck, als ob die Naturereignisse wie auch teilweise das menschliche Schicksal in den Zahlen codiert (verschlüsselt) sind. Jenen Menschen, welche die Sprache der Natur zu deuten und zu verstehen gelernt haben, wird es gelingen, viele Rätsel und Geheimnisse in der Natur sowie im Leben des Menschen zu enträtseln und zu entschlüsseln. Mit Hilfe der Methoden der Mathematik des zwanzigsten Jahrhunderts werden viele Ereignisse vorausgesagt, wie z.B. bei der Wahlprognose, der Wetterprognose oder der Prognose von manchen Erkrankungen der Menschen. Die Voraussagen der Astrologen nahmen in den Palästen der Kaiser vom alten China tausende Jahre v. Chr. einen besonderen Platz ein. Feldzüge, Feierlichkeiten, Eheschließungen setzten astrologische Voraussagen voraus. Die Astrologie im alten China wurde von den ehrbaren alten Weisen betrieben, Männern die viel Erfahrung und Erkenntnisse hatten. Doch diese Kunst entartete später zu einer Astrologie, die von unkundigen Nachahmern angeboten und betrieben wurde. Einer ihrer Ausläufer ist die heutige Wahrsagerei als auch die westliche Astrologie.

Die Deutung der Zahlen im alten China

Zahlen dienten den alten Weisen dazu, einen Bezug zwischen dem

---

[10] Luo und He Tafeln in dem Buch „I-Ging, das Orakelbuch im alten China"

menschlichen Charakter und dem „Großen Universum" zu finden. Ein solcher Bezug wurde auch auf die menschlichen Organe bis hin zu den Emotionen ausgedehnt. Jede Emotion bzw. jedes Körperorgan hat eine schöpferische Yan- und eine erdische Yin-Zahl. Eine kurze Übersicht soll dem Leser als Beispiel dienen.

Die Zahlen „Eins" und „Sechs": Die Zahl „Eins" wurde der Wechselphase Winter, dem Element Wasser, dem Körperorgan Harnblase und der Emotion Angst zugeordnet. Die Zahl „Sechs" wurde auf das Element Wasser, das Körperorgan Nieren, die je größere oder geringere Stärke des Lebenswillens bezogen. Die Zahlen „Zwei" und „Sieben": Die Zahl „Zwei" wird der Wechselphase Sommer, der Wärme des Körperorgans Dünndarm und der Emotion Lust auf Entscheidung zugeordnet. Die Zahl „Sieben" wird auf das Element Feuer, das Körperorgan Herz, den Gemütszustand Traurigkeit bezogen. Die Zahlen „Drei" und „Acht": Die Zahl „Drei" entspricht der Wechselphase Frühling, dem Wind, dem Körperorgan Gallenblase, den Emotionen Zorn und Wut. Die Zahl **„Acht"** entspricht dem Element Holz, der Himmelsrichtung Osten, dem Körperorgan Leber, dem Gemütszustand Ausgeglichenheit.

Die Zahlen „Vier" und „Neun" sind Endzahlen der schöpferischen bzw. der erdischen Zahlenkette. Die Zahl „Vier" wird der Wechselphase Herbst, der Himmelsrichtung Westen, dem Körperorgan Lunge, dem Gemüt Kummer zugeordnet. Die Zahl „Neun" wird auf das Element Metall, die Trockenheit des Körperorgans Dickdarm, die Emotion Gleichgültigkeit bezogen. Die Zahl „Fünf" wird der Wechselphase Spätsommer, der Mitte, dem Mittag, dem Element Erde, dem Körperorgan Magen mit der Emotion Sorge und dem Organ Milz wie auch der Pankreas mit dem Gemütszustand Nachdenklichkeit, Grübeln zugeordnet.

Die Zahlen „Eins", „Drei", „Fünf" und „Sieben" haben einen Charakterzug gemeinsam, den Eigensinn. Die alten Weisen erfanden die erste Rechentafel zur Berechnung von Deutungen, die auch heute noch in vielen Ländern Ostasiens angewandt werden.

Von den Zahlen zur Vorhersage

Zahlen waren für die alten Weisen kein stummes Werk, um die Mengen zu bestimmen, sondern eine verschlüsselte Sprache der Natur, in der alle Geheimnisse der Natur verborgen sind. Durch die Zahlen kann man z.B. rechnen und vor allem vorrechnen, d.h. unbekannte Mengen lassen sich durch die Zahlen unter bestimmten Voraussetzungen in bekannte Mengen umwandeln bzw. vorrechnen. Ein einfaches Beispiel: Wenn ein Bauer sieben Rinder besitzt und fünf davon verkaufen will, werden ihm nach dem Verkauf zwei Rinder verbleiben, d.h. man kann durch die Zahlen ein unbekanntes Ergebnis bzw. ein noch nicht eingetroffenes Ereignis errechnen bzw. voraussagen. Das Rechenbeispiel erscheint für jedermann einfach und selbstverständlich. Die alten Weisen sahen in einem derartigen Rechenbeispiel ein Phänomen: Die Zahlen lassen sich beim Rechnen umwandeln und geben das Unbekannte vorher frei. Rechnen heißt, zwei Zahlen liefern ein Ergebnis. Das Ergebnis ist etwas Neues, es unterscheidet sich von den zwei vorher bekannten Zahlen, z.B. $3 + 4 = 7$.

Das Ergebnis „Sieben" ist weder die Drei noch die Vier, sondern eine neue, bisher unbekannten Zahl, die als Ergebnis aus zwei vorher bekannten Zahlen (nämlich der drei und vier) entstanden ist. Bei der weiteren Überlegung stellten die alten Weisen fest, daß bei einer Gleichung, bei der zwei von drei Zahlen bekannt sind (wie oben angegeben), die dritte Unbekannte herausgerechnet werden kann. Um auf unser Beispiel zurückzukommen: Nehmen wir an, die Zahl Drei wird mit einer unbekannten Zahl addiert, als Ergebnis ist die Zahl „Sieben" bekannt. Als Symbol für die unbekannte Zahl nimmt man den Buchstaben „X". Die Rechenformel lautet demnach: $3 + X = 7$, $X = 7 - 3 = 4$, $X = 4$. Daraus läßt sich die Schlußfolgerung ziehen, daß unbekannte Ereignisse in der Natur unter bestimmten Voraussetzungen sich ähnlich den unbekannten Zahlen vorhersagen lassen. Wie z.B., wenn der Himmel voller Wolken ist, wird es regnen. Voraussetzung dafür ist, daß von drei Zahlen bzw. Ereignissen zwei bekannt sein müssen. Man muß allerdings zwischen einer **Voraussage und Vorahnungen** unterscheiden.

Was ist nun eine **Voraussage**?

Definition: Vorhersage bzw. Voraussage oder Wahrsagerei bedeutet Prophezeiung, d.h. ein Ereignis im voraus anzukündigen, bevor es sich ereignet hat. In der modernen Naturwissenschaft „Prognose" genannt.

Einleitung: Die alten Weisen konnten durch ihre Überlegungen viele Ereignisse im voraussagen. Ihre Voraussagen trafen sehr oft zu, so daß die Bevölkerung im alten China von „Wahrsagen" gesprochen hat. Die Kunst des Vorhersagens ist eine Weiterentwicklung der instinktiven menschlichen Empfindungen. Die alten Weisen entwickelten das instinktmäßige Empfinden des Menschen zu einem anschaulichen, logischen System, das sich auf die Naturgesetze stützt. Die Gabe, manche Ereignisse im voraus anzukündigen, stützt sich auf Erfahrungen - man weiß z.B., daß die Sommerzeit eine warme Jahreszeit ist. Jedes Jahr im Sommer wird es warme Tage geben - eine Voraussage, die sich aus der Erfahrung und bisher Erlebtem ableiten läßt. Eine Voraussage ist von Vorahnungen zu unterscheiden. Als Vorahnungen bezeichnet man jene Voraussagen, die auf die Empfindung des Menschen zurückzuführen sind. Vorahnungen gehören zu den ererbten Schutzempfindungen der Menschen. Vorahnungen als Empfindungen sind bei jedem Menschen vorhanden und verschieden stark ausgeprägt. Empfindungen treffen nicht immer zu. Wenn beispielsweise jemand mit scharfem Blick einen anderen Menschen anschaut, kann der Angeblickte unangenehme Gefühle empfinden, auch in dem Fall, wenn der Anblickende nichts Böses im Sinn hat. Oder wenn eine Mutter ihr Kleinkind schnell die Treppe hinunterlaufen sieht, ahnt sie Schlimmes. Die Mutter empfindet eine Vorahnung, die ihr sagt, daß das Kind z.B. stürzen und sich verletzen könnte. Dies ist eine Vorahnung, die nur evtl. zutreffen könnte. Eine Voraussage hingegen ist eine sichere Aussage, die eintreffen muß wie die Vorhersage, daß die Sommertage warm sein werden und daß die Sonne jeden Morgen im

Osten aufgehen wird. Die alten Weisen haben den Unterschied zwischen der Vorahnung aus einer unsicheren Empfindung des Menschen heraus und der sicheren Vorhersage aus der gesicherten Erfahrung heraus zu unterscheiden gewußt. Aus den Erfahrungen mit den Naturereignissen fanden die alten Weisen heraus, daß es in der Natur zwei Arten von Geschehnissen gibt: die berechenbaren und die nicht berechenbaren. Zu den berechenbaren Geschehnissen in der Natur gehören alle Ereignisse, die zyklisch (immer wiederkehrend) verlaufen, wie z.B. die Tages- und Jahreszeiten. Es ist gewiß, daß jeden Morgen die Sonne im Osten aufgeht und im Westen gegen Abend untergeht. Genauso gewiß ist, daß der Winter kalte Tage mit sich bringt. Dies sind Geschehnisse, die von der Sonnenbewegung abhängen. Die Sonnenbewegung ist zyklisch, unveränderbar, berechenbar und gewiß. Genauso berechenbar ist die Bewegung des Mondes, d.h. die Naturereignisse sind zum Teil unveränderlich berechenbar.

Aus dieser Erkenntnis leiteten die alten Weisen die Zeit ab. Die Zeit wird durch die Zahlen in ein Symbol verwandelt, z.B. die Zahl 28 wird so zum Symbol für den Mondmonat. Andere Naturereignisse verlaufen nicht zyklisch. Sie sind chaotisch, azyklisch und sind somit unberechenbare Ereignisse. Dies sind Ereignisse, welche die Harmonie eines zyklisch verlaufenden Geschehens stören, wie z.B. das plötzliche Auftreten von kalten Tagen mitten in der Sommerzeit. Beide Arten von Geschehnissen, die berechenbaren wie die unberechenbaren, gehören zum Naturgeschehen. Ereignisse in der Natur gehören entweder zu dem berechenbaren, ordentlichen, zyklischen oder zu den aus der Ordnung fallenden, chaotischen, nicht berechenbaren Ereignissen. Auf den Menschen übertragen bedeutet dies. Die Menschen weisen ebenfalls sowohl ein ordentliches, berechenbares Verhalten als auch ein nicht der Ordnung entsprechendes, unberechenbares Verhalten auf. Der Wach-/Schlafrhythmus bei den Menschen z.B. ist berechenbar, die Atmung und Herztätigkeit ebenfalls. All dies gehört zu seinem zyklischen, berechenbaren Verhalten. Wie und wann Menschen sich bewegen gehört hingegen zu der Kategorie des unberechenbaren Verhaltens, wie viele andere chaotische Verhaltensweisen des Menschen auch. Diesen Erkenntnissen ließen die alten Weisen manche Überlegungen und Gedanken folgen. So fanden sie heraus, daß unberechenbare Ereignisse sich durch bestimmte Anzeichen vorhersagen lassen. Diese Anzeichen nannten sie Faktoren (oder Konstellationen)! Wenn es z.B. an einem Tag am klaren Himmel zur Wolkenbildung kommt, die Wolken sich zusammenziehen, ihre Farbe sich von weiß zu schwarz wandelt, wenn es dann blitzt und donnert, kann man mit Sicherheit Regen voraussagen. D.h. all diese erwähnten Faktoren erlauben die Voraussage, daß es regnen wird. D.h. ein gleichzeitiges Zusammentreffen bestimmter Faktoren führt zu ein und demselben Ereignis, wie man schon im voraus sagen kann.

Mit anderen Worten, auch „zufällige" Ereignisse, Menschenschicksale als unberechenbare Geschehnisabläufe lassen sich unter bestimmten Umständen **vorhersagen**. Seitdem ist die Kunst der Vorhersage bzw. der Wahrsagerei geboren, eine Kunst, die das Verhalten der Chinesen von ca. 2.000 v. Chr. bis heute geprägt hat. Keine Eheschließung, kein Feldzug, keine Feier durfte weder in den Palästen der Kaiser noch in den Hütten der Armen stattfinden, ohne daß vorher bei dem Gelehrten der Wahrsagerei nach dem günstigsten Zeitpunkt angefragt worden wäre. Die Wahr- bzw. Voraussage stützte sich bei den alten Weisen, so wie es heute im zwanzigsten Jahrhundert in der westlichen Welt üblich ist, auf rein logische, rationale, mathematische Berechnungen. Die alten Weisen lieferten der heutigen Generation von Naturwissenschaftlern nicht wenige Methoden und Zahlen.

Die Idee der alten Weisen, unberechenbare Ereignisse durch mathematische Berechnungen zu bestimmen, läßt sich so erklären. Aus den weiteren Überlegungen erfanden die alten Weisen mehrere Konzepte, um durch das Rechnen mit Zahlen, Ereignisse auf eine logische, berechenbare Basis zu stellen. Das Orakelbuch „I-Ging" dürfte ein praktisches Beispiel dafür sein.

Ein anderes Konzept, Voraussagen zu machen, sind die sog. „Neun Himmelspaläste"

Die „Neun Himmels-Paläste" (bzw. „Himmelhäuser")

Wer das Konzept der „Neun Himmelspaläste" erfunden hat, ist nicht bekannt. Die vorzufindende Ordnung in eine Quadratform weist auf die früheren Zeiten (ca. 2.000 v. Chr.) der Quadrat-Denker hin. Die Bezeichnung „Neun Himmelspaläste" deutet auf den Sitz in dem jeweiligen kleinen Quadrat hin. Es soll der Palast oder Sitz der jeweiligen, zyklischen, unveränderbaren Naturereignisse wie Jahreszeiten, Tageszeiten, Himmelsrichtungen, Elemente der Erde usw. sein. Die Zahl „Neun" soll auf die Vollendung hinweisen. Die neun Schwanger-

Südosten Frühlingsende Holz Wind Vormittag älteste Tochter (Xun) **4**	Süden Sommer Feuer Wärme Mittag mittlere Tochter (Li) **9**	Südwesten Spätsommer Erde Feuchtigkeit Nachmittag Mutter (Kun) **2**
Osten Frühlingsanfang Wind Holz Frühmorgen ältester Sohn (Dschen) **3**	Erde Mutter (Kun) **5**	Westen Herbst Metall Trockenheit Abend jüngste Tochter (Dui) **7**
Nordosten Spätwinter Wasser Kälte Nachmitternacht jüngster Sohn (Gen) **8**	Norden Winter Wasser Kälte Mitternacht mittlerer Sohn (Kan) **1**	Nordwesten Herbst Metall Trockenheit Vormitternacht Vater (Kien) **6**

Abb.: Die „Neun Himmelspaläste"

schaftsmonate, oder die acht Himmelsrichtungen plus die Erde ergibt die Zahl „Neun". Die „Neun Himmelspaläste" ist eine Bezeichnung für ein Grundkonzept, um Ereignisse im voraus zu sagen (Prognose). Dieses Konzept soll als Basis-Formel für die Berechnung von Zahlen oder Ereignissen dienen. Die unbekannten Zahlen oder Ereignisse lassen sich unter bestimmten Voraussetzungen - wie bereits erwähnt - aus zwei bekannten Faktoren errechnen. Für ein unveränderbares, bekanntes Grundschema nahmen die alten Weisen ein großes Quadrat an. Das große Quadrat wird in drei gleiche Längs- und drei gleiche Querteile eingeteilt. Dadurch entstehen neun gleich große Quadrate (die kleinen Quadrate). Das große Quadrat soll das große Universum als Ereignis symbolisieren. Die kleinen Quadrate sollen die Erde (in dem mittleren, zentralen Quadrat) und die Naturereignisse auf der Erde symbolisieren. Nach der Sonnenbewegung um die Erde werden die Naturereignisse und Himmelsrichtungen in das jeweilige Quadrat plaziert. Zu der jeweiligen Himmelsrichtung wird die ihr entsprechende Jahreszeit, Tageszeit, Erdelement den Basiszahlen zugeordnet. Der Mensch wird entsprechend seiner Sozialstellung in der Familie zugeordnet. (s. Abb.). Sie sollen die bekannte Zahl bzw. Ereignisse geben. Das Ergebnis muß bekannt sein und ist die Summe der Basiszahlen in drei Quadrate. Die Anordnung der Basiszahlen ist daher unveränderlich festgelegt. Die Zahlen sind so angeordnet, daß die Summe der Zahlen in drei Quadrate, ob vertikal, horizontal oder diagonal zusammen gezählt werden, immer die gleiche Summe ergeben, nämlich die Zahl „Fünfzehn"[11]: Dadurch sind immer zwei von drei Zahlen oder Ereignisse bekannt, das unbekannte Dritte kann nun daraus errechnet werden.

Die Plazierung der Basis-Zahlen (1 - 9) in den „Neun Himmelspalästen"

Die Anordnung der Zahlen in den kleinen Quadraten der „Neun Paläste" ist weder willkürlich noch Zufall, sondern sie entspricht der natürlichen Ordnung des „Großen Universums". Interessant ist dabei die Tatsache, daß die Zahlen insofern ein besonderes Merkmal aufweisen,

---

[11] die Quersumme der Zahl „Fünfzehn" ist die Zahl 5 + 1 = 6, die erste Zahl der erdischen Zahlen

als die Summe der Zahlen in jeweils drei Quadrate immer dieselbe ist, die Zahl „15". Das ist der Beweis dafür, daß **die Summe aller Geschehnisse in der Natur immer die gleiche ist**. Im einzelnen werden die Zahlen wie folgt plaziert: Zuerst werden die Haupt-, dann die Nebenhimmelsrichtungen durch die Zahlen symbolisiert. Die Materie wird mit der Zahl „Eins" symbolisiert (dem Symbol der ersten Schöpfung, der ersten Materie). Die Kälte war maßgebend für die Konzentration und Verdichtung der Materie. Der Norden, die Kälte, der Winter, das Element Wasser werden daher durch die Zahl „Eins" symbolisiert. Ihr Haus ist das untere mittlere Quadrat, Symbol der Mitternacht. In dem oberen mittleren Quadrat (steht auf der Gegenseite zur Mitternacht (der Norden)) ist die Mittagszeit angeordnet, das Feuerelement. Die Sommerzeit, der Süden, wird der Mittagszeit zugeordnet, der Zahl „Neun". In dem mittleren linken Quadrat wird die Himmelsrichtung Osten, der Sonnenaufgang, die Morgenzeit, die Frühlingszeit plaziert. Der Sonnenaufgang hat seinen Platz in der Mitte zwischen Mitternacht und Mittagszeit.
Das entspricht daher der Zahl „Drei". Die Zahl „Drei" ist Symbol der Mitte. Sie ist die mittlere Zahl der schöpferischen Zahlen (von „Eins" bis zur „Fünf"). Das Quadrat in der Mitte außen rechts ist das Haus für den Herbst, für die Himmelsrichtung „Westen" - Symbol der Abendzeit, der Mitte zwischen dem Mittag und der Mitternacht. Der Westen wird durch die Zahl „Sieben" symbolisiert. Die Zahl „Sieben" ist die mittlere Zahl in der erdischen Zahlenkette von „Fünf" bis „Neun". Die Zahl „Sieben" ist das Gegenstück zur Zahl „Drei". Das mittlere Quadrat im Zentrum ist Symbol der Erde, der Umwandlung zur Materie. Die Zahl „Fünf" ist Symbol der Erde (wird daher im Zentrum plaziert). Die Zahl „Fünf" ist auch die mittlere Zahl der Basiszahlenkette von „Eins" bis „Fünf".

Die praktische Anwendung der „Neun Himmelspaläste"

Um unbekannte Ereignisse wie z.B. die Abläufe des menschlichen

Schicksals in Zahlen auszudrücken, legten die alten Weisen die Geburtsstunde und den Geburtsmonat zugrunde. Die Jahre verliefen für die alten Weisen in Zyklen und sie waren jeweils mit bestimmten Charakterzügen verbunden. Die Charakterzüge eines jeden Jahres wurden mit dem Entstehen und dem Werden eines Elementes auf der Erde in Verbindung gebracht. Es gibt demnach Holz-, Feuer-, Erde-, Metall- und Wasserjahre. Die Geburtszeit eines Menschen an einem bestimmten Tag und in einem bestimmten Monat war für die alten Weisen kein Zufall, sondern sie stellte eine Verbindung her zwischen dem betreffenden Menschen und der Natur zu diesem Zeitpunkt. Somit wird jeder Mensch einem der fünf erwähnten Elemente zugeordnet. Bei der Anordnung der Zahlen in den neuen Quadraten, den „Neun Himmelspalästen", ergibt sich bei der Addition dieser Zahlen immer ein gleichbleibendes Ergebnis.

Dieses gleichbleibende Ergebnis ergibt sich bei der Addition der Zahlen entsprechend der Sonnenbewegung, wobei die Summe der Zahlen von je drei Quadraten immer wieder zum gleichen Ergebnis führt, und zwar ergibt die Summe der Zahlen der drei Quadrate immer dieselbe Zahl „Fünfzehn"(„15"). Die Quersumme der Zahl 15 ist 1 + 5 = 6. Die Zahl „Sechs" ist Symbol der materiellen Entstehung auf der Erde. Es ist die erste Zahl nach der Umwandlung, deren Symbol die Zahl „Fünf" ist. Eine Verbindung zwischen der Geburtszeit und den Körperorganen ist in der Organuhr abzulesen. Die Menschen verfügen normalerweise über alle Charakterzüge und Emotionen. Es sind zum Teil vererbte, zum Teil erworbene Emotionen, d.h. in ein und demselben Menschen sind die elterlichen sowie die erworbenen Emotionen vorhanden. Aus der Gesamtheit all dieser Emotionen sticht ein einziger Charakterzug hervor, der später das Wesen eines Menschen ausmacht. Um für den Menschen eine Voraussage über mögliche Ereignisse im Verlauf seines Lebens zu machen, legten die alten Weisen mehrere Faktoren zugrunde. Dies war z.B. die Zuordnung der Menschen zu einem oder mehreren Elementen anhand seiner Geburtsdaten, seiner Stellung in der Familie (soziales Umfeld) und seiner körperlichen Merkmale (Menschenkenntnis). Aus der Summe aller erwähnten Daten leiten die alten Weisen eine Voraussage über das mögliche Schicksal eines Menschen ab. Die Stellung eines Menschen in der Familie ist in der schematischen Darstellung in den „Neun Palästen" (s. Abb.) nachzulesen.

Die „Neun Himmelspaläste" bilden ein Konzept für die Vorhersage. Es stellt sich z.B. die Frage, ob zwei Menschen, die eine Ehe eingehen wollen, in der Lage sein werden, eine harmonische Ehe führen können. Eine vereinfachte Vorhersage ist beispielsweise aufgrund des Schemas der „Neun Paläste" zu machen. Für die Frau liegen folgende Daten vor: sie ist die jüngste Tochter und wurde am 14.07. um 15.00 Uhr im Jahr der Erde geboren. Ihre Zahlen sind 14 + 7 = 21 = 3. Dies entspricht dem Wind, dem Holz und dem Yin. 15.00 Uhr entspricht dem Morgen, entspricht dem Dünndarm = Ost = 6 = Nord - Yin - Metall. Ihr Charakterbild: fleißig, strebsam, auf Erhalt und Wachstum orientiert. Ihr Erdelement ist „Geben". Ihr Element ist das Yin-Metall, in vielem ist sie Yin, zu Ruhe neigend. Die Daten des Bräutigam sind folgende: Er ist der älteste Sohn in der Familie (3 = Ost - Ost Yin), geboren wurde er am 11.3. (= 4= Holz - Yan), um 5.00 Uhr morgens (= 5 = Lunge/Dickdarm. Der Mann ist aufbrausend, leistungsorientiert. Die Ehepartner werden sich gut vertragen können, solange das weibliche Metall den Drachen in Ruhe läßt.

Als Beispiel für eine weitere Voraussage dieses Mal über die Entstehung von Epidemien in bestimmten Landstrichen in Abhängigkeit von einer bestimmten Windart und Bewegung, soll folgendes Zitat aus dem Buch der „Nei King" dienen: „Wenn der Wind ohne Regen am ersten Tag des Monats Dezember aus Nordwest kommt, werden viele Menschen krank. Kommt der Nordwind am ersten Tag des Dezembers in den Abendstunden, werden im Herbst des gleichen Jahres viele Menschen schwer erkranken." Ein weiteres Beispiel dafür, wie die alten Weisen die Stellung der Sterne als Hilfe für ihre Voraussagen benutzten, ist folgendes: Der Kaiser Huang Tsi fragte: „Welchen Sinn hat es, die Stellung der Sterne während der verschiedenen Jahreszeiten zu beobachten?" Kia Po, der Hofarzt, antwortete: „Man beobachtet die Konstellationen der Gestirne, um auf Grund ihrer Bewegungen die Bahnen von Sonnen- und Mondbewegungen zu berechnen. Dadurch ist man imstande, abnorme Veränderungen in den Windbewegungen vorherzusagen und zu entdecken.

Wenn ein Arzt diese Kunst beherrscht, kann er einer Krankheit durch die Einwirkung der störenden Naturenergien vorbeugen, bevor sie begonnen hat." Die Voraussagen der alten Weisen bezogen sich auf einen Zeitraum von bis zu 60 Jahren im voraus. Dies geht aus dem nun folgenden Zitat aus dem Buch der „Nei King" hervor: Kaiser Huang Tsi fragt: „Jeder einzelne Jahreszyklus innerhalb von 60 Jahreszyklen soll sich in den Jahreseigenschaften der Natur und der Menschen manifestieren. Könnt Ihr darüber etwas aussagen?"

Kia Po antwortet: „Während normaler harmonischer Jahre folgen die Wetterlagen und ihre Auswirkungen auf die Menschen im allgemeinen einem normalen Verlauf und sie weisen keine andersartigen Wirkungen auf. In einem Jahr des Übermaßes ist die kosmische Energie jedoch im Übermaß vorhanden und übt einen großen Einfluß auf die Natur und die Menschen aus. Das kann zu extremen Zuständen wie Katastrophen führen. Ein Jahr des Übermaßes des Elementes Holz z.B. zeichnet sich durch ein Wuchern der Merkmale von Holz aus (üppiges, pflanzliches Wachstum), was unter Umständen zu heftigen Stürmen führt. Stürme zerstören dann junge Pflanzen, entwurzeln Bäume, die Menschen erkranken mehr an Leber, Gallenblase, Milz und Magen als zuvor."

Nach der Beschreibung in dem Buch der „Nei King" soll es einen Fünf-Hauptjahreszyklus geben. Er wird nach den Erdelementen Holz, Feuer, Erde, Metall und Wasser benannt.

Es gäbe demnach üppige Jahre der Fülle und magere Jahre des Mangels, die sich in zwölf Fünfjahreszyklen abwechseln. Sie wiederholen sich alle sechzig Jahre.

Hierbei kann man vom Zustand der früheren Jahre auf den Zustand des kommenden Jahres schließen.

Schlußbemerkung: Einige der Fertigkeiten der T.C.M. bei der Vorhersage wie z.B. die „Neun Himmelspaläste" gerieten später in die Hände von selbsternannten Wahrsagern und sie entarteten zu der heute im Westen bekannten Astrologie, Wahrsagerei und Zukunftsvorhersage.

Kapitel III - 10. Teil - Die Formenlehre

Definition: Das Wort „Form" hat viele Bedeutungen wie z.B. Gestalt, Umriß, Machart, Modell, Zustand u.a. Aus der Bedeutung des Wortes „Form" kann man erahnen, daß es sich um einen vollendeten aktiven Prozeß handelt, um zum Ergebnis einer ausgestalteten Form zu gelangen.

Einleitung: In der Natur kommen viele Formen aus reiner Materie sowie viele Lebewesen von mancherlei Gestalt vor. Ob die geformte und gestaltete Materie in der Natur ein Endprodukt des Zufalls sein könnte, ist eine berechtigte Frage. Für die alten Weisen war dies kein Zufall. Alles, was in der Natur vorkommt, ist Ausdruck der Schöpfung und Sprache der Natur.

Zufälle hingegen sind Geschehnisse außerhalb des Bereiches normalen menschlichen Denkens!

Die Natur hat an alles bis in das kleinste Detail gedacht. Sie hat alles bis ins letzte perfektioniert. Heute am Ende des zweiten Jahrtausends stehen viele Naturwissenschaftler vor einem Rätsel, wenn sie über die Formungs- und Gestaltungsvorgänge in der Natur - sowohl in der Welt der Materie als auch in der Welt der Lebewesen - nachdenken.[12]

Die alten Weisen sahen daher in der geformten Materie - je nach Form der Materie - den Ausdruck der Sprache der Natur. Demnach hat in der Natur jede Form der Materie ihren eigenen Sinn. Die alten Weisen entwickelten daraufhin ihre Formenlehre, wobei jede Form gedeutet wurde.

Die Formenlehre bildete später die Grundlage für eine weitere Lehre der alten Weisen. Es ist die Lehre über die Menschenkenntnis oder die Charakterlehre.

Dies ist eine Lehre, die bei jedem Menschen aus seinem Körperbau, seiner Haltung und seinen Gesichtszügen verborgenen Charakterzüge abzulesen lehrt.

---

[12] Nachzulesen in dem Buch „Das Gedächtnis der Natur" des Englischpreisträgers Schältrick

Die Deutung der Formen

Die Deutung der Formen diente vor allem dazu, z.B. den Grundcharakter eines Menschen (der Pflanzen, der Materie) zu erkennen und die Möglichkeit zu erschließen, mit Hilfe der gewonnenen Erkenntnisse Schwächen und Stärken eines Körperorgans zu erahnen und entsprechend zu behandeln.

Die Grundformen der Materie und ihre Deutung

Der Ursprung aller vollendeten Formen bei der Materie ist der Kreis. Der Kreis ist Ausdruck der Vollkommenheit, der Kreis ist Anfang aller Gestalten der Lebewesen. Der Kreis ist Sinnbild der Endlosigkeit. Der Kreis hat keinen Anfang, denn jeder Punkt auf einem Kreis kann der Anfang sein. Der Kreis hat kein Ende, denn jeder Punkt auf dem Kreis kann auch als Ende angesehen werden. Daher ist der Kreis Ausdruck der Vollkommenheit bzw. der Ewigkeit! Alles Materielle strebt bei der Organisation seiner Form die Kreisform an, ähnlich der Form der Sonne oder des Mondes. Für die Welt der Mathematik wird der Kreis als Ausdruck für alles und nichts angenommen. So wird der Kreis Symbol der Null. Der Null kann zehn, hundert oder null wert sein. Viele Früchte nehmen am Ende ihrer Reifung eine Kugelform an. Der Kreis symbolisiert die Ewigkeit und Beständigkeit in einem.

Das Quadrat (Schutzmauer mit Ecken)

Das Quadrat umschließt ein Feld von vier Seiten. Mit seinen vier Himmelsrichtungen ist es ein Teil des Kreissymbols. Eine Eigenschaft des viereckigen Quadrats sind seine Seiten, die gerade verlaufen und plötzlich in einer Ecke aufhören, um eine andere Richtung einzuschlagen (winklig). Dieser Verlauf entspricht der jeweiligen Wetterlage und der Änderung der Gemütslage, die sich immer schnell ändern können. Die Ecken sind Symbol dafür, daß Schwierigkeiten überwunden werden müssen (spitze Ecken zwingen uns z.B., die Laufrichtung zu ändern). Den von außen Angreifenden stören und stoßen die spitzen Winkel des Quadrates, daher sind die scharfen Ecken Symbol des Schutzes und der Abwehr. Bei den Menschen symbolisiert das Quadrat die Härte der Abwehr und des Eigensinns. Die Ecken der Quadrate schränken die Sicht nach außen ein. Man kann nur von jeweils einer Seite des Quadrats nach außen blicken. Bei Menschen mit eckiger Gesichtsform kann dies auf eine eingeengte Sichtweise und auf Eigensinn hindeuten. Solche Menschen mit eckigem Gesicht (Holzmenschen) sind zänkisch und schwer zu lenken, da sie plötzlich ihre Richtung ändern können. Plötzliche Richtungsänderungen in der Form deuten auf häufig eintretenden plötzlichen Gemütsausbruch hin, der für andere kränkend und verletzend sein kann. Das Quadrat vereinigt symbolisch alle Himmelsrichtungen in sich.

Das Dreieck: Das Dreieck ist die Hälfte eines Rechtecks oder Quadrates. Es vereinigt in sich die zwei geraden und zwei eckigen Teile. In der Welt der Materie kann es Symbol für Auf- und Abstieg sein. Das Dreieck ist an seinen Enden spitz. Mit den nach oben ragenden Spitzen symbolisiert das Dreieck den Weg in die Höhe zum Himmel. Wenn es steil nach unten zeigt, symbolisiert es den Abstieg. Das Dreieck symbolisiert mit der Zahl „Drei" den Eigensinn. Das Dreieck ist die Hälfte eines Rechteckes oder eines Quadrates, daher Symbol der Einseitigkeit, der Unvollkommenheit. Die schützenden scharfen Winkel schrecken ab. Menschen mit einer Gesichtsform, die eine Dreieck ähnlich ist, werden als unbequem, streitsüchtig und verletzend eingeschätzt. Viele frühere Waffensysteme wie Schwert, Dolch, etc. weisen am äußeren Ende eine Dreiecksform auf.

KAPITEL IV

Im folgenden **Kapitel** werden die Begriffe **„Seele"**, „Geist" und „Denken" aus der Sicht der alten Weisen in China definiert. Daran anschließend wird die Lehre von der Menschenkenntnis vorgestellt. Jene Lehre, die es dem Behandelnden ermöglicht, vom Aussehen bzw. den Gesichtszügen, vom Körperbau, der Nase, den Augen und der Mundform eines Menschen Rückschlüsse auf seinen Grundcharakter zu ziehen.

Das Schicksal eines Menschen wird nach den Ansichten der alten Weisen z.T. von **der Sonne** bestimmt (weil die Menschen zum Teil Sonnentypen sind und nur am Tage bei Licht sehen und arbeiten können). Doch bestimmt wird er auch vom **Mond** (weil die Menschen viel Wasser im Körper haben), von **den Erbanlagen** (weil es das Schicksal eines Menschen ist, wie seine Vorfahren zu sein), vom **eigenen Willen** (weil jeder Mensch es so gewollt hat, so zu sein, wie er ist), von **der Naturenergie** (weil die Natur die Energie des Menschen angreifen kann), von **der Geburtszahl** (die die Manifestation des Charakters in einem Menschen symbolisiert).

Von all diesen Faktoren und Einflüssen ist der Mensch abhängig. Vieles von all diesem läßt sich am besten im Gesicht des reifen Menschen ablesen.

Kapitel IV - 1. Teil - Über die Seele, den Geist, das Denken - Gedanken

Definition: Das Wort **Seele** ist in der westlichen Welt von den Religionen geprägt und es bedeutet die unmittelbare Grundlage für das Leben.
Menschen, die aus dem indischen, jüdischen, christlichen oder islamischen Kulturkreis stammen, glauben an die ihnen von ihrer jeweiligen Religion vermittelten Glaubensinhalte. Sie glauben, daß die Menschen eine Seele haben, eine immaterielle Seele, die der Grund für das Leben ist. Demnach hat **jeder Mensch seine eigene Seele**. Die Seele soll den Willen des Menschen lenken. Sie kann **gut** oder **böse** sein und wird daher am „Tage des Jüngsten Gerichtes" vor Gott Rechenschaft ablegen müssen. Außerdem entspricht es dem religiösen Verständnis, daß die Seele in dem Moment aus dem Körper entweicht, wenn der Mensch stirbt. Diese religiösen Anschauungen haben den Stoff für schwere Auseinandersetzungen zwischen den Theologen, Philosophen und Naturwissenschaftlern geliefert.
Diese Auseinandersetzungen begannen in Europa im siebzehnten Jahrhundert nach Christus, als der naturwissenschaftliche Geist geweckt wurde und die Chemie, Physik und neue Technologien ihren siegreichen Einzug in die Lehranstalten hielten, welche das neue Zeitalter prägten. Die neuen Gedanken der Naturwissenschaftler eroberten die Fachwelt. Demnach wurden Erfahrungen ignoriert, es herrschte die Auffassung bei ihnen vor, daß Erkenntnisse nur durch den materiellen Nachweis auf dem Weg über Experimente erworben werden können. Eine Seele sei, so argumentierten die damals führenden Geister, nicht Teil des Menschen. Der **Mensch** sei vielmehr eine **Maschine,** ein biochemisches Labor, in dem Energie erzeugt werde. Vertreter solcher Anschauungen wurden als **Mechanisten** bezeichnet. Einer ihrer geistigen Väter und eine der bekanntesten Figuren war der französische Philosoph Descartes (1556 - 1650 n. Chr.). Für ihn stellte der Mensch nur eine Maschine dar. Obwohl seine Theorie längst

überholt und widerlegt worden ist, lebt sein Geist noch heute ungebrochen in den Köpfen vieler Naturwissenschaftler weiter, vor allem bei den naturwissenschaftlich orientierten Medizinern. Viele von ihnen lenken heute, mehr denn je zuvor, die Geschicke der in unserer Zeit betriebenen Medizin. Bereits im 18. Jahrhundert gab es die naturwissenschaftlich orientierten Ärzte, die sich für den Kampf gegen Krankheit und Tod rüsten wollten. Federführend zu jener Zeit war der berühmte Arzt Dr. C. W. Hufeland (* 12.08.1762 - † 25.08.1836), der die Behauptung aufstellte, den Tod besiegen und das Leben der Menschen verlängern zu können. Ähnliche Aussagen findet man genauso in der heutigen medizinischen Fachpresse.

Die Vorherrschaft der naturwissenschaftlichen Denkart in der Medizin des zweiten Jahrtausend besteht heutzutage vor allem dank der milliardenschweren Pharmaindustrie. Es ist verständlich, daß die Pharmaindustrie nur an „dauernd kranken" Menschen interessiert ist. Dies setzt ein Verständnis des Menschen als einer Maschine mit vielen Schwächen voraus. Schwächen und Schäden, an denen ständig repariert werden muß. Nur langfristig Kranke können die erstrebten Umsätze auf Dauer garantieren. Deshalb ist es die Pharma-Industrie, welche an der Sichtweise der Mechanisten festhält. Sie propagiert und unterstützt diese Denkart in jeder Hinsicht. Es gehört heute zum Alltag der Medizin, von Lebensverlängerung zu sprechen. Der mögliche Sieg über den Tod rückt angeblich näher. Verblüffende Erfolge auf dem Gebiet der Medizintechnik läßt derartige Behauptungen glaubhaft erscheinen. Wir erleben im 20. Jahrhundert berauschende Erfolge, wie z.B. die Erfolge in der Wiederbelebungsmedizin, die Transplantationschirurgie, die Gen-Technologie oder die Reproduktionsmedizin, Erfolge, deren Nachteile noch nicht einzuschätzen sind. Einseitigkeit im Denken, wie sie bei der naturwissenschaftlich orientierten Medizinern anzutreffen ist, macht diese oft blind, führt bei ihnen zu Arroganz, Intoleranz und Selbstverherrlichung. Eigenschaften wie Mitleid und Menschlichkeit bleiben auf der Strecke. Die Kritik an der technischkalten, inhumanen Medizin wird lauter, da der angebliche Sieg über

den Tod auf sich warten läßt. Viele Menschen sterben täglich, den technisch hervorragend ausgerüsteten Krankenhäusern zum Trotz. Die Menschheit hat in ihrer Geschichte noch nie so viele Krankheiten erlebt wie am Ende des zwanzigsten Jahrhunderts. Kein Wunder, wenn man weiß, daß die Menschen in der zweiten Hälfte des zwanzigsten Jahrhunderts mehr Arzneien geschluckt haben als alle vorherigen Generationen zusammen. Ein verheerender Irrtum, der sich bei den naturwissenschaftlich orientierten Gelehrten infolge der Einseitigkeit ihres Denkens einstellt, ist es, daß sie den **Sinn des Todes** übersehen. Die naturwissenschaftlich orientierte Medizin kam z.B. nie auf die Idee, daß ein Sieg über den Tod der Menschen, kein Sieg sein wird, sondern eine Zerstörung der natürlichen Kreisläufe der Natur und ihres Gleichgewichtes zur Folge hätte. Die Naturwissenschaftler von heute übersehen somit die Tatsache, daß der Tod seinen Sinn z.B. in der Regeneration des menschlichen Körpers durch den Generationswechsel hat oder in der Aufrechterhaltung des Gleichgewichtes zwischen den vielen Lebewesen. Dem medizinisch-technischen Fortschritt zum Trotz können heute noch viele Erkrankungen nicht geheilt werden. Wenn die technische Medizin an die Grenzen ihrer Leistungsfähigkeit stößt, d.h. wenn für die Beschwerden eines Erkrankten kein materielles Substrat gefunden wird, werden die Betroffenen mit der Aussage abgespeist „sie seien psychisch krank". Sie werden dann oft ihrem Schicksal überlassen, ohne erklärt zu bekommen, was „psychisch" eigentlich bedeutet?
Soll „psychisch" in diesem Fall etwa „seelisch" bedeuten, wie es der Laie ausdrückt? Wird die **Seele** folglich in der **Not** wiederentdeckt? Was ist Seele?

Die vielen Seelen der Chinesen

Die aus den alten chinesischen Schriften übersetzten Texte, ob in englischer, französischer oder deutscher Sprache, sorgen bei vielen Lesern für Verwirrung. Die Leser, vor allem Leser aus dem Kulturkreis des monotheistischen Glaubens, haben gelernt, daß jeder Mensch nur eine Seele besitzt, die er sein eigen nennen kann. So sehen sich die Leser beim Studium der übersetzten Texte mit Aussagen konfrontiert, die ihnen unverständlich erscheinen. Hierin wird von mehreren Seelen gesprochen, die in einem einzigen Menschen walten, wie z.B. eine **reine Seele** (Tschüen), eine **Geist-Seele** (Tschin), eine **Körper-Seele** (Por) und ein **reiner Geist** (Tsching). Derartige Übersetzungen werden als eines der vielen chinesischen Rätsel empfunden, obwohl sie keine eigentlichen Rätsel darstellen. Es gehört vielmehr zu den Schwierigkeiten, welche bei einer Übersetzung aus dem Chinesischen auftreten, weil für fachspezifische chinesische Wörter oft keine passenden, gleichbedeutenden Wörter in der englischen, französischen oder deutschen Sprache zu finden sind.

Die Idee der Seele

Man muß sich fragen, woher hat man die Idee, daß Menschen eine Seele haben müssen, stammt? Die Annahme basiert auf Erfahrungen, die jeder Mensch im Laufe seines Lebens macht. Zum Zeitpunkt des Todes kann man bei den Menschen zwei verschiedene Zustände feststellen: der Zustand eines Menschen, der gerade noch am Leben ist und anschließend der Zustand des gerade Verstorbenen. Man kann hierbei beobachten, daß ein Verstorbener Minuten vorher noch sprechen, sich bewegen und empfinden konnte und beim Hinübergleiten in den Tod plötzlich stumm und regungslos wird. Man stellt sich die Frage, was in diesem Menschen war, das ihn lebendig machte und das nun plötzlich verschwunden ist? Ein Vergleich zwischen z.B. schlafenden und frisch verstorbenen Menschen läßt uns deutlich erkennen, daß der Verstorbene im Gegensatz zum Schlafenden nicht mehr atmet, empfindet oder auf Reize reagieren kann, obwohl beide, die Lebenden und die Verstorbenen, noch im Besitz all ihrer Organe sind. Was fehlt bei einem Toten oder was besitzt ein Lebender mehr als die Verstorbenen? Bei den Verstorbenen findet man alle ihre Organe und trotzdem führen diese keine Funktion mehr aus. Die Suche nach etwas materiell Erfaßbarem, etwas, welches das Lebende überhaupt lebendig macht, blieb bis heute erfolglos. Man muß daher annehmen, daß der Lebende ein immaterielles Element besitzt, das man als „Seele" bezeichnet. Diese „Seele" ist eine Bezeichnung für die Lebensenergie in den Lebenden, welche beim Sterben verloren geht. Die **Seele** macht folglich den Unterschied zwischen Leben und Tod aus. Diese einfache Definition der Seele läßt jedoch viele Fragen offen, z.B. die Frage, **woher kommt die Seele** oder **wohin geht sie nach dem Tode?** Wenn sie den materiellen Körper belebt, wie belebt sie dann die vielen verschiedenen Organe und verteilt die Funktionen an die Organe? Wo hat sie ihren Sitz im Körper, wenn sie überhaupt einen Sitz innehat? Mit diesen Fragen sahen sich die alten Weisen in China ebenfalls konfrontiert. Sie suchten die Antworten abermals in der Natur. Suchten nach einer Antwort, die in ihr bisheriges Konzept, das sie über die Natur und das Leben entworfen hatten, hineinpaßte. Das bisherige Konzept stützte sich, wie bereits ausgeführt, auf die Analogien in den verschiedenen Naturereignissen sowie auf die natürlichen Gesetze wie die **Wandlung** und die Kreisläufe der Energien. Wo konnte das Vorhandensein einer Seele in ein derartiges Denkmodell noch integriert werden, da eine Seele nach religiösem Verständnis in das chinesische Denkmodell überhaupt nicht hinein paßte. Die **Chinesen haben nach der Anschauung der alten Weisen überhaupt keine Seele im religiösen Sinne**. Sie gehen statt dessen von vielen verschiedenen Energien aus. So etwas mag dem Leser im Westen sehr fremd erscheinen, doch dafür haben die alten Weisen ihre Erklärung.

Die Seele, die keine ist

Es mag unglaublich klingen, wenn die Behauptung aufgestellt wird, daß die Chinesen nach der Anschauung ihrer alten Weisen keine Seele kennen, doch wie sollen die Chinesen eine Seele nach religiösem Verständnis, wie sie in vielen Teilen der Welt als nicht bezweifelbare Ge-

gebenheit angenommen wird, besitzen, wenn es bei den alten Weisen weder **Leben** noch **Tod** im Sinne der Menschen monotheistischen Glaubens gibt. Wenn keine Unterschiede zwischen dem Zustand „Leben" und dem Zustand „Tod" existieren, braucht man keine Seele. Wie aus ihren Schriften deutlich hervorgeht, stellen Leben und Tod für die alten Weisen **Übergangsformen** dar. Leben oder Tod als ein vorübergehender Zustand im Kreislauf der Wandlungen! Für die alten Weisen gibt es weder **gute Seelen** noch gute Menschen, weder **böse Seelen** noch böse Menschen. Es gibt keine Wiederauferstehung von den Toten noch einen Tag des Jüngsten Gerichtes, keinen Tag der Abrechnung oder des Rechenschaftablegens, weil es für die alten Weisen einfach kein gut und böse gibt. Für die alten Weisen sind alle Lebewesen in gleicher Weise berechtigt zu leben. Nach dem Tod kommt ein neues Leben. Es gibt zwei Kreisläufe, der eine im Himmel, der andere auf der Erde - alles entschwindet, um wiederzukehren, ein Zustand, der ewig im Kreisen begriffen ist. Für die alten Weisen war es die Ur-Energie der kosmischen Energie. Die kosmische Energie übermittelt allen Menschen und Lebewesen einen ein- und ausströmenden Geist, der in alle Organe des Körpers kreist und für kurze Zeit in einem der Organe wie z.B. dem Herzen verweilt. Ein Teil dieses Geistes wird von der Materie des Körpers (Samen des Mannes und Ei der Frau) umschlossen und an die Nachkömmlinge vererbt. Der andere Teil ist stets am kreisen und strebt mit der Atemluft für immer nach außen, wenn die Organe den Geist nicht mehr wie zu Lebzeiten an sich binden können. Der **Begriff „GEIST"** wird bei der Bevölkerung in Mittelasien, Europa und Nordamerika ähnlich wie der Begriff „Seele" verstanden. Der Begriff „Geist" hat jedoch bei den alten Weisen Chinas wiederum eine ganz andere Bedeutung und folglich auch andere ihm zugeschriebene Eigenschaften. Eine wortwörtliche Übersetzung aus dem Chinesischen muß daher zu Mißverständnissen und Verwechslungen führen, so daß eine genauere Erklärung des Begriffes, wie er von den Chinesen und wie es von den Menschen in der westlichen Welt verstanden wird, unerläßlich erscheint.

Der Geist im Westen

Das Wort „Geist" wird in der deutschen oder englischen Sprache von den Menschen unterschiedlich interpretiert. In den aus vorchristlicher Zeit überlieferten Begriffen wird unter dem Wort „Geist" etwas wie Geist von Geistern verstanden sowie auch manchmal ein Spuk, d.h. ein übersinnlicher oder ein wiederkehrender Geist Verstorbener (Stichwort: Gespenster/Dämonen). Im heutigen allgemeinen Sprachgebrauch versteht man unter dem Wort „Geist" soviel wie Klugheit oder Intelligenz. Die Philosophen im alten Griechenland wie Platon oder Aristoteles verstanden unter dem Wort „Geist" ein „selbstdenkendes Denken". Angehörige monotheistischer Religionen sehen im Geist zum einen ein Attribut der Gottheit, aber auch ein besonderes Merkmal der Menschen im Vergleich zu anderen Lebewesen. In der Religion des Alten Testaments wird vom „Geist Gottes" gesprochen. In der christlichen Religion bildet der „Heilige Geist" einen integrierenden Bestandteil, die Heilige Dreifaltigkeit (Dreieinigkeit). Ob Kant, Hegel oder Marx - jeder von ihnen ersann eine andere Definition. Eine verständliche, zufriedenstellende Definition fehlt bis heute. Die von den Psychologen stammende Definition, der Geist sei die Reflexion der Kraft bzw. das Vermögen zur Abstraktion, vermag genauso wenig den Zusammenhang dessen klären, was im alten China unter „Geist" verstanden wurde, wie eine neuere Definition der Psychologen, „der Geist sei das erkennende, denkende Bewußtsein des Menschen"!

Der Geist auf chinesisch

Zur Einleitung - aus der Nei-King: „Wenn der weibliche Geist YIN sich mit dem männlichen Geist YAN verbindet, entsteht ein neuer Geist „Tsching". Dieser Geist verfügt über die Vorstellung und den Willen. Aus der Verbindung Geist des Vaters und Geist der Mutter mit der Urenergie und dem Neugeborenen entsteht eine Verbindung auf Zeit, der sog. Körper-Geist (Por) - der Sitz dieses Geistes auf Zeit liegt im Herzen der Menschen."[13] Mit diesem Denkmodell haben die alten Weisen versucht, die vielen verzweigten Verbindungen zwischen der Körper-Materie und der immateriellen Geist-Wille-Energie zu erklären. Es gibt sehr viele und verwirrende Verbindungen: Vergleichen wir den menschlichen Körper mit dem uns sehr vertrauten **Computer**! Ein Computer mit einem Programm besteht aus **Materie**, den Metallstücken, Chips, Drähten, Kondensatoren u. v. m. Die „Software" ist etwas Immaterielles, sie beinhaltet viele Informationen. Der Computer benötigt Strom, der ihn mit Energie speist und er braucht **Informationen**, die in seinen Mikrochips umgewandelt und gespeichert werden. Die Menschen sind hiermit vergleichbar. Ihr Körper ist Materie. Ihr **Geist** gleicht der gespeicherten „Software".

Den vielen beim Computer als Leitungen für den elektrischen Strom dienenden Drähten entsprechen beim Menschen die Meridiane zu seinem Körper sowie sein Nervensystem. Und dem elektrischen Strom beim Computer entsprechen beim Menschen die zirkulierenden Energien. Der Unterschied zwischen Mensch und Computer ist trotzdem sehr groß. Der Mensch ist ein viel komplizierteres Gebilde. Und der Mensch benötigt ein komplexes, selbstversorgendes, selbststeuerndes System! Gemäß der chinesischen Sichtweise verfügt jedes Lebewesen - auch der Mensch - über einen **Geist** und einen **Willen.** Beide zusammen bilden den **immateriellen** Teil des Menschen, wobei dieser immaterielleTeil, also **Geist** und **Wille,** nur vorübergehend an die Materie gebunden sind. Die Verbindung Geist - Körper - Wille macht die Menschen zunächst nur lebensfähig, aber noch nicht lebendig. Ihnen fehlt sozusagen der Strom. Die Menschen beziehen ihren Strom, also ihre Energie, aus zwei Hauptquellen. Die **„Hauptstromversorgung"** bildet der Yan (positiver Pol des Stroms), der die **Ur-Energie** mit der Atemluft aus dem Universum bezieht. Sie darf nicht länger als wenige Minuten fehlen. Die Ur-Energie versorgt den Körper für kurze

---

[13] Nachzulesen in dem 1999 erschienenen Buch „The Hearts Code" von Paul Pearsell

Zeit mit dem Geist. Wenn die Lebensenergie fehlt, trübt sich der Geist, die Menschen fallen in Ohnmacht und können dann auch sogar sterben. Die zweite Stromquelle bildet das Yin (neg. elektr. Pol), welches irdische Nahrung in Form von verschiedenen Nährstoffen liefert. Die **Nährstoffe** für die Menschen sind andere **Lebewesen**. Sie bestehen ebenfalls aus Materie und **immateriellem Geist**. Sie versorgen die Menschen daher geistig und materiell. **Geist und Wille** sind in jedem Körperteil - vor allem aber im **weiblichen Ei der Mutter** und im **männlichen Samen des Vaters**. Kinder werden durch Zeugungsenergien erzeugt. Bei der Zeugung vermischen sich der väterliche Yan-Geist und Wille mit dem mütterlichen Yin-Geist und Willen zu einem neuen Geist - dem Geist des Neugeborenen. Dadurch wird das befruchtete Ei **vermehrungsfähig**. Durch die sog. **Embryonalatmung** über die Mutter strömen beide Urenergien, das Yan des Universums und das YIN der irdischen Energie, in die neue Frucht und lassen sie leben und wachsen. Die **Ur-Energie** versorgt den Körper mit dem Strom, der die Körper befähigt, sich zu bewegen und die Funktionen der Körperorgane auszuführen. Der Geist koordiniert die Körperfunktionen. Der Geist und der Wille werden z.T. von einer Generation zur nächsten weitervererbt. Der Geist verbindet sich mit dem Körper vorerst im Herzen. Ihm wird die Steuerung des **Denkens** und **Überlegens**, doch ebenso die **Vorstellungskraft**, die **Erinnerung**, die **Vernunft** und die **Weisheit** unterstellt.

Was ist Geist?

Nach der Vorstellung der alten Weisen ist der **Geist** eine stets im Körper kreisende immaterielle Energie-Konzentration. Er stammt aus der Ur-Energie und ist mit besonderen immateriellen Fähigkeiten und Eigenschaften ausgestattet, wie z.B. Wahrnehmen, Empfinden, Vorstellungsgabe, Erinnerungsvermögen, Überlegen, Denken, Erkennen, Entscheiden, Vernunft, Weisheit.. Der Geist koordiniert und steuert diese Fähigkeiten. Einige dieser Fähigkeiten sind besonders hervorstechende Merkmale des Menschen. Der Mensch kann hinsichtlich seines Geistes begabt oder unbegabt sein. Der **Geist** wird zum Teil durch die Zeugung an die Nachfahren weitergegeben. Er lebt in ihnen weiter, wenn er durch die Ur-Energie des Universums weiter versorgt werden kann. Sein Hauptsitz ist das lebendige Herz. Dem Geist werden die fünf **Gemüter** und die fünf **Emotionen** zugeordnet. **Denken** ist die Fähigkeit, wahrzunehmen und zu erkennen, sich Gedanken zu machen. Gedanken sind ein- und ausströmende Reize, die den Geist in Bewegung halten. **Überlegen** ist die Fähigkeit, über zwei gegensätzliche Gegebenheiten nachzudenken - Überlegen bewirkt, daß der Mensch seine Gedanken aus der Nähe in die Ferne, aus der Gegenwart in die Vergangenheit oder Zukunft lenkt. **Vorstellungsgabe** ist die Fähigkeit, sich gedankliche Zusammenhänge, Ereignisse in Raum und Zeit sowie ihre Folgen vergegenwärtigen zu können. **Weisheit** ist die Fähigkeit, aus Erfahrungen und Erkenntnissen lernen und unterscheiden zu können und sich dementsprechend zu verhalten. **Erinnerungsvermögen** ist die Fähigkeit, Erlebtes bewahren zu können. Durch den **Willen** werden getroffene Entscheidungen durchgesetzt. Der Wille formt und gestaltet den menschlichen Körper und sein Erscheinungsbild. Er teilt sich in viele untergeordnete Willen, wie z.B. dem Willen zum Zeugen („der Sexualtrieb") oder den Willen zur Selbsterhaltung usw. Der Wille hat seinen Hauptsitz in den Nieren.

Über Leben und Tod

Der Mensch als Lebewesen unterliegt dem Naturgesetz der **Wandlung. Das Menschenleben** ist demnach ein Zustand von zwei Zuständen auf Zeit. Der Übergang vom Leben zum Tode bedeutet demnach das Ende einer Epoche und der Beginn einer anderen. Nur der materielle Körper wird verlassen. Seine Rückkehr zur Materie ist von „Erde zu Erde". Durch die Zeugung war ein Teil der Yan- oder Yin-Energie an die Nachkömmlinge weitergegeben worden. Demnach lebt ein Teil eines jeden Menschen in seinen Nachfahren. Einen absoluten Tod in diesem Sinne gibt es demnach nicht. Die Urenergie kehrt mit jedem Ausatmen zu ihrem Ursprung zurück. Lebewesen sterben, sobald die Verbindung der Urenergie zu ihrem Geist und Körper unterbrochen ist. Dadurch wird ein Kreislauf geschlossen. Der Tod stellt demnach kein totales Ende für den Verstorbenen dar, sondern einen Übergang in einen anderen Zustand.

Die Verbindungen zwischen Energien (Seelen), Geist und Körper in der T.C.M.

Die Frage, was die Materie antreibt und sie sich bewegen läßt, ist nicht ausreichend geklärt, indem man eine Seele oder eine Energie als immaterielle treibende Kraft für den Körper erfindet. Es kommt auf das „Wie" an. Verbindet sich die Seele oder die Energie mit dem Körper, um ihn zu bewegen? Wie und wo kann es zu einer solchen Verbindung kommen? In den Übersetzungen aus dem Chinesischen erscheint die Antwort der alten Weisen recht verwirrend, weil die Sinologen „Energie" mit „Seele" übersetzt und somit verwechselt haben. Aus den Ausführungen über die Funktionen der Körper-Energie ist folgendes zu entnehmen: Die alten Weisen benutzten für die Energie das Zeichen „Qi" (Hauch). In den Übersetzungen wird jedoch von einer wandernden Seele (Hun oder Tschuen) gesprochen. Genau genommen ist die wandernde Seele oder die reine Seele nichts anderes als die **Ursprungsenergie** des Universums, die als Hauch oder Pneuma von den Körpern ein- und ausgeatmet wird. Kontaktstelle des „Hun" ist die **Leber**, obwohl nahelage, die Lunge als Verbindung von Ursprungsenergie und Körper anzusehen, da der „Hun" mit der Einatmung in die Körper einströmt. Der „Hun" trennt sich nach dem Tod vom Körper (= keine Atmung mehr - die Ursprungsenergie ist an die Atmung gekoppelt und hört mit dem letzten Atemzug auf, in den Körper einzuströmen). Sie kehrt zum Ursprung (Universum - Atmosphäre) zurück. Daraus ist zu verstehen, daß der „Hun" nur für kurze Zeit die Verbindung der kosmischen Energie mit den Körperorganen ist.

Das chinesische Wort **„Po"** wird als **Körperseele** bezeichnet, was ebenfalls zur Verwirrung beiträgt. Der „Po" ist die Bezeichnung für eine immaterielle Energie - die Ur-Energie, die eine körperliche Verbindung eingegangen ist, wodurch die materiellen Organe ihre Funktionen erfüllen können. Sie steuert die Körperfunktionen. Ihr Sitz ist in den **Lungen**. Diese Verbindung ist zeitlebens vorhanden. Der „Po" erfüllt auch die Funktion der **Zeugungskraft.** Der **Geist (Tsching)** hat seinen Sitz im **Herzen (Tschinn)** . Die chinesischen Worte weisen auf die enge Verbindung hin. Der Geist hat seinen Sitz zwar im Herzen, entfaltet seine Wirkung aber auf alle anderen Funktionen und Organe. Das **Denken** ist eine dem Geist unterstellte Fähigkeit, deren Sitz in der Milz (Pankreas) ist. Ihre Wirkung ist ebenfalls in allen anderen Funktionen und Organen der Körper zu finden. Eine einzige abgeschlossene Seele im monotheistischen Sinne bleibt also in der T.C.M. verständlicherweise eine unbekannte Größe und muß bei der Übersetzung als eine Fehldeutung angesehen werden!

Kapitel IV - 2. Teil

In diesem Abschnitt werden Krankheiten, ihre verschiedenen Definitionen, ihre Ursachen (Ätiologie) und ihre Erkennung (Diagnose) aus verschiedener Sichtweise erläutert. Geschichtliche Entwicklungen werden abgehandelt, um unterschiedliche Anschauungen mit der alten chinesischen Sichtweise zu vergleichen. Die verschiedenen Definitionen für Krankheiten und ihre Ursachen sind insofern sehr wichtig, weil sie die Basis für eine sachgerechte Behandlungsmethode darstellen. Der Erfolg einer Behandlung hängt wiederum von der Methode ab.

Krankheiten - Definition, ihre Ursachen und Entwicklungsgeschichte

Ob im Altertum oder in der Gegenwart, ob im Osten oder Westen: Seit jeher sind sich die Menschen in ihrer Neugier und in ihren Sehnsüchten gleich: Und nichts macht die Menschen so neugierig wie eine Krankheit. Sie wollen gerne wissen, warum z.B. ihr Kind, sie selbst oder andere krank werden können und wenn jemand krank ist, wodurch er es ist. Schon in früheren Zeiten bekamen die Menschen durch Schamanen oder andere Heilkundige eine Antwort. Der „Böse Geist", ein „Dämon" soll dafür verantwortlich sein. So gab es eine Antwort auf die Fragen der Menschen. Damit gaben sie sich über Jahrtausende hinweg zufrieden, bis sie im Europa des 18. Jahrhunderts durch die Naturwissenschaft zur Sachlichkeit und Rationalität erzogen wurden. Die neue naturwissenschaftliche Denkweise verlangte für alles eine Nachweisbarkeit, ein materielles Substrat, das man sehen kann. Der alte „böse Geist" konnte diese Voraussetzungen nicht mehr erfüllen. Die Suche nach materiellem Substrat begann fieberhaft und blieb nicht ohne Erfolg. Der französische Biologe Pasteur entdeckte bei Infektionen kleine Mikroorganismen, die Bakterien. Später entdeckte der deutsche Arzt und Forscher Robert Koch die Bazillen. Der Ratio-

nalität der Naturwissenschaft wurde damit Genüge getan. Der „Böse Geist" ist von nun an benennbar geworden. Durch die Färbung sowie mit Hilfe der modernen Technik wie dem Mikroskop ist es gelungen, die sogenannten Feinde der Menschheit zu sehen und nachzuweisen. Sie sind bei vielen Erkrankungen beteiligt. Diese Logik besagt, daß wer am Ort des Geschehens anzutreffen ist, schuldig ist. Diese Betrachtungsweise ist allerdings nicht immer zutreffend, ja sogar falsch. Aber der Sieg des neuen Wissens durch die Entdeckung der Bakterien und die Euphorie darüber sind bis heute im 20 Jhdt. nicht zu bremsen, ganz im Gegenteil: Je mehr bei Erkrankungen nach Bakterien gesucht wird, desto mehr wird gefunden. Abhandlungen über Infektionskrankheiten und ihre Erreger, die Bakterien, füllen Bände. Wo Bakterien gefunden werden, und sie sind fast immer zugegen, werden sie mit der Schuld daran, daß ein Mensch krank wurde, behaftet! Die Bakterien werden daher mit allen Mitteln der modernen Medizin zu Unrecht verfolgt und bekämpft. Ein anderer Dämon neuerer Zeit ist der Tumor. Bösartige Tumoren werden als Krebs bezeichnet.
Ihnen schiebt man ebenfalls die Schuld am Krankwerden und Sterben vieler Menschen zu! Die Wissenschaftler haben eine Quelle für die Forschung entdeckt, die nie zu versiegen scheint. Die Ärzte verwenden allerdings Arzneimittel meist zur Linderung der Beschwerden, selten zur Heilung des Patienten. Die Patientenneugier wird trotzdem gestillt, indem auf ihre Frage, an was sie erkrankt sind und wodurch sie krank werden, fast immer eine Antwort abgegeben werden kann. Dies macht die Patienten zufrieden, auch dann, wenn dadurch keine Hilfe im Sinne einer Heilung geleistet wird. Es scheint, als ob nicht das Heilen der Krankheit wichtig ist, sondern zu wissen, woran man krank ist. Der Ersatz für den alten ausgedienten „Bösen Geist" ist somit neuerdings wiedergefunden und er wird weiter bejubelt, obwohl es noch nicht geklärt ist, ob die Bakterien wirklich an den Krankheiten des Menschen schuld sind oder ob sie nur neugierige Zuschauer und Gelegenheitsdiebe sind. Tumore können sehr böse sein, sie kommen nur bei bestimmten Menschen vor. Warum nur bestimmte Menschen

ihre eigenen Zellen zur Rebellion gegen sich selbst bringen können, wird nicht geklärt. Ist Krebs ein Selbstmord auf Raten? Das Rauchen soll schuld an Lungenkrebs, Bakterien und Viren sollen schuld an den Infektions-Krankheiten sein. Es ist lange noch nicht geklärt, warum der eine Mensch gegen Infektionen anfällig ist, der andere jedoch nicht. Oder warum es Menschen gibt, die zur Tumorenbildung in ihren Körpern neigen, andere nicht! Wenn das Rauchen als typischer Risikofaktor angenommen wird, bedeutet dies durchaus nicht, daß jeder Raucher an Lungenkrebs erkranken wird. Es gibt bekanntlich Raucher, die ihren achtzigsten Geburtstag vergnügt mit der Zigarette im Mund feiern können, obwohl sie ihr Leben lang geraucht haben! Demnach muß man sich die Fragen stellen: „Ist Krankheit ein Schicksal? Oder ist Krankheit ein Ausweg? Wenn das Rauchen bei dem einen Krebs in den Lungen erzeugt, bei dem anderen nicht, muß man annehmen, daß das Risiko des Rauchens nicht für alle Menschen gleich ist. Es ist also ein Glücksspiel. Glücksspiele sind schicksalsabhängig und ihr Ausgang kann nicht als vorhersehbar und gewiß bezeichnet werden, wie es in der modernen Wissenschaft behauptet wird. Schicksal ist von der sog. Konstellation abhängig.
Konstellation bedeutet, daß mehrere verschiedene Faktoren gleichzeitig zusammentreffen, um Krebs oder eine andere Krankheit auszulösen. Da niemand in der Lage ist, das Zusammentreffen mehrerer verschiedener Faktoren zu einem bestimmten Zeitpunkt vorauszusehen, um Krebs oder eine andere Krankheit voraussagen zu können, muß man annehmen, daß Voraussagen durch Statistiken, z.B. über das Risiko des Rauchens oder das Risiko durch erhöhtes Cholesterin im Blut an Verengung der Herzkranzgefäße zu erkranken, sehr zweifelhaft sind. Statistische Aussagen sind pauschal und haben somit nur bedingten Wert. Aufgrund der Tatsache, daß Bakterien überall zugegen sind und trotzdem nicht jeder Mensch dadurch erkrankt, muß man ebenfalls zweifeln, daß sie schuld an der Erkrankung von Menschen sind. Es ist bekannt, daß selbst Aidsviren in der Blutbahn vieler Menschen nachgewiesen werden, obwohl diese Menschen nicht

"aidskrank" sind. Dieser Umstand muß jeden an der Krankheitsschuld der Bakterien oder Viren Zweifel hegen lassen. Man muß annehmen, daß diese Mikroorganismen nur in den krankheitsanfälligen Menschen eine reife Beute sehen, die man fressen darf. Ähnlich verhalten sich die Obstmücken - sie überfallen nur das reife Obst.
Dies spricht für die Annahme, daß **Krankheit ein Zufallsprodukt**, das **Schicksal** des **Betroffenen** ist. Insofern hat jeder sein eigenes Schicksal und seine eigene Krankheit. Die zweite Frage lautet, ist die Krankheit ein Ausweg? Dies kann ebenfalls bejaht werden. Die Krankheit kann sowohl in direkter als auch in indirekter Form ein Ausweg sein. Diese Annahme kann durch viele Beobachtungen an kranken Menschen belegt werden. Auf bestimmte Erlebnisse reagieren manche Menschen entweder mit sofortiger oder später Reaktion, mit produktiver oder stiller Verarbeitung. Migräne oder plötzliche heftige Rückenschmerzen stellen sich z.B. oft bei Menschen ein, wenn sie plötzlich mit einem Problem konfrontiert werden. Hingegen reagieren manche Menschen auch auf erfreuliche Ereignisse, wie z.B. einen Theaterbesuch, kurz vor dem Aufbruch mit Durchfall (produktive Form). Bei Kindern ist oft die Beobachtung zu machen, daß sie auf gestaute Emotionen (wie beispielsweise viel Freude vor dem Weihnachtsfest) mit plötzlichem Fieber reagieren, dem „Lampenfieber"- oder aber sie verarbeiten ihren gestauten Ärger und Frust langsam, indem sie Schleim, stellvertretend für die gestauten Emotionen, produzieren. Schleimabsonderungen verursachen Schnupfen und Husten, um den Schleim nach außen abzuleiten. Derartige Erscheinungen sind keine Krankheiten, sie stellen vielmehr den Versuch der Menschen dar, sich anzupassen (ähnlich dem sog. Leidensweg in der altindischen Medizin). Erkrankungen können auch das dringende Bedürfnis nach einer längst fälligen Zwangspause ausdrücken, wie es z.B. bei Herzinfarkt und Depressionen der Fall sein kann! Wenn Krankheiten eine schicksalhafte Erscheinung sind, erscheint es sinnlos nach den Ursachen zu forschen, weil sie sowieso von vielen unberechenbaren Faktoren abhängig sind. Sind Krankheiten ein Ausweg, so

erscheint es sinnvoll, nach den wirklichen Ursachen zu fahnden. Die wirklichen Ursachen jedoch können weder der auslösende Faktor (wie z.B. Kälte) noch die begleitenden Erscheinungen wie Fieber, Infektionen oder Bakterien sein, sondern allenfalls sind Krankheiten die Folge von langanhaltenden gestauten Emotionen, die das Versagen der Anpassungsfähigkeit des Menschen in seinem jeweiligen Umfeld zum Ausdruck bringen. Die Ursache einer Erkrankung liegt demnach zum Teil in den vererbten Anlagen, in dem jeweiligen Menschen selbst. Um die Entwicklung des Krankheitsbegriffs und ihre Hintergründe zu durchleuchten, ist es daher notwendig, den Ursprung der verschiedenen medizinischen Sichtweisen, die sich bis in das 20 Jhdt. behaupten konnten, in Kürze darzulegen. Es sind fünf Hauptströmungen zu betrachten: die altindische, die alt-römische, die alt-griechische, die naturwissenschaftliche und die traditionelle chinesische Medizin (T.C.M.).

Die alte indische Medizin (Krankheit als Schicksal)

Im wesentlichen definiert die indische Medizin die Krankheit als eine Durchgangsphase, ein verordnetes Leiden zur Reinigung der unreinen Seele, als einen Leidensweg, der vorgeschrieben ist und erduldet werden muß. In Indien gab und gibt es immer noch viele tausend Schulen und Sekten. Jede von ihnen hat ihre eigene Lehre. Hier konzentrieren wir uns auf das Kernstück altindischen Denkens über Krankheiten und ihre Ursachen. Aus indischer religiös-medizinischer Sicht besteht das Lebewesen aus einem materiellen Körper, der als ein „Wohnhaus auf Zeit" für die Seele angesehen wird. Durch die Vermehrung und Teilung geraten die Seelen in Unreinheit. Sie streben zurück zum Ursprung hin, um mit der Schöpfung wieder eins zu werden. Dies wird ihnen jedoch verwehrt, solange sie nicht wieder „rein" sind. Um die Reinheit der Seele zu erlangen, sind viele Erfahrungen und Erkenntnisse notwendig. Die Seelen wandern daher über mehrere Menschengenerationen in verschiedenen Körpern. Sie können über eine bestimmte Zeit im Körper eines Tieres oder im Körper eines Menschen verweilen. Hierbei muß die Seele lernen, sich anzupassen und so Reinheit zu erlangen. Während ihrer Lebenszeit in verschiedenen Körpern sammeln die Seelen viele Erfahrungen und Erkenntnisse. Dazu gehört ein Leben voller Leiden und Schmerzen. Es sind die Krankheiten, die einen Körper, der eine schwarze Seele trägt, leiden lassen. Demnach sind Krankheiten für die Seele während des Lebens im materiellen Körper unabdingbare Erfahrungen. Die Behandlung der Krankheiten mit wirksamen Heilmitteln kann das Leiden der Seele nur verlängern und verlagern. Man muß daher lernen, die Krankheit als eine unvermeidbare Strafe, als einen befreienden Leidensweg (ähnlich dem Leidensweg von Jesus im Christentum) zu sehen. Wege, die zur Erkenntnis bzw. zur Reinheit führen, sind Gebete, Meditation, Diät (Enthaltsamkeit von vielen Genüssen) u.a. Der Kranke muß Verstehen und Annahmebereitschaft für sein Leiden aufbringen. Direkte Gegenmaßnahmen gegen die Krankheit müssen daher unterlassen werden. Medikamente aus dem pflanzlichen Bereich sind nur dann erlaubt, wenn sie den kranken Menschen in einen Rausch versetzen, der seine Meditationsübung intensiviert. Es wird durchaus als erstrebenswert angesehen, daß eine Krankheit mit dem Tod endet. Denn der Tod wird als Beendigung einer Teilstrecke auf dem langen Wanderweg der Seele durch viele Menschengenerationen (Reinkarnation) gesehen. Es ist der Weg zur Erkenntnis und Reinheit, um schließlich zur Einheit mit der Schöpfung zu gelangen. Denn auf den Tod folgt die Wiedergeburt.

Die altrömische Medizin (heute als Naturheilverfahren bekannt)

Krankheit wird als Schwäche definiert, ihre Behandlung bedeutet Stärkung der Körper durch Abhärtung mit Hilfe der Naturkräfte Kälte, Wärme, Wind, Wasser und Erde. Die Begriffe Kämpfen und Kampf nahmen in der römischen Kultur einen bedeutsamen Platz ein. Für sie waren Krankheiten eine Offenbarung der Schwäche eines Menschen.

Um Schwäche zu behandeln, ist die Kräftigung der Körper der alleinige Weg zur Heilung. Die Römer erfanden die Naturheilverfahren, ein Begriff, der heute wie viele andere Begriffe insofern falsch gebraucht wird, als der heutige Begriff als Sammelbegriff für sämtliche Behandlungsmethoden dient, die mit der Natur in Verbindung gebracht werden. Naturheilverfahren nach altrömischer Medizin sind jene Verfahren, welche die Naturkräfte **Wärme, Kälte, Sonnenlicht, Wind und Wetter, Wasser, Thermalbäder und Erde (Schlamm, Moor)** als Mittel zur Abhärtung und zur Stärkung der körperlichen Kräfte und damit der Gesundheit insgesamt nutzen.

Die altgriechische Medizin (Krankheit als Schicksal)

Krankheit bedeutet hier eine Verschlackung der Körpersäfte. Man muß sie reinigen (ableitende Methoden - Aderlässe - Schwitzkuren u.a.). Es gab sehr viele und unterschiedliche Richtungen in der alten griechischen Medizin. Die alten Griechen hatten Kontakt zu vielen Völkern des Nahen und Mittleren Ostens sowie auch nach Nordafrika. Von der chinesischen Medizin haben sie wahrscheinlich über die Seidenstraße viele anregende Ideen bekommen. Die alte griechische Medizin bildete die Basis für die europäische Medizin im Mittelalter. Ihr Einfluß ist bis heute nicht zu verkennen. Ihre Theorien deckten ein weites Feld von den äußeren Ursachen von Erkrankungen (wie beispielsweise Witterungsbedingungen) bis hin zur Säftelehre. Die Säftelehre besagt, daß die Krankheiten Folge einer falschen Durchmischung der im Körper vorhandenen Säfte (Galle, Lymphe, Blut, Schleim) sind. Hippokrates war einer der ersten Ärzte seiner Zeit, der seelische Hintergründe für Erkrankungen angesprochen hat. Die Medizin im Europa des Mittelalters stand jedoch mehr unter dem Einfluß von Galen, der zu seiner Zeit die gesamten medizinischen Werke der Antike zusammengefaßt und herausgegeben hat. Aus der alten griechischen Medizin stammt die Behandlung nach dem „Contra Contrare-Prinzip", d.h. die Behandlung mit dem Gegensätzlichen (z.B.

Feuer mit Wasser löschen) sowie die verschiedenen ableitenden Verfahren wie Aderlässe, Schwitzkuren u.a. Die Contra Contrare-Methode wurde von der Pharmaindustrie des 20. Jhdt. aufgenommen. Sie ist das vorherrschende Behandlungsprinzip des zweiten Jahrtausends.

Die traditionelle Medizin der Inkas, der Indianer Mittelamerikas und Alt-Ägyptens

Obwohl es sich hier um eine im Westen sehr beachtete traditionelle Medizin handelt, wird diese Art von Medizin in den Kulturkreisen, in welchen sie ihren Ursprung hat, teilweise nur noch in sehr beschränktem Maße gepflegt. Die Grundtheorien sind vorher behandelten Sichtweisen sehr nah.

Ursprung und Entwicklung der naturwissenschaftlichen Medizin

Die naturwissenschaftliche Medizin hat ihre Wurzeln im Europa des Mittelalters. Die anfänglichen Einflüsse der altrömischen, dann der altgriechischen Medizin schwanden dahin und machten den Weg frei für das neue Gedankengut der Mechanisten und Materialisten. Von nun an bestimmten Laborexperimente die Entwicklung der Medizin im Westen. Die Suche nach der sog. Causa (Ursache, Grund) einer Erkrankung führte zur Begründung der Pathologie (Studien an den Leichen von Verstorbenen). Man suchte die Ursache des Todes in den Körpern. Diese Methode prägt immer noch die Forschung des 20. Jahrhunderts. Jahrtausende vor Christus, zur Zeit der Dorfzauberer, waren die bösen Geister diejenigen, die Menschen krank machten. Heute haben sie eine Ersatzfigur gefunden, deren Entdecker Pasteur und Koch heißen. Es sind die Bakterien. Die Bakterien, die als die Hauptursache vieler Krankheiten angesehen werden, gelten demnach heute als Feinde der Menschen. Sie werden mit allen Mitteln verfolgt und abgetötet, obwohl die allermeisten von ihnen harmlos oder sogar für das Menschenleben lebensnotwendig sind. Obwohl vieles dafür spricht, daß ihre Annahmen falsch sind, geht die Forschung unbeirrt in dieser Richtung weiter. Viele namhafte Wissenschaftler wie der Pathologie-Professor Hamperl[14] definieren Krankheit „als Lebensvorgänge an der Grenze der möglichen Anpassungsfähigkeit unseres Organismus" - eine sehr treffende Definition die der forschenden Pharmaindustrie überhaupt nicht paßt. Wenn die Mediziner nach dieser Definition von „Krankheit" handelten, müßten die meisten der heutigen Arzneimittel verboten werden. Vor allem deswegen, weil sie die Anpassung der Körper an ihre Umgebung verhindern, was eine lebenswichtige Aufgabe darstellt, von den Nebenwirkungen ganz zu schweigen.

Die Definition des Krankheitsbegriffes und seine Entstehung in der traditionellen chinesischen Medizin (T.C.M.)

Bei der Definition der Krankheit im Sinne der T.C.M. muß man drei verschiedene Perioden unterscheiden. In der ersten Periode wurde Krankheit einfach als Oberbegriff für „Dämonen" und „Böse Geister" aufgefaßt. Später (ca. 2.500 v. Chr.) kamen als wichtige Faktoren die äußeren Energien hinzu, nämlich Kälte, Wärme, Feuchtigkeit, Wind. Man ging nun davon aus, daß die Naturenergien die Energien der Menschen angreifen und dadurch das Gleichgewicht im menschlichen Körper stören. In der letzten und jüngsten Periode (ca. 1.500 v. Chr.) wurden die Angaben für die Krankheitsursachen beträchtlich ergänzt und erweitert. In dieser Periode werden die Krankheitsursachen auf gestörte Emotionalität zurückgeführt. Der Krankheitsverlauf wird nun im Zusammenhang mit einer Störung der Funktionen der Körperorgane gesehen, verursacht durch eine Störung bei der Zirkulation der Körperenergien. Die alten Chinesen nahmen an, daß es im Körper eine zirkulierende Energie gibt. Diese Energie bewirkt seine Funktionen,

---

[14] Hamperl: Lehrbuch der allgemeinen Pathologie, 25. Auflage (1957)

deren Werkzeug die Körperorgane sind. Nach der nun gängigen Auffassung gibt es keine Seele und keine bösen Geister, welche die Krankheit verursachen, sondern diese wird durch eine Störung im Energieverlauf hervorgerufen. Krankheit kann so mit einem Kurzschluß in der elektrischen Leitung verglichen werden. Die alten Chinesen sprachen von der „Leere", was soviel heißt wie „kein Strom mehr vorhanden" oder von einer „Fülle", d.h. soviel wie Überstrom, der die Sicherung an den elektrischen Verteilern durchbrennen läßt. Wenn man die Energieströmung im Körper mit fließendem Wasser in Bächen und Flüssen vergleichen will, ist die „Leere" der Zustand, in dem der Bach fast ausgetrocknet ist. Die „Fülle" ist da, wenn soviel Wasser in dem Bach fließt, daß es an den Ufern zu Überschwemmungen kommt. Weder zu leere noch überfüllte Bäche sind gut, ähnlich der Energiezirkulation im Körper. Sie dürfen weder zu schwach („Leere") noch zu stark („Fülle") sein. Sowohl „Fülle" als auch „Leere" erzeugen Disharmonie, d.h. ein gestörtes Gleichgewicht.

Disharmonie ist die Bezeichnung für den Zustand des „Erkrankten" bzw. für die Krankheit in der T.C.M. Die Ursachen für eine Disharmonie sind äußerer oder innerer Natur: Äußere Faktoren sind die Naturenergien, Nahrung und Wasser. Sie werden als störende Energien bezeichnet, wenn sie in den menschlichen Körper eindringen und Disharmonie erzeugen. Die Naturenergien sind Kälte, Wind, Wärme, Nässe, Feuchtigkeit und Trockenheit. Innere Faktoren sind z.B. gestörte Emotionen. Gestörte Emotionen verursachen einen Stau der fünf Emotionen Angst, Ärger, Freude, Kummer, Sorgen oder aber die sogenannte Leere. Ein emotionaler Stau entsteht, wenn z.B. Ärger oder Wut nicht frei gesetzt oder nicht materialisiert werden können. Dies äußert sich dann in Empfindlichkeit und Gereiztheit. Eine emotionale Leere herrscht, wenn der Mensch nichts mehr ertragen kann, gleichgültig und apathisch wird, wie es z.B. bei einer Depression der Fall ist. Beides, Stau und Leere, hemmt und beeinträchtigt die Körperfunktionen und es treten Phänomene wie Appetitlosigkeit, Kraftlosigkeit, Gedankenleere, Zerfahrenheit etc. auf.

Krankheit und ihre Ursachen nach der T.C.M. (ausgenommen sind Krankheiten, die durch äußere Traumen/Unfälle bedingt sind)

Einleitung: Der menschliche Geist steuert, koordiniert und kontrolliert die Körperfunktionen. Ein unbedingtes Erfordernis für den normalen Ablauf der Körperfunktionen ist die Einhaltung einer zwischen Wärme und Kälte ausgeglichenen Temperatur sowie ein ausgeglichener Feuchtigkeitshaushalt, um die Organe nicht austrocknen zu lassen. Die Körperorgane müssen gleichmäßig warm gehalten werden, weder zu viel noch zu wenig Wärme, weder zu viel noch zu wenig Trockenheit, weder zu viel noch zu wenig Kälte. Nur in diesem mittleren Bereich der Energien können die Körperorgane funktionsfähig sein. Eine der wichtigsten und bedeutsamsten Aussagen der alten Weisen ist die, daß die Körperfunktionen ein Gleichgewicht zwischen zwei Polen einzuhalten haben, weil Gesundheit sich in einem mittleren Zustand befindet. Somit können die natürlichen Energien dieses Gleichgewicht durchaus stören. So kann beispielsweise starke Winterkälte die Körperwärme beeinträchtigen, da die Zirkulation der Körper-Energien durch die Kälte gehemmt wird.
Wenn z.B. im Winter Menschen ins Freie laufen, werden, wenn sie dagegen nicht ausreichend geschützt sind, ihre Hände oder ihre Füße sehr schnell kalt. Infolge der Kälte hat man das Gefühl, als ob die Hände abgestorben seien, d.h. im Bereich der Hände hat die Kälte die Zirkulation der Körper-Energien gestört.
Nach der T.C.M dringt Kälte allmählich in die Tiefe des Körpers in Richtung der Knochen ein. Der Körper wehrt sich dagegen mit seiner warmen Energie. Doch dringt die Kälte des Winters noch weiter bis zu den Gelenken und gar in das Körperinnere bis in die Speicherorgane, werden die Schäden noch größer. Die Betroffenen können erfrieren und sterben. Wenn es umgekehrt sehr warm ist und die Menschen sich den Sonnenstrahlen aussetzen, kann die Hitze sich in ihren Körpern stauen. Hitze ruft im menschlichen Körper Trockenheit hervor, da die

Menschen das Wasser in ihrem Gewebe verlieren. Die Betroffenen können einem Hitzschlag erliegen. Wenn Feuchtigkeit bzw. Nässe allmählich im Körper aufsteigt, fühlen sich die Betroffenen schwer und träge. Diese Feuchtigkeit kann z.B. durch das Trinken von kalten Getränken verursacht werden, da die Kälte der Getränke die Körperwärme verdrängt und aufbraucht. Hierdurch werden die Körperfunktionen beeinträchtigt. **Starker Wind** - ob kalt oder warm - dringt durch die Brust und den Bauch in den Körper ein, wandert im Körper und verursacht Schmerzen, weil die Körperenergien durch den Wind von ihren natürlichen Bahnen abgelenkt werden. Die natürlichen Energien stören die Körperenergien in ihrer Zirkulation und dadurch stören sie auch die Organfunktionen. Aus diesem Grunde werden die natürlichen Energien, wenn sie Einfluß auf den menschlichen Körper ausüben, in der T.C.M. als störende äußere Energien bezeichnet.

Störung der Zirkulation der Körper-Energien durch die inneren Faktoren - die fünf Emotionen

Wut, sagen die alten Weisen, macht die Menschen blind. Der Wütende kann nicht mehr klar sehen und verliert so die Kontrolle über seine Handlungen. Angst hemmt die Körperfunktionen. Man sagt von manchen Menschen, sie seien vor Angst erstarrt. Freude und Lust können Menschen, die zu Übertreibungen neigen, leichtsinnig machen. Ihre Körperenergien werden dann schnell verbraucht. Es tritt eine Energie-Leere ein, was sich durch starke Müdigkeit bemerkbar macht. Sorgen hemmen die Körper-Energien und Körperfunktionen. Vor allem Magen-Menschen, die viele Sorgen haben, verlieren ihren Appetit. Kummer führt zu flachem, oberflächlichen Atmen. Betroffene müssen daher ab und zu tief atmen oder seufzen, weil die Energie in den Lungen gestaut ist! Staut sich eine Emotion wie Ärger über lange Zeit an, weil der Betroffene keine Gelegenheit hat, seinen Frust nach außen abzuleiten oder innerlich zu verarbeiten, kann die gestaute Wut durch kräftige und anhaltende Bewegung der Arme nach außen abgeleitet werden, oder auch durch Weinen. Setzt sich die Wut im Rücken fest, führt dies zur Verspannung und Versteifung im Rücken. Setzt sich die Wut in den Schultern fest, führt dies zur Versteifung im Schultergelenk. Setzt sich Wut im Kopf fest, löst sie einen Migräneanfall aus. Zu lange und zu intensiv durchgehaltene Demut kann bei den Betroffenen zu Hüft- und Knieschwäche bzw. zu Schmerzen in diesen Gelenken führen. Die hier dargestellten Zusammenhänge stehen beispielhaft für die psychosomatische Medizin aus der Sichtweise der T.C.M.

Zusammenfassung und Schlußfolgerung

Krankheit und Gesundheit im Sinne der T.C.M. sind wandelbare Zustände menschlicher Befindlichkeit. Die beständige Wandlung der Energie vollzieht sich im Sinne des Gesundseins, wenn sie harmonisch und ungehindert fließen kann, vergleichbar dem Fließen des Wassers in einem Bach. Treten Hindernisse auf, kann es irgendwo im Körper zum Stau der Energie kommen. Wenn das fließende Wasser eines Baches auf ein Hindernis stößt, staut es sich vor dem Hindernis, hinter dem Hindernis wird das Flußbett leer. Dieses Beispiel ist gut geeignet, den Energiefluß im Körper aus der Sicht der T. C: M. zu verdeutlichen. Danach kann der Energiefluß im Körper durch Kälte gehemmt und durch Wärme beschleunigt werden. Die Hemmung kann ihrerseits beispielsweise zu einer Versteifung in den Muskeln und Gelenken führen. Nicht nur Kälte von außen, sondern auch Ängste können zur Abkühlung sowie zur Hemmung der Zirkulation der Körperenergien führen. Krankheiten sind im Sinne der T.C. M. nichts anderes als gestörte Zirkulation der Körperenergien. Ihre Ursachen können durch die Einwirkung der äußeren natürlichen Energien oder aber der gestörten bzw. gestauten inneren Emotionalitiät des Menschen bedingt sein!

KAPITEL V

Dieses Kapitel ist in zwei Hauptteile unterteilt.
Im ersten Teil, dem Teil A, werden die Krankheitsursachen (Diagnostik) und die Anzeichen (Symptome) aus der Sicht der naturwissenschaftlich orientierten Mediziner vorgestellt und ein Vergleich mit den Ansichten der T.C.M. vorgenommen. Im Teil B werden die Behandlungsmethoden in der T.C.M. kurz erklärt, um anschließend über die Akupunktur als Behandlungsmethode zu berichten. Zu der allgemeinen Diagnostik gehört die Menschenkenntnis und die Menschenbilder, um den Grundcharakter eines Menschen und seine Wesensart als die maßgebenden Faktoren für seine Grundreaktionen und Verhaltensweisen, die ihn krank machen, zu erkennen.

Kapitel V - 1. Teil - Diagnostik, Ätiologie, Nosologie und Prognose im Vergleich

Diagnostik: Erkennen der Krankheiten an ihren Symptomen
Symptome: Krankheitsanzeichen
Ätiologie: Lehre von den Krankheitsursachen
Nosologie: Systemische Einordnung und Kennzeichnung der Krankheiten
Prognose: Voraussage / Beurteilung des zu erwartenden Krankheitsverlaufes
Prophylaxe: Vorbeugen

Einleitung: Der Begriff „Krankheit" verbindet sich mit weiteren Begriffen wie Diagnostik, Symptom, Ätiologie, Nosologie und Prognose, deren Erklärung sich sowohl aus der Sicht der naturwissenschaftlichen Medizin als auch aus der Sicht der T.C.M. empfiehlt. Eine eingehende Erörterung dieser Begrifflichkeiten ist jedoch nicht Gegenstand dieses Buches. Das Buch soll vielmehr dem Zweck dienen, einen Eindruck von der T.C.M. zu vermitteln, die gegenüber der modernen im Westen vorherrschenden naturwissenschaftlich orientierten Medizin abweichende Anschauung vertritt. Obgleich die westliche und die östliche Medizin einen gemeinsamen Ursprung haben, sind sie doch grundverschieden. Ihre Entwicklungswege in der Diagnostik und Therapie (Behandlung) klaffen sehr weit auseinander.

Die Entwicklung der Diagnostik im Westen und die Folgen

Die Entwicklung der Diagnostik im Westen verlief über die Jahrhunderte in mehreren Schritten. Ihre Anfänge bildeten die altrömischen und altgriechischen Überlieferungen. In ihnen waren die östlichen, altpersischen, alt-ägyptischen und zum Teil ost-asiatischen Kenntnisse zusammengeflossen und waren eine Verbindung eingegangen. Die Diagnostik orientierte sich damals vorwiegend an den sog. **„Sympto-**

men". Die späte Institutionalisierung der Medizin als Lehre im Europa des Mittelalters (stellvertretend für die westliche Welt) zwang aus pädagogischen Gründen zur Übersichtlichkeit und zur Systematisierung dieser Lehre. Die medizinische Lehre muß durch Begriffe an den Studierenden vermittelt werden können. Der Begriff Krankheit muß erfaßbar sein. Man gab daher jedem Krankheitssymptom einen Namen: Ein einseitiger Kopfschmerz z.B. bekam den Namen **Migräne**. Für die Störung, die zu häufigen und starken Hustenanfällen führt, wurde die Bezeichnung „**Bronchitis**" eingeführt, für Kopfschmerz der Name **Cephalgie**, für Kreuzschmerz die Bezeichnung **Lumbalgie**. Die Bezeichnung einer Krankheit wird somit nach ihren Symptomen gegeben bzw. nach der Stelle im Körper, wo eine Krankheit feststellbar ist. Die Krankheit muß nach Ansicht der Naturwissenschaftler etwas Erfaßbares sein, sie muß wahrnehmbar sein. Wahrnehmbar ist eine Erkrankung erst dann, wenn Veränderungen am Körper zu sehen oder zu hören sind, wie z.B. Lungen- oder Herzgeräusche. Nicht faßbare seelisch-geistige Störungen werden global unter dem Begriff „psychisch/seelisch" zusammengefaßt und aus der Lehre fest verdrängt. Dadurch spaltete man den Krankheitszustand unwillkürlich in zwei verschiedene Bereiche, den seelischen und den körperlichen. Diese Spaltung geht zurück in das 18. Jahrhundert - als Folge der naturwissenschaftlichen Bewegung, die das medizinische Denken auch im 20. Jahrhundert noch bestimmt. Sie lenkt auch heutzutage immer noch die Forschung in der Medizin. Der medizinische Fortschritt manifestiert sich besonders im Bereich der technischen medizinischen Diagnostik, die es möglich machte, Veränderungen am Körper oder in seinem Inneren bis in die Zelle hinein sichtbar zu machen.

Die Suche nach Krankheitsanzeichen und der Wunsch, die angeblichen Ursachen der Erkrankungen im Körper zu finden, fixiert Theorie und Forschung auf die körperlichen Veränderungen ohne Berücksichtigung der seelisch-geistigen Zusammenhänge. (Dies vergrößert und vertieft die Spaltung immer weiter). Die Wege der Forschung verlaufen in „Einbahnstraßen". Um körperlichen Veränderungen auf die Spur zu kommen, stehen in der modernen Medizin heute sehr weit entwickelte Geräte zur Verfügung. So können durch bildwiedergebende Verfahren wie Röntgen, Ultraschall oder Kernspin-Tomografie Veränderungen an den inneren Organen des Körpers genau erkannt werden. Ergänzt werden diese Untersuchungsmethoden durch die direkte Inspektion von Hohlorganen wie Magen, Darm und Harnblase mittels beleuchteter Schläuche, sog. „Skopiergeräte". Andere Funktionen des Körpers werden durch die Messung ihrer elektrischen Ströme überprüft wie z.B. durch Elektrokardiographie, Elektro-Encephalographie, Elektromyografie u.a. Es scheint, als sei das Zeitalter des „gläsernen Menschen" angebrochen. Patienten und Ärzte sind von den Fortschritten in der technisierten Medizin verblüfft und geblendet. Der technische Fortschritt macht keinen Halt. Doch das blühende Geschäft dieses Fortschritts hat einen Nachteil. Es ist festzustellen, daß alle technischen Geräte nur dann Diagnosen erlauben, wenn Organveränderungen bereits vorliegen, einfach formuliert, erst dann, wenn das Kind bereits in den Brunnen gefallen ist.

Um beim Wettlauf mit der Krankheit diese früh entdecken und vorbeugend behandeln zu können, geht die Forschung in der Medizin einen parallelen Weg wie bei der äußeren Diagnostik. Dieser Weg wird durch die Forschung und Untersuchung am Gewebe und an den Zellen (Pathohistologie, Chromosom- und Genforschung) beschritten, um dort eine frühzeitige Veränderung zu finden, die auf eine mögliche Erkrankung in der Zukunft hindeutet und im Blut frühzeitige Anzeichen und Hinweise auf die mögliche Entstehung einer Erkrankung erkennen läßt (Prognose). Auch auf diesem Gebiet zeichnen sich enorme Fortschritte ab. Gewebeentnahmen von inneren Organen (Magen-Darm, Gebärmutter, Muskeln) sind durch das Skopieren (Gastro-, Endo-, -Kolposkopie etc.) möglich geworden. Das Gewebe wird mikroskopisch untersucht. Anhand bestimmter Veränderungen in der Zellanordnung u.a. kann eine Voraussage über die weitere Entwicklung gemacht werden. So werden heute Krebserkrankungen angeblich bereits im Frühstadium erkannt. Die Erfahrung lehrt uns jedoch, daß es dieses Frühstadium leider oft nicht gibt. Auf dem Gebiet der Labordiagnostik zeichnet sich bei der Medizin-Technik von heute eine sprunghafte Entwicklung ab. Doch auch diese Methode hat ihre Schattenseiten. Die medizinische Diagnostik auf dem Gebiet der Pathohistologie, der Zell- und Genforschung bewegt sich immer mehr in die Richtung von **Spekulation, Anonymität** und **Suggestion,** also in Bereiche, die von der modernen naturwissenschaftlich orientierten Medizin angeblich abgelehnt werden.

Diese Entwicklung birgt in sich große, nicht überschaubare **Gefahren.** Durch die verfeinerten diagnostischen Verfahren **werden die Grenzen zwischen gesund und krank immer undeutlicher und schwerer zu erkennen**. Schon heute zeichnen sich nicht wenige Nachteile ab, da die Gefahr von Fehlern bei Laboruntersuchungen groß ist. So hat sich bei der Nachuntersuchung vieler Gewebeschnitte von angeblich Krebskranken der Verdacht bloßer Spekulation in Zusammenhang mit der hier angewandten verfeinerten Diagnostik bestätigt. Viele Diagnosen, die nach Durchführung von Schnitten als Krebs diagnostiziert wurden, hielten einer Nachuntersuchung von Sachverständigen nicht Stand. Somit scheint eine sichere Abgrenzung zwischen einem kranken und einem gesunden Gewebe durch das Mikroskop fast unmöglich zu sein. Oft bewegt man sich hier in dem Bereich der Spekulation, und oft werden Befunde als sichere Krankheit bezeichnet, wo tatsächlich Zweifel angebracht wären. Die Tatsache, daß in manchen Grenzfällen keine sichere Aussage gemacht werden kann, wird oft ignoriert. **Grenzfälle werden heute als krankhaft deklariert und entsprechend behandelt**. Die Folge ist die, daß viele angeblich Krebskranke an der Brust oder der Gebärmutter operiert werden. Nachzulesen ist die beispielsweise in dem Artikel „Gesund unters Messer", der am 22.02.2000 in der Süddeutschen Zeitung erschienen ist. Noch verheerender sind die Folgen von statistischen Auswertungen. Das Einbeziehen vieler „gesunder Fälle", wie der bereits erwähnten, in die Statistik erzeugt einen vollkommen falschen Eindruck über den Erfolg der Behandlung. **Denn durch das Labor oder die Pathohistologie werden viele Menschen zu Kranken gemacht, obwohl sie gesund sind.** Die Manipulierbarkeit von Untersuchungsergebnissen wird durch die vielen Nachuntersuchungen belegt. Die Grenzen zwischen gesundem und krankem Gewebe werden manchmal bewußt verschoben, um eine bessere Statistik zu erreichen. Was bis vor einigen Jahren als unsicheres Zeichen für eine Krebsdiagnose galt, gilt heute als sicheres Zeichen. Zudem werden die Diagnosen immer mehr in den Bereich der Anonymität verschoben, Kontrollen schwer, wenn nicht gar unmöglich gemacht.

Früher konnte jeder Mediziner nach der Untersuchung und anhand der Beschwerden seines Patienten eine Diagnose stellen. Heute werden viele Diagnosen nach den Laborwerten des Blutes erstellt. Diese Diagnosen werden von den Labors geliefert und sie können manche Gesunde zu Kranken erklären. Die Verdachts-Diagnose, die sich aus der Auswertung z.B. eines Brust-Gewebeschnittes ergibt, wird von den Medizinern aus Angst, etwas zu übersehen, als sicher hingestellt. Die Patientinnen werden jedes Risiko vermeiden wollen und geben daher bereitwillig ihre Einwilligung zu jedem operativen Eingriff. Irrtümer in der Medizin können schwere Leiden für die Betroffenen nach sich ziehen. Der Segen des Fortschritts in der Medizin hat also einen hohen Preis.

Entwicklungsgeschichte der Diagnostik nach der T.C.M.

Merke: Nach der T.C.M. gibt es keine Diagnose im Sinne der naturwissenschaftlichen Medizin, sondern nur einen Zustand, der bei den Patienten festzustellen ist.

China ist eher ein Kontinent als nur ein Land. Es ist daher nicht verwunderlich, wenn die Geschichte der Diagnostik in der T.C.M. viele Wege und unterschiedliche Entwicklungen aufweist, obwohl alle Wege auf einen gemeinsamen Ursprung zurückgehen. Sie alle gehen aus vom Beschwerdebild des Patienten. Aus der Medizin der Schamanen entwickelten Klosterpriester die Philosophie und Medizin. Das älteste Unterscheidungsmerkmal dürften gewisse Anzeichen oder Symptome gewesen sein, mit deren Hilfe man Erkrankte von Gesunden unterscheiden konnte. Bei der weiteren Entwicklung erkannte man Erkrankungen, welche durch die Einwirkung der natürlichen Energien auf den menschlichen Körper entstehen und deren Folgen. Zu den natürlichen Energien rechnete man Faktoren wie Kälte, Wärme, Feuchtigkeit, Trockenheit oder Wind. Als um 2.000 v.Chr. eine Diskussion über das Wesen des Menschen entstand, erhob sich die Frage nach dem, was im Inneren des Menschen verborgen ist. Als die waltenden Energien im Körper der Menschen erkannte man jene Erscheinungen in den Lebewesen, die sie von den Verstorbenen unterscheiden. Diese Energien wurden mit „Qi" bezeichnet. Es sind dies die Energien für die materiellen Organe, gewissermaßen der elektrische Strom, der sie funktionieren läßt. Die mit dem elektrischen Strom vergleichbaren Energieströme benötigen ihre Leitbahnen, um eventuell die auftretende Störstellen zu finden, half die Einteilung und das Einzeichnen der Leitbahnen und ihres Verlaufes.

So begann die Diagnostik mit Hilfe der Meridiane. An den Meridianen konnte man Störstellen und Störgebiete feststellen und orten. Das Zurückführen aller Störungen auf die beiden Hauptursachen YIN und YAN führte zur Puls-Diagnostik. Dies ist eine komplexe Form der Diagnostik, bei welcher der Arzt die Qualität des Pulses durch Ertasten an den Handgelenken erkennt. Eine weitere Möglichkeit, Störungen in der Zirkulation der Energien im Körper zu orten, bietet die Organ-Uhr. Die Diagnose kann anhand der Zeit und der entsprechenden Körperstelle erstellt werden. Der Zeitpunkt einer Verschlimmerung von Schmerzen z.B. weist auf die Schwäche oder die Überstärke des Organs hin, welches der betreffenden Zeit der Organ-Uhr zugeordnet ist. Die Organ-Uhr ist eine gute Hilfe für die Ermittlung der Schwere und der Lage einer Erkrankung mit zyklischem Verlauf. Erst viel später (ca. 500 v. Chr.) schufen die Naturphilosophen in China durch ihre Lehre von den fünf Wechselphasen und durch die Fünf-Elementenlehre eine weitere Möglichkeit für die Erkennung von Störungen, also von Krankheiten und deren Behandlung! **Die T.C.M. kennt weder bestimmte Namen für die einzelnen Krankheiten noch geht sie von bestimmten Krankheiten aus, denen man nachforschen muß.** Ausgangspunkt ist für sie vielmehr ein Zustand von gestörten Funktionen bei einem Menschen, die im einzelnen untersucht und festgestellt werden müssen. Jeder Mensch leidet demnach an seinem eigenen Schicksal. Seine Erkrankung ist etwas Individuelles und oft nur ein vorübergehender Zustand. Die Erkrankung kann sich zum Besseren oder Schlechteren wandeln. **Die T.C.M. erkennt die Störung** im Frühstadium, im **Stadium des Empfindens** (sich befinden), d.h. im Stadium einer geistig-seelischen Störung, bevor sie sich in einem der Körperorgane manifestiert (materialisiert[15]) hat. Die Entwicklung der Diagnostik (Krankheitserkennung) im alten China läßt vier Perioden erkennen. Die erste Periode ist durch einfaches Unterscheiden zwischen gesunden und kranken Menschen gekennzeichnet, ohne daß der jeweiligen Krankheit ein Name gegeben wird. Die Ursache für die Krankheiten wird im Übergriff des bösen Geistes gesehen. Die zweite Periode ist die Zeit um etwa 2.500 v. Chr., während der die Naturphänomene Kälte, Wärme, Feuchtigkeit als entscheidende Krankheitsursachen angenommen wurden. Darauf basierte die Diagnostik von Kälte, Hitze, Feuchtigkeit, Nässe, Trockenheit und Wind („Bilder"). Wichtig war, welche Klagen die Patienten äußerten, ob sie über Hitze klagten oder ob sie Frösteln, Schweregefühl oder ziehende Schmerzen hatten. Die geäußerten Beschwerden konnten jeweils auf ein sog. Krankheitsmuster zurückgeführt werden. Das Krankheitsmuster „Frieren" wurde z.B. auf Kältewirkung zurückgeführt. Stärkere Hitze wurde auf Wärmestau zurückgeführt usw. Die dritte Periode (ca. 1.500 v. Chr.) ist gekennzeichnet durch das Bemü-

---

[15] In der psychosomatischen Medizin spricht man heute von „Somatisierung"

hen, die Krankheit und deren Ursachen auf die gestörte Energie im Körper zurückzuführen. Die Krankheitsursachen werden in zwei Hauptkategorien zusammengefaßt. Die vierte Periode (ca. 500 v. Chr.) ist durch die ganzheitliche Methode der Naturphilosophen bestimmt, bei der alle Faktoren, die äußeren und die inneren, die geistigen und die körperlichen, berücksichtigt werden.

Zu den allgemeinen diagnostischen Methoden in der T.C.M.

Das Ziel beim Erkennen einer Krankheit nach der T.C.M. ist es, die störende Energie und ihre Einwirkung auf den Körper der Erkrankten festzustellen, d.h. in der T.C.M. bemüht man sich, im Körper einen bestimmten „Zustand" zu identifizieren. Die störenden Energien, die zur Erkrankung eines Menschen führen können bzw. einen bestimmten „Zustand" in seinem Körper hervorrufen können, sind die fünf äußeren Energien: Kälte, Wärme, Feuchtigkeit und Nässe, Trockenheit und der Wind, und die fünf inneren Energien: Die fünf Gemüter und Emotionen Wut und Sanftmut, Freude und Trauer, Grübeln „Nachdenken" und Sorgen, Kummer, Angst (Furcht) und Wille. Zum Feststellen einer Störung der Energien im Körper gibt es verschiedene Methoden und Mittel, wie beispielsweise die Pulsbetastung, die Organ-Uhr, das Lokalisieren der Störung und ihre Zuordnung zu dem entsprechenden Meridian. Hilfsmethoden zum Auffinden der Ursache einer Erkrankung sind a) die Inspektion und b) die Befragung des Erkrankten (Erstellen des Beschwerdebildes) sowie die Anwendung der fünf Wechselphasen und Fünf-Elementenlehre (s. dort). Die ersten drei Methoden sind bereits besprochen worden.

Die Inspektion

Zitat aus der „Nei King": „Wichtig ist, daß man stets die Konstitution des Patienten, sein Alter und seine körperliche Verfassung berücksichtigt." Bei der Inspektion müssen demnach diese drei Faktoren be-

rücksichtigt werden, also die Erbanlage (= Konstitution), das Alter (= Lebensperiode) und die allgemeine Verfassung, d.h. das äußere Erscheinungsbild des Patienten.
Die Konstitution bzw. die Erbanlagen: Einige tausend Jahre vor Christus gab es weder Genforschung noch Zellbiologie, und trotzdem wußten die alten Weisen, daß die Menschen Erbanlagen besitzen, die sie in sich tragen und die sie weiter vererben. Dieses Wissen ergab sich einzig und allein aus Beobachtungen und Erfahrungen. Es ist offensichtlich, daß es überall in der Natur Lebewesen gibt, die wiederum ihnen ähnliche Lebewesen erzeugen. Es muß somit in jedem Lebewesen etwas vorhanden sein, das die Gestaltung der Nachkömmlinge nach den Vorfahren bedingt. Die Gestaltung eines menschlichen Neugeborenen vollzieht sich gemäß der Wesensart des Menschen. Diese Wesensart reproduziert sich immer wieder von neuem, d.h. Menschen erzeugen ihre Ebenbilder, die ihrerseits ihre Eigenschaften weitervererben. Sie geben dem Neugeborenen ihre Eigenschaften mit. Die T.C.M. nimmt an, daß neben äußeren Merkmalen auch der Grundcharakter vererbt wird. Die zweite Beobachtung berührt die Ähnlichkeit zwischen Kindern und ihren Vorfahren. Diese ähneln sich z.B. in der Körpergröße, im Körperbau oder in der Haarfarbe, in den Gesichtszügen u.a. Dies läßt die Vermutung zu, daß die vererbten Eigenschaften auch starke Abweichungen aufweisen können. In bestimmten Gebieten Chinas gab es verblüffende Ähnlichkeiten zwischen den Vorfahren und manchen ihrer Kinder oder Enkelkinder. Aus diesen Beobachtungen konnten die alten Chinesen beachtliche Kenntnisse über die Erbanlagen und ihre Eigentümlichkeiten gewinnen. So konnten sie vom äußeren Erscheinungsbild eines Menschen Aussagen machen über seine Herkunft als auch über seine Anfälligkeit gegenüber bestimmten Leiden, die aus seiner Sippe bekannt waren.
Dies wird bezeugt durch ein Zitat aus der **„Nei King"**:
„Die Konstitution entspricht der Ur-Energie (Yuenn), die der Mensch von seinen Eltern geerbt hat."
Die Anfälligkeit eines Menschen gegenüber Erkrankungen hängt u.a.

von seinen ererbten Anlagen ab. „Ist die Haut eines Menschen dick und sind die Muskeln stark, bedeutet dies ein langes Leben" („Nei King"). Der Körperbau ist Ausdruck der vererbten Anlagen und er gibt Aufschluß darüber, wofür ein Mensch anfällig ist. Körperbau und Gesichtszüge lassen auf den Grundcharakter und die vorherrschenden Emotionen eines Menschen schließen. Je nach der geschichtlichen Periode findet man in der T.C. M. eine unterschiedliche Einteilung der Menschen in bestimmte Typen.

Die Konstitution des Menschen kann sich im Laufe der Jahre ändern (siehe Kapitel „Lebensperioden"). An ihrer Entwicklung und an ihrem Zustand läßt sich die Einwirkung der störenden Energie ablesen. Eine faßförmige Brust z.B. deutet auf Magenfülle hin, dünne Oberschenkel auf eine schwache Milz. Neigung zur Körperfülle weist auf Mangel an YAN-Energie in der Milz hin. Kurzfristige Veränderungen in der Konstitution lassen sich durch die Einschätzung des aktuellen „Zustands" ermitteln (s. körperliche Verfassung).

Die Beurteilung der Konstitution nach der T.C.M. verlangt daher fundierte Menschenkenntnis. Diese haben die alten Weisen in China ganz besonders gepflegt und entwickelt.

Inspektion der körperlichen Verfassung nach der T.C.M. (Beispiele)

Die Einschätzung der körperlichen Verfassung eines Erkrankten erfolgt durch Sehen, Hören und Befragen. Der geistige Zustand (SHEN) wird je nach der Ausprägung der Vitalität beurteilt. Diese kann im Gesicht, an den Augen und an der Atmung erkannt werden. So haben gesunde Menschen feste Muskeln, eine klare Gesichtsfarbe und glänzende Augen. Um die körperliche Verfassung einschätzen zu können, muß z.B. die Körperhaltung und das Bewegungsverhalten beachtet werden. Schnelle Bewegungen können auf ein gesundes, starkes Herz hinweisen. Zittern oder Zuckungen am Körper können auf Leere und Hitze der Nieren hindeuten. Auch der Kopf und das Gesicht müssen in die Beobachtung miteinbezogen werden. Vorzeitiges Ergrauen der Kopfhaare deutet z.B. auf einen Mangel an Nierenessenz. Glanzloses, sich spaltendes Haar weist auf einen Mangel an Lungen-Qi hin. Eine **rosige Gesichtsfarbe** ist Ausdruck von Hitze. Bei „Überhitzung" ist das ganze Gesicht gerötet, bei nur geringer Hitze werden lediglich die Wangen rot. **Aussehen der Zunge**: Es werden die Farbe des Belages, die Beweglichkeit und die allgemeine Beschaffenheit der Zunge bewertet. Ein roter Zungenkörper spricht für Hitze, eine rote Zungenspitze weist auf Herz-Feuer hin, ein roter Zungenrand erscheint bei Fieber oder bei erhitzter Gallenblase. Eine steife Zunge erscheint bei viel Feuchtigkeit im Körper. Rissige Zungen sind bei Fülle, bei Hitze bzw. bei YIN-Mangel zu beobachten. Ein weißer Belag stellt ich bei Unterkühlung bzw. Kälte ein. Klebriger, schleimiger Zungenbelag weist auf eine Ansammlung von Nässe und Schleim hin.

Erkennen einer Störung durch Hören

Eine Abneigung gegen Sprechen findet sich bei einem Zustand, in dem Kälte vorherrscht. Große Gesprächigkeit hingegen deutet auf einen Zustand voll von Hitze, Hitzigkeit und übervollem Herzen. Eine laute, schreiende Stimme kommt bei Leber-Disharmonie vor. Eine „lachende" Stimme ist ein Zeichen für Disharmonie des Herzens, eine stöhnende Stimmlage weist auf Nierendisharmonie hin.

Erkennen einer Störung durch Fragen

Es werden Fragen gestellt nach Schmerzen, Lokalisation der Schmerzen, Schwitzen, Appetit, Geschmack, Schlafen und Durst. Die Beurteilung der Angaben und Symptome wird im Zusammenhang mit einem der fünf Zustände vorgenommen.
Plötzlich im ganzen Körper auftretende Schmerzen werden z.B. zwei äußeren Energien, dem Wind und der Kälte zugeschrieben. Anhaltende Gelenkschmerzen deuten ebenfalls auf Kälte als Ursache hin. Um

die Schmerzen einem Zustand zuordnen zu können, muß die Zeit ihres Auftretens (Tag/Nacht), ihre Lokalisation und ihre Dauer berücksichtigt werden.
Plötzliches Auftreten von Schmerzen wird dem Wind-Kälte-Zustand zugeordnet. Treten die Schmerzen mehr am Tage auf, sind sie dem Wärmezustand YAN zuzurechnen. Treten sie mehr in der Nacht auf, werden sie auf den Kältezustand YIN bezogen. Treten die Schmerzen im Nackenbereich auf, deutet dies auf den Wind-Kälte-Zustand oder auf schwache Nierenessenz.
Schweregefühl im Körper weist auf ein Übermaß an Feuchtigkeit im Körper hin.

Erkennen einer Störung durch den Geschmack

Ein bitterer Geschmack kommt bei Gallenstau oder Leberfülle vor. Ein länger andauernder bitterer Geschmack könnte auf Herz-Feuer deuten.
Ein süßlicher Geschmack im Mund deutet auf Milz-Pankreas-Schwäche bei viel Feuchtigkeit und Hitze im Körper. Ein säuerlicher Geschmack weist auf Leberdisharmonie, ein salziger Geschmack auf Nierendisharmonie hin.

Erkennen einer Störung durch Schlafstörung

Schlafstörungen ergeben sich bei YIN-Mangel in den Nieren.
Unruhiges Schlafverhalten in den Morgenstunden, d.h. morgendliches aufwachen und dann wieder einschlafen, deutet auf eine Schwäche der Gallenblase hin. Müdigkeit und Schläfrigkeit nach dem Essen stellt sich bei Qi-Mangel in der Milz und der Pankreasdrüse ein.
Müdigkeit, die mit Schweregefühl im Körper einhergeht, spricht für ein hohes Maß an Feuchtigkeit und Nässe, die sich im Körper stauen. Schwere Müdigkeit mit Kältegefühl kommt bei Yan-Mangel in den Nieren vor.

Durst und Trinken als Hinweis auf einen gestörten Energieablauf

Ein Verlangen nach großen Mengen von Flüssigkeit, verbunden mit starkem Durstgefühl, deutet auf einen ausgeprägten Hitzezustand hin. Das Fehlen eines Durstgefühls ist Zeichen eines Kältezustandes.

Erkennen von Störungen durch Fühlen

Bestimmte Akupunkturpunkte weisen Druckempfindlichkeit auf, wenn im Bereich des zugehörigen Meridians eine Störung im Energiefluß auftritt.

Erkennen einer Störung durch Palpation
(Betasten mit der Hand)
Die Handfläche ist nach der T.C.M. ein Spiegelbild der inneren Organe. Jedes einzelne innere Organ verfügt auf der Handfläche über einen Punkt, mit dem es korrespondiert. Wenn man die Hand über die Haut am Rücken, Bauch, an den Armen oder den Beinen gleiten läßt, stellt man fest, daß diese an verschiedenen Stellen entweder besonders warm oder kalt ist. Kältezonen im Bereich der Meridiane können ein Hinweis auf Hemmungen im Fluß der Wärme-Energien in diesem Bereich sein.

Korrespondierende Punkte („Spiegelbilder")

Dies ist eine Bezeichnung für auf der Haut gelegene Akupunkturpunkte („Körper-Äußeres"), die eine Beziehung zu einem der inneren Organe („Körper-Inneres") haben. Diese Punkte sind druckempfindlich, wenn eine Störung in der Funktion des betreffenden Organs vorliegt. Der Lungen- und der Herzpunkt liegen beispielsweise an der Handoberfläche an der Erhöhung unterhalb des Daumengrundgliedes. Diagnostik und Behandlung werden nach dem Grundprinzip durchgeführt: „Im Kleinen ist das Große, in dem Großen ist das Kleine", d.h.

jeder Körperteil kann den ganzen Körper widerspiegeln, sei es nun das Ohr, die Hand oder das Gesicht.

Erkennen einer Störung auf Grund der Meridiane (Leitbahnen)

Je nach Lokalisation eines Schmerzes oder Hautausschlags kann anhand der Lokalisation eine Störung der Energien in den betreffenden Meridianen oder in den zugeordneten Organen vermutet werden, die in einer Wechselbeziehung zu den Meridianen stehen. Ein lokalisierter Schmerz oder Hautausschlag am Körper ist kein Zufall. Man muß sich nach der Inspektion fragen, warum ein Ekzem z.B. an bestimmten Stellen im Gesicht und nicht an anderer Stelle erscheint, warum plötzlich der rechte Ellbogen schmerzt und nicht der linke. In der Diagnostik aus westlicher Sichtweise spielt die Lokalisation keine besondere Rolle. Aus der Sicht der T. C .M. hingegen hat jede Lokalisation an der Haut oder in einem Gelenk insofern eine besondere Bedeutung, als sie eine Störung in einem inneren Organ widerspiegeln kann. Schmerzen im Schultergelenk können z.B. je nach Lokalisation die Folge von Feuchtigkeit und Nässe oder von lange gestauter Wut sein oder sie deuten auf eine Störung im Dünndarm, im Dickdarm, im Herz- oder Lungenbereich hin. Neurodermitis mit Ausschlag im Bereich der Kniekehlen und Ellbogengelenke kann auf Störung des Energie- und Wärmehaushaltes (zu viel Hitze) in der Harnblase oder in der Lunge hindeuten. Es ist erneut zu betonen, daß eine Diagnose im Sinne der T.C.M nur dem Erkennen eines der fünf Zustände dient, in welchem jeweils der Energiefluß im Körper gestört ist.

Erkennen von durch die fünf äußeren Naturenergien bedingten Erkrankungen

Störungen, die durch die fünf äußeren Energien verursacht werden, werden in der T.C.M. genau und detailliert beschrieben. Hierbei werden nicht nur die störenden Energien erwähnt, sondern es wird auch beschrieben, wie, wann und wo sie auf die Menschen einwirken. Weiterhin wird festgestellt, wie die störenden Energien sich im Körper bewegen und welche Organe zuerst betroffen werden, welche später. Hierbei bedient sich die störende Energie der Leitbahnen der „Meridiane" als Weg. Die erste störende Energie ist der

Wind (Luftzug-/fang) aus den acht verschiedenen Himmelsrichtungen
Es gibt acht verschiedene Winde mit unterschiedlichen Einwirkungen auf die Körper der Menschen.
Je nach Art des Windes können sie die Brust angreifen und sie verursachen dann Brustschmerzen. Sie können auch den Bauch angreifen und verursachen dann Durchfall oder Bauchschmerzen mit Blähungen.
Angriffsstellen für den Wind sind Rücken, Brust und Bauch. Winde dringen von der Körperoberfläche in das Innere des Körpers, um Sehnen und Muskeln anzugreifen. Die Menschen klagen dann über Schmerzen, die von einer Stelle zur anderen ziehen. Die Schmerzen sind oberflächlich, sie wechseln an unterschiedliche Stellen, sie strahlen über größere Bereiche aus. Um vorzubeugen, sollten die Menschen bei Wind möglichst ihren Rücken, ihre Brust und ihren Bauch schützen und nicht im Luftzug sitzen.

Wärme (Re)-Hitze

Äußere Hitze erzeugt auch im Körper Hitze. Als Folge werden die Menschen unruhig und reden wirr. Es kommt zur Rötung des Gesichtes und in schlimmen Fällen zu Herzrasen. Schmerzen, die durch Hitze verursacht sind, werden als brennend empfunden. Innere Hitze wird oft durch längere Einwirkung der Sonne auf den Kopf und Körper erzeugt. Ihre Eintrittspforte im Körper ist der Kopf. Die Menschen sollten daher bei großer Hitze und starker Sonneneinstrahlung ihren Kopf bedecken!

Feuchtigkeit (Qi) – Nässe

Feuchtigkeit erzeugt oft Schwindel und Übelkeit sowie Trägheit. Ihre Haupteintrittspforten sind der Magen und die Füße. Sie bewirkt ein Schweregefühl im Körper. Schmerzen infolge von Feuchtigkeit sind gut lokalisierbar, sie werden in der Tiefe empfunden. Ihre Grenzen sind unscharf. Sie strahlen nicht aus und sie werden als dumpfer Schmerz empfunden, als gleichbleibend und mäßig. Sie sinken abwärts in die Tiefe. Feuchtigkeit befällt Muskeln, Gelenke und Brust, Bauch und Kopf, verursacht Trägheit, Impotenz, Schwere im Kopf und ein Gefühl der Schwere im Körper. Um vorzubeugen, sollte man sich nicht in sumpfigen Gebieten aufhalten, keine kalten Getränke oder Speisen zu sich nehmen und nicht zuviel trinken.

Trockenheit (YIN-Mangel)

Trockenheit kann Folge starker Hitze sein und durch bestimmte Nahrung erzeugt werden. Sie verursacht trockenes Haar sowie trockene Haut, Nase, Zunge als auch ein Gefühl der Trockenheit im Mund. Die Haut wird welk, die Haare werden stumpf und verlieren ihren Glanz. YAN-Nahrung wie Gewürze, Knoblauch und Zwiebeln sollten dann gemieden werden. Trockenheit greift die Lungen und den Dünndarm an. Die Folge sind schwerer Atem, trockener Husten und harter, heißer Stuhl (Obstipation).

Kälte (HAN)

Kälte bedeutet ein Überwiegen der YIN-Energie. Kälte überfällt den Körper über die Haut, vor allem über den Kopf, den Rücken und die Füße. Sie dringt bis in die Knochen ein. Kälte schreitet langsam in die Tiefe, verursacht erst Versteifung der Sehnen und Muskeln, später Versteifung in den Gelenken. Schmerzen durch Kälte an einem Körperteil sind sehr begrenzt, sie werden als in die Tiefe ausstrahlend empfunden. Der Schmerz, der durch Kälte verursacht wird, hat einen bohrenden oder in die Tiefe eindringenden Charakter. Der Kranke ist äußerst kälteempfindlich, friert leicht, erstarrt und möchte sich am liebsten nicht bewegen.

Chronisch an Kälte erkrankte Menschen sehen oft vorzeitig gealtert aus, sie sind träge und steif, willensschwach, leicht lenk- und beeinflußbar.

Erkennen einer durch die fünf störenden inneren Energien hervorgerufenen Erkrankung

Die fünf Gemüter und fünf Emotionen: Die alten chinesischen Weisen fanden heraus, daß die Anfälligkeit des Menschen gegenüber Krankheiten in einem bestimmten Alter von seinen Gefühlen abhängt. Sie bezeichneten diese Gefühle als „innere Einflüsse" oder „innere störende Energien"! In jeder Altersperiode wird der Mensch jeweils vorwiegend von einem der fünf Gefühle beherrscht, die ihn krank machen können.

Die fünf Gemüter / Analogien entsprechend den Fünf Sinnesorganen

Gemüter: Gefühle sind Ausdruck geistiger Funktionen. Das Gemüt und die Gefühle eines Menschen ist für andere Menschen, solange es ihnen nicht offenbart wird, nicht wahrnehmbar. Die Gefühle sind mit dem Geist verbunden und sie haben die Aufgabe, die Wahrnehmungen und Impulse des Geistes umzuwandeln und den Körperorganen zuzuleiten. Sie verleihen den Körperorganen die Fähigkeit, ihre Funktionen auszuführen. Wenn jemand beispielsweise den köstlichen Geruch eines Lieblingsgerichtes wahrnimmt, bekommt er Appetit. Oder wenn sich jemand sehr ärgert, spürt er, wie ihm darauf das Blut in den Kopf schießt oder aber er erblaßt vor Wut. Nach diesen Beispielen wird die Anschauung der alten Chinesen verständlich, daß die Körperorgane nur „Werkzeug" zum Vollzug der ihnen vom Geist über die Gefühle vermittelten Aufgaben sind. Der Zusammenhang zwischen dem Seelischen und den Körperfunktionen wird durch die fünf Gefühlspaare erklärt.

Güte, Gelassenheit - Ärger, Wut

Güte und Gelassenheit führen zu Ausgeglichenheit und sie haben ihren Sitz in der Leber. Güte und Gelassenheit motivieren zum Planen, Schlichten und Ausgleichen. Bei einer Störung der Leberfunktion kann es zur Beeinträchtigung dieser Fähigkeiten kommen. Die Menschen werden unausgeglichen und unzufrieden. Ihre Augen sehen nicht mehr klar, ihre Sehnen werden steif. Ärger und Wut verleihen dem Menschen die Fähigkeit, sich zu behaupten, sich zu verteidigen, zu erobern, zu rebellieren und mit Gewalt Änderungen herbeizuführen. Wut und Zorn können innere Unruhe erzeugen und unter ihrem Einfluß bewegen sich die Menschen schnell wie Wind und Sturm. Wut und Zorn haben ihren Sitz in der Gallenblase, weil die Gallenblase das erste Organ im Körper ist, das auf Ärger reagiert. Über längere Zeit gestauter Ärger kann daher den Menschen die Motivation nehmen, sich zu bewegen. Deshalb leiden Menschen, die über längere Zeit Ärger gestaut haben, diesen Ärger aber nicht z.B. durch Weinen ableiten können, an Versteifung der Muskeln. Sie klagen über Schmerzen vor allem in den Hauptgelenken, wie der Schulter oder dem Kniegelenk. Ihre Muskeln werden schwach und kraftlos.

Freude, Lust – Trauer

Freude ist die Motivation zum Leben, zur Bewegung, zum Reifen. Ihr Ausdruck ist die Liebe oder der Haß, ihr Sitz ist im Herzen. Weil das Herz das erste Organ im Körper ist, das auf Gefühlsregungen reagiert, kann zurückgehaltene oder verschmähte Liebe („Enttäuschung"), die sich nicht durch sich-aussprechen erleichtern kann, der Grund für ein

„gebrochenes Herz" sein. Menschen mit gebrochenem Herzen haben eine schwere Zunge, ihre Sprache ist unklar. Wenn es um Freude oder Trauer geht, muß die richtige Vorentscheidung getroffen werden, wie auf eine gegebene Situation zu reagieren ist. Es muß unterschieden werden können, um richtig zu entscheiden. Unterscheiden, trennen und spalten sind die Aufgaben des Dünndarms. Er trennt zwischen dem Nahrhaften und dem Ballast. Wenn die notwendige Entscheidung zur Trennung über längere Zeit hinausgeschoben wird, werden die Betroffenen traurig, gleichgültig und lassen sich von anderen lenken.

Denken, Nachdenken - Grübeln, Sorge

Denken ist die Fähigkeit zu überlegen. Diese Fähigkeit schützt die Menschen vor falschen Schlüssen und Taten. Ihr Sitz ist in der Milz. Die Milz stellt für das Denken und Überlegen die Energie zur Verfügung. Als Grübeln wird Gedankentätigkeit bezeichnet, die beständig um ein und dasselbe Thema kreist. Das Grübeln gleicht somit festgefahrenen Gedanken. Der Sitz dieser „festgefahrenen" Gedanken ist in der Bauchspeicheldrüse, weil Menschen, die grübeln, oft über quer verlaufende Schmerzen in der Mitte des Bauches („Sitz der Bauchspeicheldrüsen") klagen. Menschen, die viel grübeln, spüren eine gewisse Trägheit im ganzen Körper. Sorgen sind Ängste um etwas, das noch nicht geschehen ist, um etwas, worüber man sich quälende Gedanken macht, ohne es erlebt zu haben. Menschen, die des öfteren von Sorgen geplagt werden, verspüren mitunter eine gewisse Leere und auch Krämpfe in der Oberbauch-Mitte.
Der Magen ist der Sitz der Sorgen. Er sorgt für den Körper. Wenn er leer ist, erzeugt er das Gefühl von „hin sein" - die Sorge, nicht zu haben - er erzeugt das Gefühl Hunger. Es sind die Sorgen, nicht zu haben, arm zu werden, krank zu werden, zu verlieren. Sorgen treiben die Menschen, Vorräte zu horten, sich um die Zukunft zu kümmern. Die Menschen werden dadurch gewissenhaft und sorgen für Ordnung. Aus Sorgen können sich jedoch auch Eigensinn und Geiz entwickeln. Sor-

gen erzeugen Feuchtigkeit im Magen und sie werden begleitet durch Speichelfluß im Mund.

Kummer – Gleichgültigkeit

(Austauschen = entledigen - abweisen): Es bereitet Kummer, einen Verlust innerlich nicht zu akzeptieren, ihn nicht hinzunehmen. Von Kummer geplagte Menschen wollen nicht loslassen, sie wollen die Realität nicht wahrhaben, wollen nicht austauschen. Kummer ist eine Motivation zum Erhalt des Status quo, man möchte alles behalten. Der Sitz des Kummers ist in der Lunge, weil Menschen mit Kummer tief atmen und öfters seufzen müssen. Menschen, die unter ständigem Kummer leiden, können nur schwer atmen. Sie neigen zu oberflächlichem Atem, zu Atemnot (wie beim „Asthma") oder zu ständigem Husten („Chronische Bronchitis"). Oft erzeugt Kummer eine Allergie im Nasenbereich („allergische Rhinitis"), weil die betroffenen Menschen die Nase voll haben und vieles „nicht mehr riechen" können. Gleichgültigkeit hingegen bedeutet die Neigung loszulassen, zu verzichten, sich einer Sache zu entledigen. Ihr Sitz ist im Dickdarm, weil es die Funktion des Dickdarms ist, sich des Stuhls zu entledigen, die Reste hinauszubefördern. Zu lange hinausgeschobene Entscheidungen können - ebenso wie die Unfähigkeit, sich von etwas zu trennen - zu chronischem Stuhlverhalten oder zu Ausschlägen an der Haut führen. Auch Hautallergien können als Folge gestörter Dickdarmfunktionen angesehen werden. Kummer erzeugt innere Trockenheit. Es werden zu wenig Tränen und Speichel produziert. Die Betroffenen leiden unter Mund- und Hauttrockenheit.

Furcht, Angst – Wille

Angst ist etwas nicht Erfaßbares. Es ist ein unangenehmes Gefühl, das nicht definiert werden kann. Furcht dagegen ist, im Gegensatz zur Angst auf erfaßbare Objekte gerichtet. Man hat z.B. Angst in der

Dunkelheit, man fürchtet hingegen Gott, fürchtet die Begegnung mit fremden Menschen. Angst ist ein Schutz vor dem Ungewissen. Furcht ist der Schutz vor dem Gewissen. Beide sind ein Schutz zur Erhaltung des Lebens. Angst und Furcht schützen vor Torheiten, sie halten die Menschen zurück vor Taten mit unberechenbaren oder auch berechenbaren, nachteiligen Folgen. Angst und Furcht haben ihren Sitz in den Nieren. Menschen, die Angst um ihr Leben („Existenz-Angst"), um ihren Lebensunterhalt (Existenz-Grundlagen) haben, können unter Schwäche der Nieren leiden. Sie scheiden viel Wasser aus. Ängste lassen sich im Nacken und auf dem Rücken nieder, später auch in den Beinen. Die Betroffenen klagen dann oft über Nackenschmerzen und lahme Beine.

Der Wille ist der Urtrieb im Menschen. Der Wille verleiht ihm die Kraft, sich durchzusetzen, sich zu verwurzeln, etwas zu meistern, zu überleben. Er gibt den Menschen die Kraft zum Zeugen. Sitz des Willens ist die **Niere.** Die Niere ist die Wurzel aller Organe. Sie ist eines der ersten tätigen Organe. Bereits wenn das Kind noch im Mutterleib ist, nehmen die Nieren und die Harnblase ihre Aufgaben wahr. Wenn die Wurzel einer Pflanze abstirbt, sterben auch die Blätter und der Stamm langsam und allmählich ab. Wenn ein Mensch an den Nieren erkrankt, stirbt er ebenfalls langsam und allmählich. Die Harnblase ist ein Körperorgan, das den Wasserhaushalt regelt. Wasser ist der Ursprung aller Lebewesen, deshalb werden die Harnblase und die Nieren als Ursprung der vererbten Energie angesehen. Die Wurzel einer Pflanze wird durch den Willen zum Überleben und zum Wachsen getrieben. Aus diesem Grund muß auch der Wille des Menschen in seiner Wurzel beheimatet sein, in den Nieren. Wenn der **Wille** eines Menschen über einen längeren Zeitraum ständig gehemmt wird, er sich nicht durchsetzen kann und so unter einem fortwährend gebrochenen Willen leidet, kann der betroffene Mensch leicht den Mut verlieren. Solche Menschen klagen über Lustlosigkeit, Mutlosigkeit und große Müdigkeit („Antriebslosigkeit"). Sie klagen und jammern stän-

dig. Sie verspüren wenig Antrieb sich zu bewegen. Später werden ihre Knochen schwach und brüchig. Oft können sie nur schlecht hören. Willensschwäche erzeugt innere Kälte. Die Betroffenen frieren leicht und haben häufig kalte Hände und Füße.
Eine andere Möglichkeit, Art und Ursache der Erkrankung eines Menschen mit Hilfe der T.C.M. festzustellen, ist der Druck auf die sog. Alarmpunkte. Das sind besondere Meridianpunkte am Kopf, im Gesicht, an der Brust oder am Bauch sowie an den sog. Ju-Punkten. Dies sind besondere Punkte an den Blasenmeridianen, die am Rücken gelegen sind. Einige der erwähnten Punkte sind druckempfindlich und weisen bei Druck auf eine Störung der Energiezirkulation oder auf gestaute Emotionen hin. Nach der T.C.M. kann man den Zustand eines Kranken in drei Stadien einteilen:

Das **erste Stadium** ist das Stadium der Empfindung. Man fühlt sich ganz einfach unwohl. Dieses Stadium ist vorübergehend. Die Erkrankungsvorboten können noch ohne Behandlung abklingen, sobald der verursachende Druck nachläßt.

Das **zweite Stadium** ist das Stadium des Befindens, der Manifestation. Während dieses Stadiums werden die Organfunktionen durch die gestörten Gefühle bereits beeinträchtigt und gestört. Wenn man z.B. andauernde Sorgen hat, fühlt man sich anfänglich in seinem Befinden gestört. Später kommt es dann zur Funktionsstörung des Magens. So kann es zu Sodbrennen und Übersäuerung kommen. In diesem Stadium haben sich die Gefühle bereits im Körperorgan „Magen" manifestiert.

Das **dritte Stadium** ist das Stadium des „Befundes", das Stadium der Fixation und der Verkörperung der störenden Energie (= die inneren Gefühle = Sorgen) In diesem Stadium ist die Störung bereits im betroffenen Körperorgan fixiert und materialisiert. Bei der Untersuchung findet man verändertes Gewebe wie Geschwüre im Magen oder im Zwölffingerdarm. Eine weitere Möglichkeit, die Erkrankung eines Menschen zu erkennen, besteht darin, auf die Veränderung seines Geschmackssinns, seines Geruchssinns oder auf die veränderte Neigung zu bestimmten Farben und auf die Stimmlage des Kranken zu achten. Die emotionale Lage eines Menschen kann anhand seiner Neigung zu bestimmten Geschmäcken, Gerüchen, Farben oder an seiner Stimmlage erkannt werden.

Die fünf Geschmacksrichtungen und ihre Wirkung auf die menschlichen Körperfunktionen

In diesem Abschnitt werden die verschiedenen durch die Sinnesorgane vermittelten Reize wie Geschmäcke, Gerüche, Farben, Laute und ihre Wirkung auf den Körper abgehandelt. Die Wechselwirkung zwischen den Körperorganfunktionen und Emotionen werden dadurch ersichtlich. Aufgrund der Organreaktion bzw. Erkrankungen werden die emotionalen Hintergründe und ihre Zusammenhänge erklärt, um so zu wichtigen Erkenntnissen zu gelangen, die helfen, Krankheitsanzeichen richtig zu deuten und Erkrankungen zu behandeln. Geschmack ist ein stoffspezifischer Reiz, der von den Menschen empfunden werden kann. Geschmacksrichtung ist eine Sinnesempfindung, die durch den bestimmten Reiz (z.B. durch den Geschmack) eines Stoffes eine bestimmte Reaktion zur Erkennung dieses Stoffes bei den Menschen auslösen kann. Der Reiz eines Geschmackes löst bei den Menschen vorerst eine geistige Reaktion der Wahrnehmung aus.
Geschmackssinn ist die Bezeichnung für ein Körperorgan, das die Fähigkeit besitzt, die verschiedenen Geschmacksrichtungen und Geschmacksqualitäten aufzunehmen und an den Geist weiterzuleiten. Bei den Menschen wird diese Funktion überwiegend von der Zunge übernommen.
Einleitung: Der Geschmack dient den Menschen dazu, die Eigenart der verschiedenen Geschmäcker von Nahrungsmitteln und Getränken wahrzunehmen und dem Geist zur Erkennung bzw. Entscheidung zu übermitteln. Der Geschmack eines jeden Stoffes löst bei den Menschen eine geistige Reaktion aus. Nur der Geist ist imstande, einen Geschmack zu erkennen. Die Wahrnehmung eines Geschmackes läßt

den Menschen dann entscheiden, über die Eignung eines Stoffes als Nahrung zu befinden. Dieses **Erkennen** löst also die Reaktion „entscheiden" aus. Es muß entschieden werden, ob die Nahrungsaufnahme erfolgen soll oder abzulehnen ist. Die Entscheidung mobilisiert zunächst die **Emotionen**, die Emotionen lösen die **körperlichen Reaktionen** aus! Wird der Stoff z.B. als gute Nahrung erkannt, fällt die Entscheidung „**Annehmen**". Diese Entscheidung mobilisiert die **Emotion „Freude und Lust"**. Die **Nahrung wird akzeptiert**, indem sie heruntergeschluckt wird. Wenn der **Nahrungsstoff als ungeeignet erkannt wird**, wird die Emotion „Ärger und Wut" als Reaktion **mobilisiert**. Das löst die Körperreaktion „**Hinauswerfen**" (ausspukken) oder **Erbrechen** aus. Freude und Lust, Ärger und Wut regeln die Nahrungsaufnahme bei den Menschen. Appetit ist daher Ausdruck des **Annehmens** der **Lust** und der **Freude** am Leben. **Erbrechen** dagegen ist **Ausdruck der Wut**, der **Ablehnung**, der **Verteidigung** (von sich werfen, sich erbrechen). Die alten Weisen wußten um diese Wechselbeziehung. Sie ordneten die Geschmäcker entsprechend unter die **Emotionalität** und gaben ihren Sitz in den Speicherorganen an. Sie fanden heraus, daß es **fünf Grundgeschmacksrichtungen** gibt: **sauer, bitter, süß, scharf und salzig.** Jeder Geschmack wird je nach seiner Wirkung einem Gemüt bzw. einer Emotion und einem Körperorgan zugeordnet.

Die fünf Geschmäcke - Ihre Wirkung und Zuordnung

Der saure Geschmack (krampfend)

Sauer schmeckende Früchte haben viel Säure in ihrem Saft. Saures hat eine **Wirkung** auf die **Sehnen**. Der **Charakter des sauren** Geschmacks ist **rauh**, seine **Wirkung** ist **zusammenziehend**. Charakter und Wirkung des Sauren schränken seine Annahme als Nahrung ein. Der rauhe Charakter saurer Nahrung wirkt aggressiv auf den Magen. Die zusammenziehende Wirkung erlaubt keinen übermäßigen Genuß

hiervon. Die zusammenziehende Wirkung hemmt überdies die Körperfunktionen, vor allem sind die Sehnen besonders betroffen. Saures vermittelt das Gefühl, die Sehnen seien verkürzt. Die energetische Richtung ist konzentrierend, d.h. saure Nahrung hat mehr Yin-Charakter. Daher hat Säure eine hemmende, eher beruhigende Wirkung auf die Körperfunktionen. Säure bindet sich sehr schnell und gern an Wasser. Menschen, die viel Saures essen, können daher nicht viel Wasser lassen.
Rheumakranke und Nierenkranke sollten daher möglichst wenig saure Nahrung zu sich nehmen.

Verknüpfung zwischen dem Charakter des Sauren, der Gallenblase und dem Menschen

Saures ähnelt in vielen Merkmalen der Gallenblase. Die **Gallenblase** als Organ zieht sich zusammen, der Gallensaft ist ätzend, beißend. Die Gallenblase läßt im Körper die folgenden Reaktionen zu: entscheiden, annehmen (verdauen) oder ablehnen.
Ablehnen kann zu galligem Erbrechen führen, wobei Gallenblasensaft ausgesprochen aggressiv ist. Menschen des **Gallenblase-Typs** sind sehr bindungsfähig, dabei jedoch rauh, wütend und aggressiv. In seiner Wut kann der Gallenblasen-Mensch Galle erbrechen.
Diese Menschen versuchen auf jede Weise eine Trennung zu verhindern. Sowohl das Saure als auch der Gallenblasentyp werden der Emotion Ärger bzw. Wut zugeordnet.
Bindungsfähige Menschen wie der Gallentyp können aus der Angst, etwas zu verlieren, geizig werden. Raffgier kann die Folge sein.
Gallenblase-Typen sind entscheidungsfreudig, doch dabei empfindlich und reizbar. **Säure** ist wärmeempfindlich, die Menschen des **Gallenblase-Typs** sind es ebenfalls.
Praktische Bedeutung: Häufiger sowie und über längere Zeit anhaltender, gestauter Ärger schadet der Gallenblase.
Viel saures Essen schadet der Gallenblase und der Leber.

Der bittere Geschmack (ablehnend)

Bitterer Geschmack entsteht nach dem Verbrennen von Stoffen, wie auch von Nahrungsmitteln. Das Verbrannte ist bitter und Symbol des Verlorenen, des Aufgegebenen, das als materieller Rest vom Geist verlassen wurde. Bitterer Geschmack hat einen festen, trockenen Charakter. Dieser Geschmack liegt schwer im Magen und wird bereits im Munde abgelehnt.
Bitterer Geschmack ruft Ablehnung hervor und führt sofort zu einer abwehrenden Reaktion des Körpers. Die Wahrnehmung von bitterem Geschmack löst Leid und Traurigkeit aus. Die Traurigkeit kann Herzrasen verursachen. Deshalb wird der bittere Geschmack dem **Herzen** zugeordnet und der mit Leid verbundenen Emotion **Traurigkeit** untergeordnet.
Praktische Bedeutung: Bitter schmeckende Nahrung schadet dem Herzen ebenso wie viel Leid und Traurigkeit.

Der süße Geschmack (annehmend)

Der süße Geschmack zieht zu den Muskeln hin. Viel süßes Essen führt bei den Menschen zum Gefühl von Sorgen. Die Menschen leiden dann unter Unruhe. Sie verspüren mitunter einen Druck über dem Herzen. Süßer Geschmack hat einen weichlich-trägen Charakter. Daher führt die Einnahme von viel süßen Essen zur Ermüdung und zur Erschlaffung der Muskeln. Der Geschmack von Süßem mobilisiert die Wahrnehmung. Das Gefühl von Sorgen löst bei den Menschen Unruhe aus. Süßes wird in Unmengen vom Körper zugelassen. Der Geist wehrt sich gegen alle Geschmäcke, wenn sie eine bestimmte Menge überschreiten, mit Ausnahme von Süßem. Süßes löst das Gefühl von Sorgen aus - Sorgen führen zur Erschlaffung der Muskeln und sie führen zu dem Gefühl von Machtlosigkeit. Umgekehrt haben Menschen mit Sorgen oft Appetit auf Süßes. Die Sorgen werden ganz besonders im **Magen** empfunden. Deshalb wurde der süße Geschmack dem Magen

als Organ zugeordnet. Beide werden der Emotion **Sorge** untergeordnet.
Praktische Bedeutung: Viel süßes Essen schädigt den Magen. Ebenfalls können viele Sorgen den Magen schädigen.

Der scharfe Geschmack (annehmend und ablehnend)
Ätherische Wirkung
Manche Pflanzen wie auch Metalle haben einen scharfen Geschmack. Schnittlauch-Gewürze werden der Nahrung wegen ihres scharfen Geschmacks zugefügt.. Scharfes zieht so in den ganzen Körper und zirkuliert mit der Energie im Körper herum. Viel scharfes Essen schwächt daher das Herz: man bekommt das Gefühl, als ob das Herz leer wäre. Scharfes Essen öffnet die Hautporen, es drängt mit dem Schweiß nach außen. Scharfer Geschmack hat einen warmen und trockenen Charakter. Scharfe Nahrung besitzt eine geistige Natur und wie der Atem wird das Scharfe (z.B. Knoblauch) über die Lungen ausgeatmet. Scharfes Essen trocknet und wärmt. Es mobilisiert den Gemütszustand Kummer, weil es alles austrocknen läßt und den Körper mit der Atemluft und dem Schweiß schnell verläßt. Der scharfe Geschmack wird daher dem Körperorgan **Lunge** zugeordnet, beide werden dem Gemütszustand **Kummer** untergeordnet. Viel scharfes Essen trocknet die Lunge und die Nasenschleimhaut aus. Asthmakranke sollen daher scharfes Essen meiden.
Praktische Bedeutung: Viel scharfes Essen wie auch viel Kummer schädigen die Lungen.

Der salzige Geschmack (bindend)

Salz ist eine in der Natur sehr verbreitete Substanz. Salz löst sich spurlos im Wasser auf und ist sehr bindungsfähig. Salz beherrscht jedoch durch seinen Geschmack. Salze sind gegen Feuchtigkeit und Hitze empfindlich. Salz geht ins Blut, macht Mund und Kehle trocken und erzeugt viel Durst. Der salzige Geschmack wird auch als rauh empfunden. Viel Salz schadet den Nieren. Salzgeschmack löst bei den Menschen das Gefühl von Angst aus. Angst schädigt die Zunge und das Gewebe. Die Angst führt zu der Entscheidung „hinaustreiben" (ausspucken). Die Menschen können somit nur sehr wenig Salz ertragen. Trotzdem ist Salz sehr wichtig für den Körper. Es bindet das Wasser an das Körpergewebe. Nur wenn zuviel Salz im Körper ist, läßt das Salz das Körpergewebe austrocknen. Der Salzgeschmack ist das Symbol von Liebe und Haß, von Annehmen und Ablehnen. Der salzige Geschmack prägt sich den Menschen ein. Er ist daher Symbol der **Sehnsucht**, der **Angst,** viel zu haben bzw. nur wenig zu haben. Viel Salz kann schaden - wenig ebenfalls. Der salzige Geschmack wird dem Organ **Nieren** zugeordnet. Die Nieren entscheiden über die Bildung des salzigen Harns. Beides, **salziger** Geschmack und **Nieren**, werden dem Gemütszustand **Angst** und Wille untergeordnet. Salziger Geschmack und Ängste haben eine lang anhaltende Nachwirkung gemeinsam: sie werden mit lang zurückliegenden Erinnerungen verknüpft.

Praktische Bedeutung: Ein hoher Konsum an salziger Nahrung schädigt die Niere. Ebenso schadet Angst den Nieren.

Die fünf Grundgerüche und ihre Wirkung auf die menschlichen Körperfunktionen

Geruch ist ein eigentümlicher stofflicher, ätherischer Reiz, der von den Menschen durch das Geruchsorgan Nase aufgenommen und dem Geist zur Wahrnehmung übermittelt wird.

Geruchsrichtung ist eine besondere Sinnesempfindung, die durch eine bestimmte Reizung durch einen Stoff (wie z.B. einen duftenden Stoff) eine bestimmte Reaktion zur Erkennung des Stoffes auslösen kann.

Geruchssinn ist die Bezeichnung für ein Körperorgan, das die Fähigkeit besitzt, die verschiedenen Gerüche aufzunehmen, um sie an den Geist zu übermitteln. Die Übermittlung wird von der Nase übernommen.

Einleitung: Der Geruchssinn dient den Menschen dazu, die Eigenart der Gerüche von vielen Gegenständen, Lebewesen, Nahrungsstoffen usw. dem Geist zur Wahrnehmung und Unterscheidung zu übermitteln. Gerüche lösen bei den Menschen je nach ihrer Qualität unterschiedliche emotionale Reaktionen aus. Die so angeregten Emotionen mobilisieren ihrerseits die Körperorgane. Eine Eigenart von Gerüchen ist es, daß sie mit der Atemluft eingeatmet werden. Sie sind demnach **geistiger** Natur. Ähnlich den Energien zirkulieren sie mit den Energien im Körper, um schließlich aus ihm zu entweichen. Die Nase übermittelt einen jeden Geruch an den Geist. Der Geist nimmt den Geruch wahr, erkennt ihn (Identifikationsfunktion), löst daraufhin die geeignete Emotion aus (entscheiden), die dem entsprechenden Körperorgan befiehlt, entweder sich gegen den Geruch zu wehren oder ihn weiterhin einzuatmen. Aufgrund ihrer geistigen Natur können Gerüche eine starke Wirkung auf die Körperorgane ausüben. Gerüche werden daher nur für kurze Zeit vom Körper toleriert. So kann man beispielsweise nicht lange an einem Fläschchen Parfüm riechen!

Es gibt nach der T.C.M. fünf Grundgerüche, die von den Menschen wahrgenommen werden können. Es sind dies der **ranzige** Geruch, der **verbrannte** Geruch, der **duftende** Geruch, der **metallische (schimmlige)** und der **faulige** Geruch. Alle diese Gerüche, bis auf den duftenden Geruch, lösen im Menschen eine abwehrende Reaktion aus. Duftende Gerüche werden nach ihren jeweiligen Qualitäten empfunden und nur bestimmte Gerüche werden als wohltuend angenommen. Jeder Mensch neigt zu einer von ihm bevorzugten Duftnote. Düfte regen in den Menschen unterschiedliche Emotionen an je nachdem, ob ein Duft süß, herb, streng, lieblich oder fein ist. Je nach emotionalem Zustand werden sie von den Menschen nur kurz als anregende Düfte empfunden und angenommen. Die verbreitetsten der Natur entnommenen Düfte sind die die Gefühle der Liebe anregenden Düfte, auch bekannt als Sexualdüfte. Wie der Duft vieler Blumen wirken diese Düfte kurz anregend. Sie dienen dem erkennenden und unterscheidenden Geist bei der Wahl der passenden Partnerin bzw. des passenden

Partners. Weibliche Düfte üben unter natürlichen Umständen einen Reiz auf bestimmte Männer aus. Leider wurde die instinktive Funktion natürlicher Düfte immer mehr durch die Verwendung von künstlichen Düften verdrängt. Düfte regen im Menschen die Sehnsüchte an und können daher bei bestimmten Arten von Depressionen als Behandlungsform eingesetzt werden.

Die Zuordnung der Gerüche

Der **ranzige Geruch** wird der Leber und Gallenblase zugeordnet. Er löst bei den meisten Menschen eine abwehrende Haltung aus. Den ranzigen Geruch riecht man an der frischen Leber. Sie wird der Emotion Wut zugeordnet. Der **verbrannte Geruch** wird dem Element Feuer zugeordnet. Sein Körperorgan ist das Herz. Er wird der Emotion Trauer untergeordnet. Der **duftende Geruch** wird dem Organ **Magen** zugeordnet. Der Appetit wird durch Düfte angeregt. Seine Emotion ist die **Sorge**. Duftende Speisen regen den Appetit an, sie können in den Menschen aber auch Sorgen wecken, z.B. die Sorge, die Speisen nicht zu bekommen, oder die Sorge, nicht satt zu werden. Der **metallische Geruch** wird den scharf schmeckenden Gewürzen zugeordnet. Er regt kurz an, sein Körperorgan ist die **Lunge**. Seine Emotion ist der **Kummer.** Der **faulige Geruch** ist der Geruch des faulig gewordenen, stehenden Wassers. Deshalb wird er den Nieren zugeordnet. Fauliger Geruch weckt Ängste, die mit der Sphäre des Todes verbunden sind.
Praktische Bedeutung: Häufiges Einatmen und Riechen von ranzigen Gerüchen kann die Leber schädigen. Der Geruch von Verbranntem schädigt das Herz. Düfte steigern den Appetit, metallischer Duft führt zu Hustenreiz und schädigt die Lungen. Faulige Gerüche schädigen die Nieren und können Ängste hervorrufen.

Die fünf Grundfarben und ihre Wirkung auf die Körperfunktionen

Definition: Farben sind Sinnesreizungen, die als Merkmal vieler Objekte in der Natur vorkommen

Einleitung: Farben sind besondere Merkmale vieler Elemente in der Natur. Sie dienen als Kennzeichen. Sie werden von dem Sinnesorgan „Augen" zur Wahrnehmung an den Geist übermittelt. Die Wahrnehmung kann sich jedoch auch als „Sinnestäuschung" erweisen, z.B. als „Fatamorgana". Farben als Reiz lösen im Geist eine Reaktion des Wahrnehmens und Erkennens aus. Nach der vom Geist getroffenen Entscheidung werden Emotionen mobilisiert. Die Emotionen mobilisieren ihrerseits eine Reaktion in den Körperorganen, ein ähnlicher Zyklus, wie er schon bei den Geschmacksrichtungen und den Gerüchen zu beobachten war. Die Reaktion des Geistes beschränkt sich oft auf die Beurteilung einer Farbe, z.B. hinsichtlich ihrer Schönheit. Der Geist ermöglicht die Wahrnehmung einer einzelnen Farbe, aber auch die gleichzeitige Wahrnehmung von mehreren Farben.

Man kann somit sowohl eine **Einzelfarbe** als auch ein „**Farbenmenue**" wahrnehmen. Eine ähnliche Wahrnehmung ist beispielsweise bei den Geschmäcken nicht möglich. Die emotionale Reaktion auf Farben geht oft in die Richtung des Annehmens („schön empfinden") oder des Ablehnens - selten jedoch in die des „sich dagegen Wehrens". Beim Geschmackssinn dagegen kann auch eine abwehrende Reaktion eintreten.

Nach den Schriften der T.C.M. gibt es **fünf Grundfarben**, die jeweils mit den Körperorganen und Emotionen verknüpft werden. Diese Grundfarben sind: **grün, rot, gelb, weiß, schwarz**.

Die grüne Farbe fällt besonders insofern auf, als sie in der Natur sehr oft zu sehen ist. Fast alle Pflanzen haben grüne Blätter oder eine grüne Farbe, die über das ganze Jahr zu sehen ist, insbesondere aber im Frühling! Deshalb wird die grüne Farbe bei den „Entsprechungen" in der T.C.M der Frühlingszeit zugeordnet. Bei ihrer Wahrnehmung löst die grüne Farbe eine geistige Reaktion aus. Der Geist reagiert mit einem Gefühl der Ausgeglichenheit und Gelassenheit.

Die grüne Farbe hat somit eine entspannende Wirkung auf die Menschen: Sie ist die Farbe des Vertrauens. Die Wahrnehmung der Farbe „Grün" wirkt daher beruhigend. Die grüne Farbe wird der **Leber** zugeordnet. Beide werden dem Gemütszustand **Ausgeglichenheit, Sanftmut** und **Gelassenheit** untergeordnet.

Die rote Farbe ist bei den meisten Warmblütern, (wie auch bei den Menschen) die Farbe des Blutes. Die rote Farbe ist Sinnbild der **Bewegung** - ähnlich dem Blut, das ständig im Körper kreist. Die Wirkung der Farbe Rot auf die Menschen hängt teilweise von deren Lebensalter ab. Wenn Menschen in Aufregung versetzt werden, röten sich ihre Wangen. Die Gesichter von Kindern röten sich bei intensiver Bewegung. Deshalb wird die rote Farbe sowohl als Sinnbild der Bewegung als auch der seelischen Aufgeregtheit beschrieben! Bewegung und Aufregung verursachen einen erhöhten Herzschlag. Die rote Farbe wird daher dem Körperorgan **Herz** zugeordnet, beide dem Gemütszustand **Freude** und **Lust** untergeordnet.

Die gelbe Farbe ist die nächste in der Natur oft zu beobachtende Farbe. Vor allem im Herbst wandelt sich die grüne Farbe vieler Pflanzenblätter in Gelb um. Außerdem kommt die gelbe Farbe bei vielen Pflanzen als Hauptfarbe vor. Man muß somit zwischen der echten Farbe Gelb als der natürlichen Farbe einer Pflanze oder eines Menschen und der gelben Farbe als dem Zeichen einer „Wandlung" unterscheiden. Die natürliche Farbe Gelb gilt keineswegs als Hinweis auf eine Krankheit oder auf einen Alterungsprozeß. Die gelbe Farbe als Zeichen einer Wandlung gilt hingegen als Hinweis auf eine Erkrankung oder auf Alterung. Grüne Pflanzenblätter wandeln in der Herbstzeit ihre Farbe ins Gelbe als Zeichen des Alterns. Später fallen sie ab. Die Wandlung ins Gelbe wird daher als Sinnbild der Altersschwäche und des Krankwerdens gedeutet. Menschen mit weißer Hautfarbe werden als krank bezeichnet, wenn ihre Haut sich gelblich verfärbt. Wenn Menschen von Natur aus eine gelbe Hautfarbe haben, stellt die gelbe Farbe eine Naturfarbe dar, die keinen Krankheitswert hat. Wenn Menschen erbrechen, erbrechen sie erst den Mageninhalt. Oft hat das

Erbrochene eine gelbliche Farbe. Menschen mit vielen **Sorgen** verspüren oft ein „Leeregefühl im Magen". Deshalb wird die gelbe Farbe dem Magen als zugehörigem Körperorgan zugeordnet. Beide, die gelbe Farbe und der Magen, werden dem Gemütszustand **Sorgen** untergeordnet. Die gelbe Farbe als Symbol der Wandlung löst bei den Menschen Besorgnis aus.

Die weiße Farbe kommt in der Natur seltener vor als grün und gelb, allerdings haben viele Blüten von Pflanzen eine weiße Farbe. Die weiße Farbe erscheint als Farbe von Steinen und Felsen und vor allem als Bodenerde (Kalkerde). Sie hat als Farbe einen anziehenden Charakter. Trotzdem haben die Menschen mit der weißen Bodenerde ihren **Kummer**. Sie wissen, daß weiße Bodenerde ihnen nicht viel gibt oder geben kann, da Kalkerde keine fruchtbare Bodenerde ist. Die weiße Farbe löst bei den Menschen die Empfindung aus, daß sie einen ausstrahlenden Charakter hat. Weiß gilt als Sinnbild der **Reinheit**, weil in ihrer Umgebung alle anderen Farben besonders auffällig und stark wirken. Die weiße Farbe läßt ihre Umgebung in klarem Licht erscheinen, da sie von allen die hellste Farbe ist. Deshalb ist die weiße Farbe Sinnbild der **Klarheit**, **Offenheit** und **Helligkeit**. Die **Lungen** bringen in gesundem Zustand manchmal ein weißes, klares, oft klebriges Sekret hervor. Die weiße Farbe wird deshalb den Lungen zugeordnet. Beide werden der Emotion **Kummer,** welche eine festhaltende Emotion ist, untergeordnet.

Die schwarze Farbe vermittelt den Eindruck von verschleiern, verstecken, alles unerkennbar in sich verbergen. Schwarz ist die Farbe der Dunkelheit, der Nacht, die mit ihrem dunklen Schleier dem menschlichen Auge nichts mehr offenbart. Dunkelheit und Nacht wirken daher abweisend. Die Menschen fühlen sich in der Dunkelheit der Nacht unsicher. Sie sehen und erkennen ihre Wege bzw. die Richtungen nicht mehr. Raubüberfälle in früheren Zeiten, die in der Nacht geschahen, ließen den Überfallenen kaum eine Chance, sich zu wehren, weil sie Feind von Freund nicht mehr voneinander unterscheiden konnten. Die schwarze Farbe wirkt daher oft **abweisend, unheimlich**

und angsteinflößend. Die schwarze Farbe ist Symbol geheimnisvoller Verborgenheit. Wenn Menschen etwas nicht sehen oder erkennen können, werden sie unsicher und ängstlich. Die tiefen Gewässer der Ozeane sind dunkel. Sie verbergen durch ihre Dunkelheit alles, lassen nichts mehr erkennen. Die schwarze Farbe wird daher dem Element Wasser zugeordnet. Das Körperorgan, das Wasser ausscheidet, sind die Nieren. Die schwarze Farbe wird so dem Körperorgan **Niere** zugeordnet. Die schwarze Farbe wie auch die **Nieren** werden der Gemütslage **Angst** untergeordnet. Langandauernde Ängste schaden den Nieren.

Die fünf Grund-Töne bzw. Stimmlagen und ihre Deutung

Töne sind Sinnesreize von unterschiedlicher Stärke. Töne unterscheiden sich insofern von Geräuschen, als sie eine wohlgeordnete, harmonische und in sich gegliederte Skala von Reizen darstellen. Es gibt hohe, mittlere und tiefe Töne. **Geräusche** sind ungeordnete und chaotische Sinnesreize verschiedener Stärken. Die Laute der Geräusche sind miteinander vermischt, daher sind sie nicht mehr einzeln wahrnehmbar. Die **Laute der menschlichen Stimmen** sind modifizierte Töne, die von dem Körperorgan „Kehlkopf" erzeugt und als Energie durch den Mund nach außen ausgestoßen werden. Die menschlichen Stimmen sind spezifische Töne in verschiedenen Nuancen.

Töne, Laute und Stimmen werden in ihrer jeweiligen Lautung vom menschlichen Sinnesorgan Ohr an den Geist weitervermittelt. Der Geist hat die Fähigkeit, bestimmte Töne, Laute, Geräusche und Stimmen wahrzunehmen, zu erkennen und darüber zu entscheiden, ob eine emotionale Reaktion ausgelöst werden soll. Die Emotionen lassen die Körperorgane dann entsprechend reagieren! Die alten Weisen in China haben an der Stimmlage eines Menschen seine Erkrankung oder seine Neigung zu einer Erkrankung erkannt. Sie unterschieden bei den menschlichen Stimmen zwischen fünf Grundlagen. Dies sind die **laut-**

schreiende, die lachende, die singende, die klagende und die jammernde Stimmlage.

Die laute bis schreiende Stimmlage wird vor allem bei Menschen beobachtet, die zu Ärger und Wut neigen. Eine Stimme, die zur Wut neigt, ist auch in normalem Zustand laut. Zur Verärgerung neigende Menschen können ihre Stimmlage sehr schnell hart und rauh werden lassen. Oft handelt es sich hierbei um eine kurze, befehlende, akzentuierte Stimmlage. Die Stimme des Wütenden klingt, als ob sie aus dem Oberbauch - vor allem aus seiner linken und rechten Seite - emporsteigt. Eine laute, schreiende Stimmlage wird daher der **Gallenblase** zugeordnet. Beide werden der Emotion „**Wut**" untergeordnet. Eine **freundliche, sanfte, ruhig wirkende Stimmlage** zeugt von Ausgeglichenheit und Sanftmut. Sie wird daher dem Organ **Leber** zugeordnet und dem Gemütszustand **Sanftmut** untergeordnet. Viel Schreien schädigt die Gallenblase und die Leber.

Die lachende Stimmlage zeugt von Freude. Es scheint, als ob sie aus der Mitte der Brust aufsteigt. Diese wird durch das Lachen oft mitbewegt. Lachen regt das Herz an. Oft schlägt das Herz infolge von Lachen schneller und kräftiger. Deshalb wird die lachende Stimmlage dem Herzen zugeordnet. Zuviel Lachen kann jedoch das Herz belasten.

Die flüsternde Stimmlage ist ein Hinweis auf Traurigkeit. Die Stimme scheint aus der Bauchmitte hervorzukommen. Die flüsternde Stimmlage wird dem **Dünndarm** zugeordnet. Der Dünndarm wie die flüsternde Stimmlage werden der Gemütslage Traurigkeit untergeordnet. Lang anhaltende Traurigkeit kann den Dünndarm schädigen. Ein gesundes starkes Herz wird beim Sprechen an der Klarheit der Aussprache und der Ausdrucksweise erkannt. Erkrankte mit schwachem Herz neigen zu undeutlicher und unklarer Aussprache und Redeweise.

Die singende Stimmlage scheint aus dem Magen emporzusteigen. Das **Singen und Gesang** werden oft im Magen empfunden. Singen unterscheidet sich vom Lachen dadurch, daß die Menschen beim Singen verschiedene Tonhöhen und Tonlängen miteinander kombinieren.

Singen ist ein Weg, die Sorgen zu vertreiben. Sorgen können die Lust zu singen hervorrufen. Singende Stimmen werden daher dem Körperorgan **Magen** zugeordnet. Beide werden dem Gemütszustand **Sorgen** untergeordnet. Melancholischer Gesang deutet auf Sehnsüchte und Nachdenklichkeit hin. Er wird der **Milz/Bauchspeicheldrüse** zugeordnet.

Die klagende Stimmlage scheint von der Brust heraufzusteigen. Klagende spüren ihre Stimmresonanz in den Lungen. Oft müssen klagende Menschen tief Atem holen oder Seufzer von sich geben. Die klagende Stimmlage hört sich monoton an, was in gewisser Weise auch für die Atmung gilt. Klagende Stimmen sind Ausdruck eines tief in der Brust sitzenden festgehaltenen Kummers. Deshalb wird die klagende Stimmlage den **Lungen** zugeordnet. Beide werden der **Gemütslage Kummer** untergeordnet. Lang anhaltender Kummer führt zu oberflächlichem, flachem Atmen. Er schädigt die Lungen. An der klagenden Stimmlage kann man bei den betroffenen Menschen ihren Kummer und seine Nachwirkung erkennen.

Die jammernde Stimmlage scheint aus den zutiefst gelegenen Punkten des Bauches hervorzukommen. Sie hören sich tief und hohl an und zeugen von Angst. Menschen mit jammernder Stimmlage drücken zugleich mit dem Jammern ihre Ängste aus, z.B. die Angst etwas zu verlieren oder ihre allgemeine Angst als Folge ihres verlorengegangenen Lebenswillens. Sie haben Angst, nicht wieder auf eigenen Beinen stehen zu können. Sie haben auch das Gefühl, viel und oft Wasser lassen zu müssen oder im Gegenteil kein Wasser lassen zu können. Sie leiden oft unter trockenem Mund, abwechselnd mit Durstlosigkeit oder viel Durst.

Viel Wasser trinken, ohne ein Durstgefühl zu haben, kann die Nieren belasten und schädigen. Die jammernde Stimmlage wird dem Körperorgan Niere zugeordnet. Die Nieren sind jenes Körperorgan, das von allen Organen am meisten mit Wasser zu tun hat. Beide, die jammernde Stimmlage als auch die Nieren werden dem Gemütszustand Angst untergordnet. Viel Jammern und vor allem langandauernde Angstzustände können die Nierenfunktionen erheblich beeinträchtigen und belasten. Beides führt zur **Schädigung** einer oder sogar beider Nieren.

Kapitel V - 2. Teil

Die Notwendigkeit, auf der Grundlage einer individuellen Einschätzung der Anfälligkeit eines Menschen gegenüber bestimmten Erkrankungen ein individuelles Behandlungskonzept zu erstellen, zwang die alten Weisen eine Lehre zu entwickeln, die sich intensiv mit den vererbten Anlagen eines Menschen, seinen körperlichen und geistigen Stärken und Schwächen befaßt. Diese Lehre, so wichtig und in sich schlüssig sie auch ist, hat bis heute keinen Eingang in die naturwissenschaftlich orientierten medizinischen Fakultäten der westlichen Welt gefunden.

Die Lehre über „Menschenkenntnis"

Definition: „Menschenkenntnis" ist die Bezeichnung für eine Lehre, deren Ursprung im alten China zu finden ist. Diese Lehre gibt Anweisungen, **aus den Körpermerkmalen des Menschen** (wie Körperbau, Körperhaltung, Gesichtsform, Gesichtszüge, Form und Farbe der Augen, der Augenbrauen, der Nase, des Mundes, des Kinns) **Rückschlüsse auf die Wesensart**, **den Charakter** und die **vererbten Anlagen - die Konstitution - eines Menschen zu ziehen.** Diese Lehre gestattet es, Voraussagen über das Temperament eines Menschen, seine emotionalen und körperlichen Stärken und Schwächen und demzufolge über seine Anfälligkeit gegenüber bestimmten Erkrankungen wie auch über seine Begabungen zu machen. **Menschenkenntnis** als Lehre setzt daher Wissen und Erkenntnisse über verschiedene Konstitutionen, Temperamente und Typologien bei Menschen voraus.

In den folgenden Texten wird vorerst die Typologie aus der früheren Zeit (ca. 2.000 v. Chr.) besprochen. Die weitere Entwicklung der Lehre über die Menschenkenntnis aus der Sicht der Naturphilosophen wird dann in dem Kapitel „Menschenbilder", Kapitel V, zu lesen sein. Einleitung: Die Erfahrung aus dem Umgang mit erkrankten Menschen lehrt, daß die Menschen je nach ihrem Körperbau und ihrer geistigen und emotionalen Einstellung grundverschieden sind. Dementsprechend reagieren die Menschen auf ein und denselben Reiz, die gleiche Nahrung oder Behandlung unterschiedlich. Manche Menschen mögen z.B. gerne Milch trinken, andere reagieren auf Milch allergisch. Eine standardisierte Behandlung für alle Menschen ist daher als falsch zu bezeichnen. Die naturwissenschaftlich orientierte Medizin in der westlichen Welt bedient sich jedoch einer Standardbehandlung. Sie soll für alle Menschen gelten. Bei einer Entzündung im Körper gilt daher, für alle daran Erkrankten ein Antibiotikum zu verordnen, obwohl viele Menschen auf Antibiotika allergisch reagieren.

D.h. das Behandlungsschema hat nach Ansicht der Naturwissenschaftler für alle Menschen gleich zu sein. Beispielsweise hat jeder Herzkranke, ob klein oder groß, ob schwach oder stark, nach dem fast gleichen Konzept und mit den gleichen Medikamenten behandelt zu werden. Um den Wahnwitz dieser „Gleichbehandlung" der Erkrankten nach den Maßstäben der Naturwissenschaft zu verdeutlichen, soll ein Beispiel gegeben werden: wenn alle Menschen gezwungen werden, gleich große Schuhe oder gleich große Kleider anzuziehen, wird sich jeder vernünftige Mensch dagegen wehren. Wehren soll er sich aber nicht bei der „Gleichbehandlung" kranker Menschen nach dem Konzept der Naturwissenschaftler und den Funktionären der Pharmaindustrie. Die Tatsache, daß die Menschen grundverschieden sind und daher individuell behandelt werden müssen, war schon für die alten Weisen (ca. 1.500 v. Chr.) selbstverständlich. Denn die Menschen haben einen unterschiedlichen Körperbau. Daher sind die Menschen verschieden stark oder schwach und demzufolge in unterschiedlicher Weise anfällig gegenüber Erkrankungen. **Die angemessene Behandlung eines erkrankten Menschen setzt daher eine vorher durchzuführende Einschätzung seiner Veranlagung, seiner Kräfte, seiner geistigen** und **körperlichen Verfassung** u.a. voraus. Erst dann ist eine individuelle Behandlung möglich. Mit der Einschätzung des geistigen und körperlichen Vermögens eines Menschen beschäftigt sich die sog.

Lehre der alten Weisen, die Lehre von der Menschenkenntnis. Dies ist eine zusammengefaßte Lehre über Charakterkunde, Temperament und Physiognomie. Diese Lehre gelangte im Mittelalter über die arabische Medizin in verstümmelter Form nach Europa, doch sie konnte sich bis heute keinen Platz in der naturwissenschaftlich orientierten Medizin erobern. Wie andere Lehren im alten China machte auch die Lehre über die Menschenkenntnis eine Entwicklung durch. Diese Entwicklung wird in den folgenden Texten dargestellt. Die Krönung dieser Entwicklung stellen die Menschenbilder dar, die in der Fünf Wechselphasenlehre beschrieben werden. Sie bilden die Basis jener Überlegung der Naturphilosophen, die Menschen nach ihrem Temperament in verschiedene Typen einzuteilen. Es ist wichtig zu erwähnen, daß die Menschen im allgemeinen eine Mischung verschiedener Charaktere und Temperamente aufweisen, die sich im Laufe ihres Lebens entsprechend der jeweiligen Lebensperiode ändert, wobei die Grundwesensart jedoch jedem Menschen von Anfang bis zum Ende seines Lebens erhalten bleibt. Harmonisches Einverständnis miteinander wie auch Mißverständnisse der Menschen untereinander lassen sich danach von der jeweiligen Eigenart und Wesensart der betreffenden Menschen herleiten.

Die Menschenkenntnis stützt sich auf Konstitution - Temperamente – Typologie

Konstitution: vorwiegend erbbedingte körperlich-emotionale-geistige Strukturen der Menschen, die sich in den Körpermerkmalen (Körperbautypus), den Funktionen und Reaktionen der Organe, im Charakter, Temperament und im Verhalten sowie in der Anfälligkeit gegenüber bestimmten Krankheiten zeigen.
Einleitung: Es gibt sehr viel Literatur im Westen über die Veranlagung des Menschen sowie seine Anfälligkeit gegenüber bestimmten Erkrankungen ohne eine logische Begründung zu geben. Der griechische Gelehrte Hippokrates wies zu seiner Zeit auf den Körperbau hin,

aus dem sich mancherlei Hinweise auf die Neigung zu bestimmten Temperamenten und die Anfälligkeit gegenüber bestimmten Erkrankungen herleiten ließen. In der T.C.M. spielen körperliche Merkmale beim Erkennen von Erkrankungen und ihrer Ursachen sowie beim Einschätzen ihres Verlaufes eine große Rolle. Das gleiche gilt auch für die Behandlung dieser Erkrankungen, wobei der Körperbau als Hinweis für die Auswahl einer geeigneten Behandlungsmethode dienen kann. Auf den folgenden Seiten werden Ausschnitte aus dem Buch der **Nei King** wiedergegeben. Über die Verträglichkeit des Schmerzes gibt beispielsweise der Arzt Pia Kao folgende Auskunft: „Es gibt Menschen, die keinen Schmerz ertragen. Sie sind ängstlich. Sie fürchten sich vor Schmerzen genauso wie vor unangenehmen Situationen. Sie können bei Schwierigkeiten oder nach einem Schreck für einige Zeit die Sprache verlieren. Ihr Gesicht wird blass. Sie können in Ohnmacht fallen."

Dies beinhaltet, daß die Fähigkeit Schmerzen zu ertragen hier, wie auch im folgenden Text, im Zusammenhang mit dem Körperbau gesehen wird. Weiter im Text heißt es: „Mutige Menschen ertragen die Schmerzen. Sie sind an ihren Augenbrauen zu erkennen. Die Augenbrauenwülste sind bei ihnen stark, die Augen sitzen tief in ihrer Höhle. Sie haben einen strengen und konzentrierten Blick. Ihre Augen strahlen, sind stechend und kräftig. Ihr Herz ist stark, ihre Muskeln dick, ihre Gallenblase fließt stark und reichlich. **Schwache** Menschen haben oft auffallend große Augen. Sie strahlen aber nicht. Ihre Muskeln sind oft schlaff. Ihre Leber ist ebenfalls schwach. Die Flüssigkeit in der Gallenblase ist spärlich, sie fließt langsam ab. Die Gallenblase ist lang und hängt schlaff und schlapp herunter." An anderer Stelle gibt **Chia Pa** Auskunft über die Menschen, die hundert Jahre alt werden können. Er schreibt: „Es sind Menschen, die eine tiefe, lange Furche in der Mitte der Oberlippe zur Nase hin haben. Ihre Nasenlöcher sind tief (große Nase), sie haben ein großes Gesicht".

An anderer Stelle gibt **Chia Pa** Auskunft über **dicke** und **dünne** Menschen. „Menschen mit dicken Oberarmen und Oberschenkeln und

weicher Haut sind fette Menschen.
Wenn der Körper aufgequollen, der Oberarm und Unterarm, der Oberschenkel und Unterschenkel dick mit spannungsloser Haut ist, handelt es sich um **aufgedunsene** Menschen. Wenn der Mensch einen kräftigen Knochenbau hat, seine Muskeln straff, seine Haut fest, seine Glieder gut gegliedert und proportioniert sind, handelt es sich um einen **Muskel-YIN-YAN-Typ."**

Die Lehre von den Menschentypen (Typologie) in der frühen Epoche (ca. 1.500 v. Chr.)

Die Menschen werden je nach ihren Merkmalen eingeteilt und gegliedert. Die typischen Merkmale werden besonders hervorgehoben, um die einzelnen Grundtypen und Untergruppen voneinander unterscheiden zu können. Als besonders hervorstechende Merkmale sind die Konstitution und die Temperamente zu erwähnen. Im einzelnen erfolgt die Gliederung erfolgt von den Menschenrassen und Stämmen über die Familien bis hin zu den Individuen. Die Gemeinsamkeiten der Menschen des gleichen Typs bilden ihre Hauptwesenszüge und sie dienen als Hinweis auf ihre körperlichen Stärken und Schwächen.
Der Hofarzt **Chi Pa** teilt die Menschen in **fünf Hauptgruppen** ein. Jede Hauptgruppe hat vier Untergruppen.
Insgesamt sind es **25 Grundtypen**.

Der erste Menschengrundtyp ist der Holz-Mensch.

Der Grundtyp dieser Menschen steht in Verbindung mit der Himmelsrichtung Ost. Seine Haut ist bläulich gefärbt, sein Kopf ist klein, sein Gesicht ist lang. Die Schultern sind breit, der Rücken ist gerade, der Körper zierlich, aber beweglich. Die Hände und Füße sind flink. Menschen dieses Typs sind begabte Leute. Sie denken gern, arbeiten wenig körperlich. Sie fühlen sich wohl im Frühling und Sommer. Herbst- und Winterwetter vertragen sie schlecht, da sie gegen Kälte und Wind empfindlich sind.

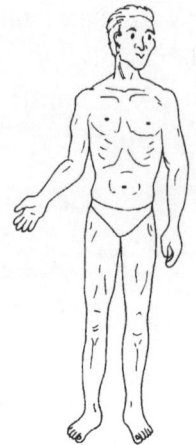

Abb.: Der Holz-Typ

Die vier Untergruppen: Die erste Untergruppe heißt **Tai Chioh** (oben links). Es sind höfliche, nachgiebige Menschen. Die zweite Untergruppe heißt **Tsuo Chioh** (rechts unten). Sie sind höflich, nachgiebig, anpassungsfähig, tun alles, was man ihnen befiehlt. Der dritte Untertyp ist der **Tschi Chioh** (rechts oben).
Es sind Menschen mit sehr energischem Charakter. Der vierte Untertyp ist der **Pan Chioh** (links unten). Ihm gehören Menschen mit vielen Idealen an.

Der zweite Menschengrundtyp ist der Feuer-Typ (Tsching)

Seine Haut ist rötlich. Seine Rückenmuskeln sind stark, sein Gesicht ist mager, sein Kopf ist klein. Die Muskeln der Schultern, der Oberschenkel und des Bauches sind mäßig stark. Hände und Füße sind mittelgroß. Sie gehen mit sicheren, leichten Schritten, haben eine rasche Auffassungsgabe, eine schnelle Reaktionsfähigkeit und sie schlenkern etwas mit den Schultern. Geld und Vermögen sind für diese Menschen nicht das Wichtigste. Ihr Selbstvertrauen ist nicht stark, sie überlegen sich daher jede Entscheidung sehr genau. Sie lieben es, schön auszusehen. Sie sind ungeduldig und haben oft eine sehr kurze Lebenserwartung. Meist sterben sie plötzlich. Sie fühlen sich wohl im Frühling und in der Sommerzeit. Sie sind im Herbst und Winter gegen Erkrankungen anfällig. Außerdem sind sie Menschen von sehr ehrlichem Wesen.

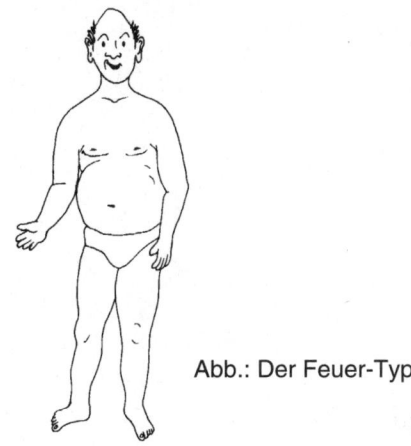

Abb.: Der Feuer-Typ

Die vier Untergruppen: Die **erste Untergruppe (Tschi Tsching)** des Feuertyps sind Menschen, die durch ihr oberflächliches Verhalten auffallen. Sie sind oft Linkshänder. Die **zweite Untergruppe (Tschao Tsching)** fällt durch ihre fröhliche Natur und ihren Optimismus auf. Sie haben einen kräftigen Unterkörperbau. Die **dritte Untergruppe (Tschu Tsching)** - rechts oben - besitzt einen besonders kräftigen Oberkörper. Es sind sehr ehrgeizige Menschen. Die **vierte Untergruppe (Tsching Pang)** - links unten - hat einen kräftigen knöchernen Beckenbau. Sie sind fröhlich, natürlich und vergessen ihre Sorgen sehr schnell.

Der dritte Grundtyp ist der Erd-Mensch

Der Grundtyp dieser Menschen steht in Verbindung mit dem Element Erde. Seine Haut hat eine gelbliche Tönung, das Gesicht ist rund, der

Kopf ist groß, die Schultern sind breit, der Nacken ist stark, der Bauch ist dick. Er hat starke Beine mit kleinen Füßen. Solche Menschen gehen sicher, treten leise auf, heben die Beine beim Laufen nicht hoch, sind ruhig, hilfsbereit, unbeeinflußbar, lassen sich nicht gern von anderen lenken. Sie fühlen sich im Herbst und Winter wohl. Sie erkranken nicht infolge der Sommerhitze. Sie sind ehrlich und herzlich.

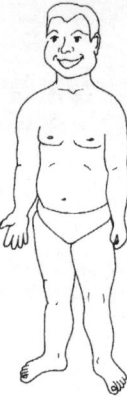

Abb.: Der Erde-Typ

Die **erste Untergruppe** fällt durch ihr leichtes, umgängliches Wesen auf. Eine **zweite Untergruppe** hat als Hauptmerkmal eine große Korrektheit. Die **dritte Untergruppe** ist der Erdentyp und die Menschen dieses Typ fallen durch ihr sehr diplomatisches Wesen auf. Sie lenken immer zum Guten. Zur **vierten Untergruppe** gehören durchgehend sehr fleißige Menschen.

Der vierte Grundtyp ist der Metall-Mensch

Der Grundtyp dieser Menschen hat ein viereckiges Gesicht, seine Haut ist weißfarbig. Sie haben einen kleinen Kopf, schmale Schultern, einen zarten Hals, einen dünnen, schlanken Bauch, ebenfalls schlanke Hände und Füße. Ihr Fersenbein ist stark und dick, der Knochenbau ihrer Körper ist dünn und leicht. Diese Menschen sind von heftigem, aufbrausendem Charakter, sie können aber auch sehr ruhig sein. Wenn sie gereizt werden, können sie sich nicht gut zurückhalten. Sie fühlen sich im Herbst und Frühling wohl. Im Sommer und Frühling sind sie anfällig gegen Erkrankungen. Sie haben einen zähen Charakter.

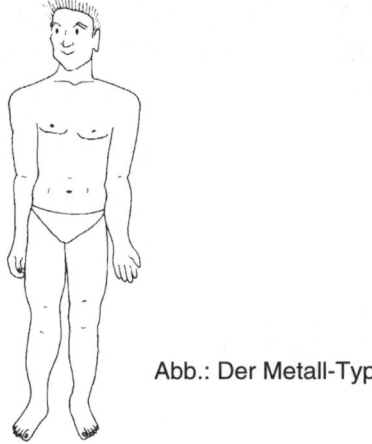

Abb.: Der Metall-Typ

Die **erste Untergruppe** ist sehr zurückhaltend und moralisch. Die **zweite Untergruppe** ist sehr verantwortungslos. Zur **dritten Untergruppe** gehören Menschen mit klarem Verstand und triftigen Entscheidungen. Der **vierten Untergruppe** gehören Menschen an, die sehr gründlich und gewissenhaft sind.

Der fünfte Grundtyp ist der Wasser-Mensch

Seine Hautfarbe ist grau bis schwarz, in seinem Gesicht springen die Gesichtsknochen stark hervor mit eingefallenen Partien. Der Kopf der Menschen dieses Grundtyps ist groß, der Unterkiefer scharf abgewinkelt, die Schultern sind schmal, der Bauch ist groß und aufladend. Diese Menschen lieben es, Hände und Füße zu bewegen. Sie fallen beim Laufen auf. Ihr Rücken ist oft länger als normal. Sie haben ein unhöfliches Wesen. Sie haben keine Angst, betrügen andere Menschen gern, sind aggressiv. Sie vertragen das Herbst und Winterklima gut, erkranken allerdings leicht im Sommer.

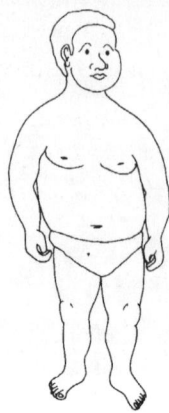

Abb.: Der Wasser-Typ

Die **vier** Untergruppen: Die **erste Untergruppe** sind Menschen mit strahlendem Gesichtsausdruck. Zur **zweiten Untergruppe** gehören Menschen, die in allem auffallend kleinlich sind. Die zur **dritten Untergruppe** gehörenden Menschen haben einen anständigen Charakter, sie lieben Sauberkeit. Die **vierte Untergruppe** ist sehr ruhig, sie neigen zu strenger Moral. An anderer Stelle in der Nei King beschreibt der Arzt **Tscho Tsi** die fünf Grundtypen menschlicher Konstitution, nach der sich die Behandlung richten soll, in folgender Weise: Menschen, die nach ihren Energien beurteilt werden, gliedern sich in fünf Grundtypen auf mit den folgenden Charakteren:

Der **Tai Yinn (schwacher Milz-Pankreas)-Typ** hat eine sehr dunkle Hautfarbe, seine Willenskraft ist nicht besonders groß, er ist scheu, geht in gebückter Haltung. Er kann sich nur mit Mühe aufrecht halten. Er hat einen schwierigen Charakter, möchte alles haben - nach außen erscheint er jedoch freundlich und nachgiebig. Er ist verschlossen und beobachtet alles. Er hat keine genauen Ziele. Er wirkt auf die anderen Menschen eher sympathisch. Es sind oft sehr schlaue Menschen.

Der **Typ Tszao Yinn (schwache Niere)** fällt durch sein großspuriges Auftreten auf. Innerlich ist dieser Typ jedoch sehr unsicher. Er ist verschlossen, dabei hastig, unruhig, kann seinen Körper nicht gerade aufrichten. Er freut sich über alles. Oft ist dieser Typ neidisch und schadenfroh beim Unglück anderer. Er kann aus Neid wütend werden und auch sehr grausam sein.

Der **Typ Tai Yan (starke Harnblase)** ist stolz, eingebildet, selbstzufrieden, überheblich. Er neigt aber oft zum Umknicken, sein Bauch ist nach außen ausladend. Er ist anpassungsfähig, sehr gesellig, fühlt sich überall heimisch, prahlt gerne, plant viel, redet viel, ist oberflächlich und macht viele Fehler. Trotzdem erscheint er sehr selbstsicher. Er führt nie etwas zu Ende, ist jedoch stets guten Mutes. Er lernt nicht aus seinen Fehlern.

Der **Typ Tzao Yan - der (starke)Gallenblasen-Typ**. Er geht mit erhobenem Haupt und gerade aufgerichtetem Körper einher, bewegt beim Gehen ständig die Schultern, arbeitet geduldig, sehr sorgfältig, studiert unaufhörlich. Er hat eine hohe Meinung von sich selbst, er ist ein Leistungsmensch, der dabei jedoch auch kontaktfreudig ist. Er ist auf Erfolg bedacht, doch versagt er bei großen Aufgaben.

Der **fünfte Menschentyp ist der YIN/YAN-Typ.** Er ist ausgeglichen, ruhig, freundlich und und beliebt in seiner Umgebung. Anpassungsfähig und höflich spricht er deutlich und klar, strahlt Wärme und Ruhe aus. Er geht einem geregelten Leben nach, hat keine Angst, streitet jedoch ungern.

Bartwuchs und Energie: Nach Ansicht der alten chinesischen Weisen besteht ein Verhältnis zwischen dem Bartwuchs und der Körperbehaarung im allgemeinen und der Verteilung der Energie im Körper. Ist z.B. der Bartwuchs eines Menschen sehr schön, die Barthaare kurz, deutet dies auf wenig Blut und mehr Energie im Oberkörper hin. Ist der Bartwuchs spärlich, sind Blut und Energien im Oberkörper sehr schwach vorhanden. Sind Blut und Energie im Unterkörper stark, haben die Menschen eine starke Gallenblase und starke Behaarung an den Beinen. Ist die Gallenblase schwach, haben die Menschen an den Unterschenkeln kaum Haare.

Temperament: Dieser Begriff charakterisiert die Emotionalität und die Gemütsart eines Menschen als Unterscheidungsmerkmal gegenüber anderen Menschen. Die sich hierauf beziehenden typischen Eigenschaften und die durch diese bedingten individuellen Abläufe seelischer Vorgänge werden durch Eigenschaftswörter wie **lebhaft, beredsam, aktiv, passiv, manisch oder depressiv** gekennzeichnet.

Die Bewegungsformen der Energie, ihre Gesetzmäßigkeiten und ihre praktische Bedeutung für die Menschenkenntnis aus der Sicht der Naturphilosophen

Bewegende Elemente unterliegen einer anderen Gesetzmäßigkeit als die ruhenden, die an der jeweils gleichen Stelle verharren und sich nicht ändern. Die bewegenden Elemente hingegen ändern bei ihrer Bewegung die Richtung entsprechend der sie treibenden Energie und der Gerichtetheit dieser Energie. Die Energie scheint sich nach bestimmten Gesetzmäßigkeiten zu bewegen. Die Bewegung der Energie kann nicht direkt, sondern nur indirekt erkannt werden. Um die Gesetzmäßigkeiten bei der Bewegung der Energie zu erkennen, bedienten sich die alten Weisen in China der Beobachtung der **Stürme**. Zur Gesetzmäßigkeit der Bewegungsrichtung und ihre Wirkung auf die Materie gehört a) die lineare, geradlinige Energie, die sich in einen Kreis umwandelt und alle mit bewegten materiellen Gegenstände zum Zentrum nach unten schleudert (Zentripetalkraft). Im unteren Teil im Zentrum konzentriert sich die Materie. Und b) eine kreisende Energie, die sich im Zentrum des Kreises bildet, sich dann ausdehnt, bis der Kreis gesprengt wird. Als Richtung nimmt die Energie nunmehr eine gerade Linie an. Die mitgeschleuderten Gegenstände werden auf geradlinigem Wege in alle Richtungen umhergestreut (Zentrifugalwirkung).

Die Bewegungen der Energie haben somit eine Nebenwirkung auf die materiellen Gegenstände in ihrer Umgebung. Diese werden mitgeschleudert. Wenn man die Bewegung der Energie und ihre Richtungen aufzeichnet, erhält man eine Sinuskurve (s. Fig. ......). Die von außen kommende Energie ist eine „Yan-bewegende" Energie. Wenn diese

Energie ins Zentrum des Kreises gelangt, wandelt sie sich zu einer ruhenden Yin-Energie. Nach kurzer Pause gerät die YIN-Energie in eine kreisende Bewegung, wobei und wodurch sie sich in eine „Yan-gestreckte" Energie umwandelt.

Darauf weist einer der alten weisen Sprüche hin: **„In jedem YAN ist ein YIN, ein jedes YIN ist ein YAN"**. Zusammenfassend kann festgestellt werden: Die geradebewegende Energie wandelt sich in eine kreisende um. Sie bewegt sich zum Zentrum des Kreises hin. Aus dem Zentrum entfaltet sich eine kreisende Energie, die sich in eine geradlinige umwandelt.

Sinn und praktische Bedeutung

Die Erkenntnisse über die Gesetzmäßigkeiten der Energie-Bewegungsformen und ihre Richtungen dienen als Erklärungsmodell für die Entstehung des „Großen Universums". Sie sind auf das „Kleine Universum" und seine Lebewesen übertragbar. Diese Erkenntnis dient beim Erkennen von manchen Erkrankungen, beim Erfassen der Konstitution eines Menschen, seiner Eßgewohnheiten und Nahrungsverwertung sowie von deren Folgen. Damit kann sie auch hilfreich bei Diätempfehlungen sein. Diese Erkenntnis kann ebenfalls zum Erkennen der Wirkung und des Verhaltens von Arzneimitteln im menschlichen Körper verwendet werden. Diese Erkenntnisse stellen des weiteren die Basis für die Wahl der Behandlungsart dar. Der Erfolg einer Behandlung kann somit sehr von diesen Erkenntnissen abhängen! Die Übertragung der Gesetzmäßigkeiten der Bewegungsrichtung der Energien auf die Menschen erfolgt sowohl auf geistiger als auch auf körperlicher Ebene.

Die Bewegungsrichtung der geistigen Elemente und ihre Folgen

Ein Beispiel: Gedanken regen das Denken an! Gedanken kommen von Erlebnissen in der Außenwelt - somit von außen - sie konzentrieren sich im Körper, um wieder nach außen zu entweichen. Das Kommen und Konzentrieren ist eine von außen-nach-innen-Bewegung. Wahrnehmen und wieder reflektieren ist eine von innen-nach-außen-Bewegung. Werden Gedanken als Energie festgehalten, gehen sie in Grübeln über. Häufiges und langes Grübeln macht die Menschen krank. Ihre Behandlung besteht darin, den Gedankenfluß nach außen zu leiten. Wenn umgekehrt Gedanken zu kurz festgehalten werden, können sie nicht richtig wahrgenommen werden. Sie bewegen sich dann zu schnell von innen nach außen, es tritt Konzentrationsunfähigkeit bis zur Verwirrung auf. Ihre Behandlung muß im Vergleich zum vorherigen Fall in umgekehrter Richtung erfolgen. Den Gedanken muß dazu verholfen werden, wenigstens kurz im Körper zu verweilen. Dies kann durch geeignete Pflanzen oder Akupunktur und auch durch eine Ernährungsumstellung geschehen.

Geistig-körperliche Nebenwirkung: Durch aufregende Erlebnisse gerät das Gemüt eines Menschen in Bewegung und wandelt sich zu Emotionen. Die aufwühlenden Erlebnisse stellen eine gerade Form der Bewegung dar. Im Körper angelangt, werden aufwühlende Gefühle im Zentrum des Körpers konzentriert und verinnerlicht (oft im Brust- oder Bauchraum). Der Körper reagiert darauf und treibt die Erregung als Emotion vom Zentrum nach außen. Die Nebenwirkung ist als Zittern an den Händen, Unruhe und Bewegungsdrang der Beine und Hände wahrzunehmen. Andere Reaktionen des Körpers, die Emotionen nach außen loszuwerden sind folgende: Weinen, Reizblase mit häufigem Harnen, Durchfall mit häufigem Stuhlgang u.a.
Die Ernährung: Je nach ihrer Art und Zusammensetzung entfalten die Nährstoffe im Körper möglicherweise eine konzentrierende Wirkung. Sie wird angezeigt durch die Neigung zu Verstopfungen und durch zu schwache Sekretion. Andere Nährstoffe haben möglicherweise eine nach außen treibende Wirkung (wie z.B. Bier). Die Wirkung der Nahrung kann am Geschmack oder der Farbe erkannt werden (siehe Kapitel Geschmack, Farbe).

Die Konstitution: Bei den emotionalen Reaktionen der Menschen zeigt sich gar nicht so selten eine Beziehung zwischen der Konstitution und der Richtung wohin die Menschen ihre Emotionen lenken, ob nach innen oder nach außen. Menschen, die zu Kummer neigen, bewegen ihre Emotionen zum Zentrum ihres Inneren und können ihre Emotion nicht wieder nach außen ableiten. Es sind Menschen mit der Neigung, alles zu verinnerlichen und festzuhalten. Umgekehrt leiten Menschen, die sich alles gerne von der Seele reden, ihre Emotionen nach außen. Sie weisen oft einen korpulenten Körperbau mit weichem Gewebe auf.

Arzneimittel: Als Medizin haben Kräuter, Mineralien oder Salz entweder eine treibende Wirkung (nach außen) oder eine konzentrierende Wirkung (nach innen). Harntreibend sind Mittel z.B. aus Petersilie, Spargel und Reis. Ein stuhltreibendes Mittel ist z.B. Kernobst. Arzneien mit saurem oder salzigem Charakter, sind häufig konzentrierende Mittel (nach innen).

Bewegung der kosmischen Energien während der Jahreszeiten: Im Frühling steigt die Energie auf, im Sommer dehnt sich die Energie aus, im Spätsommer steigt die Energie ab, im Herbst sammelt sich die Energie, im Winter hält sich die Energie im Keim versteckt. Bei der Behandlung mit Kräutermedizin oder Akupunktur muß der Heilkundige seine Behandlung nach der Bewegung dieser kosmischen Ur-Energie in der Natur ausrichten. Man darf die Energie des Erkrankten durch die Behandlung nicht gegensätzlich anregen oder abschwächen.

Kapitel V - 3. Teil

In diesem Abschnitt werden die Fünfwechselphasen und die Fünfelementenlehre vorgestellt. Es handelt sich hierbei um die weitere Entwicklung und Vollendung der traditionellen chinesischen Medizin ca. 500 Jahre v. Chr. Durch die Anordnung aller Erkenntnisse in einem Kreis wird die Krankheitserkennung im Zusammenhang mit den Makrokosmoseinflüssen verdeutlicht. Die Gültigkeit der Naturgesetze im „Großen Universum" und im „Kleinen Universum" wird dokumentiert.

Den Fünfwechselphasen werden Elemente, Meridiane, Körperorgane und Emotionen zugeteilt und untergeordnet. Dadurch wird die Wechselbeziehung zwischen den einzelnen Faktoren deutlich hervorgehoben. Auch die **sogenannten Menschenbilder** werden den Fünfwechselphasen untergeordnet. Bei den Menschenbildern handelt es sich um die fünfzehn Grundtypen, in welche die Menschentypologie sich aufgliedert. Die Menschenbilder beschreiben die Stärken und Schwächen der fünfzehn Grundtypen und ihre jeweilige Gefährdung durch die veränderten Emotionen bzw. klimatischen Verhältnisse. Außerdem beschreiben die Menschenbilder die für den jeweiligen Menschen bezeichnenden emotionalen Charakterzüge. Die Menschenbilder sind zum Teil eine Widerspiegelung der Hauptcharakterzüge der fünf Elemente der Erde. Der menschliche Körper setzt sich mehr oder weniger aus den fünf Elementen der Erde zusammen. Der Charakter der fünf Elemente bildet die in der jeweiligen Materie begründeten Grund-Charakterzüge des Menschen.

Zusammen mit den Menschenbildern werden ebenfalls die charakteristischen Merkmale der Hauptorgane des Körpers dargestellt. Die Gestaltung und die Energie der Hauptorgane wie z.B. von Leber, Lunge, Herz, Nieren usw. sind der Ausdruck des Lebenswillens bzw. des eigenen Willens sowie der Gefühlswelt der Menschen. **Die Körperor-**

gane drücken somit die geistig-emotionalen Grundcharakterzüge eines Menschen aus. Außerdem wird die Wechselbeziehung zwischen dem geistig-emotionalen und der Funktion der Körperorgane dargelegt. Eine Darstellung, die in der Medizin als einmalig anzusehen ist und noch nie in dieser Weise im Westen unternommen wurde. Danach spiegelt sich das Zusammenspiel zwischen dem Geistigen, dem Emotionalen und den Körperorganen in den Charakterzügen und dem Verhalten eines Menschen wieder. Beschwerden, Erkrankungen u.a. werden dadurch unter einem anderen Licht gesehen und gedeutet und nicht nur unter dem Begriff „Krankheit".

Die Fünfwechselphasen und die Fünfelementenlehre

Definition: Die Fünfwechselphasen und die Fünfelementenlehre sind eine Bezeichnung für die Lehre der Naturphilosophen im alten China (ca. 500 v. Chr.)
Einleitung: Wir zählen das Jahr 460 v. Chr. Es ist die Zeit der Tschou Dynastie in China, als die philosophischen und medizinischen Erkenntnisse ihren Höhepunkt erreichten. Die vielen verschiedenen Lehren der Klosterschulen konkurrierten untereinander sowie mit der neuen philosophischen Strömung im Lande. Die institutionalisierte Medizin drohte gänzlich in den spekulativen astrologischen Ideen und Lehren unterzugehen. Ein großer Teil der alten traditionellen Lehren wurde in den Klöstern nach wie vor unter Verschluß gehalten. Dies führte zum Philosophieren und zu spekulativen Auslegungen. Die Aussagen der alten Gelehrten wurden daher unterschiedlich verstanden und ausgelegt. Die Kommentare darüber füllten Hunderte von Büchern! Es mangelte jedoch an einer Ordnung und Übersicht für den Lernenden. Die alten traditionellen Lehren waren außerhalb der Klöster stark von den Auswüchsen der neuen mystischen Lehren bedroht, als ein Philosoph und Gelehrter namens **Tsou Yen** eine Schule zur Rettung der alten traditionellen Lehren gründete. Die. Bewegung der sogenannten Naturphilosophen ist so begründet worden. Ziel und

Aufgabe der Naturphilosophen war es, die alte traditionelle Lehre übersichtlich zu machen und sie logisch zu begründen. Die Naturphilosophen fügten daher die traditionellen Lehren der Philosophie, Medizin und Astrologie zu einem in sich geschlossenen (Kreis)System zusammen! Bei der Systematisierung der Lehre folgten die Naturphilosophen dem alten Grundsatz „Von der Natur lernen" und auf diese Weise lauschten sie der Natur ihre ewigen Gesetze ab. Den Naturphilosophen ist es gelungen, ein System zu entwickeln, in dem die gesamten Lehransätze der T.C.M. auf einen Kreis so anzuordnen, daß die Zusammenhänge und Wechselwirkung zwischen den Naturphänomenen des großen Universums, der Erde und den Menschen untereinander klar dargestellt werden können. Das Ergebnis der Arbeit der Naturphilosophen dürfte als eine vollendete Lehrmethode bezeichnet werden. Ihr Werk ist bis heute beispiellos geblieben!

Eigenschaften des Fünfwechselphasen-Systems

Das System der Fünfwechselphasen erlaubt dem Lernenden und oder dem Ausübenden der Heilberufe die Gründe einer Erkrankung bei einem Menschen schnell herauszufinden. Die Zusammenhänge und Wechselwirkungen zwischen dem „Großen Universum", der Erde und dem Menschen als Grund für die funktionellen Störungen sind im Körper der Erkrankten wiederzufinden. Sind diese erkannt, kann die Behandlung mit Akupunktur eingeleitet werden!

Aufbau der Systeme

Das System besteht aus einem Kreis. Der Kreis ist das Symbol des ewigen Kreisens aller Ereignisse in der Natur. Der Kreis ist Sinnbild der in sich wiederkehrenden Bewegungsrichtungen aller Naturelemente. Der Rand des Kreises wird in fünf Sektionen eingeteilt. Die Zahl „Fünf" ist das Symbol für die Wandlungsphase von der Immaterie zur Materie.

Die erste „Fünf" in dem „Großen Universum" sind die fünf Jahreszeiten. Die fünf Elemente sind die Hauptelemente der Erde.

Die weiteren Fünfer sind bei den Menschen zu finden.

Es sind unter anderem:
die fünf Sinnesorgane, die fünf Speicherorgane, die fünf Hohlorgane, die fünf Gemüter und ihre fünf Emotionen, die fünf Geschmacksrichtungen, die fünf Geruchsrichtungen, die fünf Finger einer Hand, die fünf Zehen eines Fußes, die fünf Grundtypen des Menschen. Die „Fünf" ist die Zahl, die am häufigsten in der Natur vorkommt. Fast alle Naturerscheinungen lassen sich in dem System der Fünf Wechselphasen in irgend eines der fünf Sektionen integrieren (unterbringen).

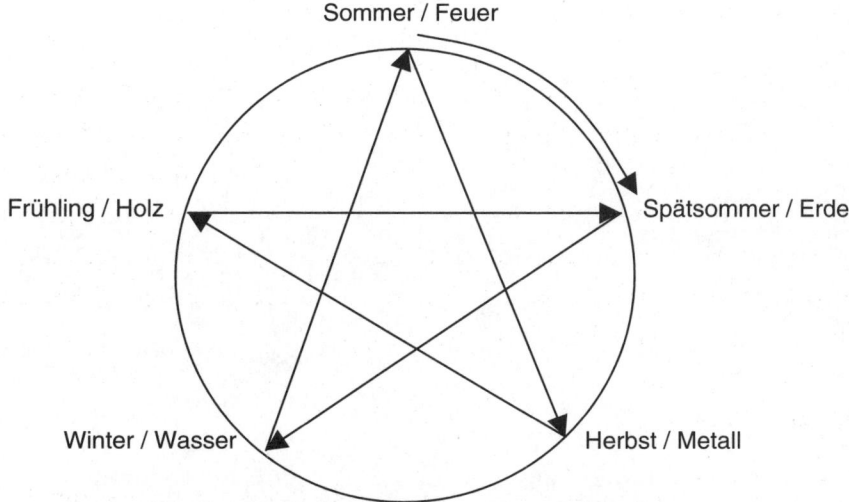

Abb.: Die Fünfwechselphasen in der Kreisanordnung
Der äußere Pfeil gibt die Richtung des Erzeugenden (Mutter) an
Der innere Pfeil gibt das Hemmende an

Sinn der Anordnung und die praktische Bedeutung

Die Anordnung der fünf Hauptgruppen am Kreisrand sowie die Unterordnung der Naturphänomene unter einer der fünf Hauptgruppen unterliegt den Naturgesetzen der Wandlung, dem Gesetz des Entstehens, der Ähnlichkeiten und Verschiedenheiten, der Polarisation sowie der Hauptverhaltensform in der Natur, wie z.B. Zeugen von Gegensätzen, geben und nehmen, bewegen und ruhen, übergreifen, hemmen oder fordern sowie dem gegenseitigen Respekt (= Kontrolle). Durch die Anwendung der Regeln der Fünfwechselphasenlehre kann man Voraussagen über den Verlauf einer Erkrankung oder Voraussage über die mögliche Gefährdung eines Menschen aufgrund seiner vererbten Konstitution machen oder bei einem Erkrankten die Hauptursachen ausfindig machen und behandeln.

Die drei Regeln in der Fünfwechselphasenlehre

Die Regel des zeugenden (hervorbringenden), fördernden (Mutter/Sohn Regel) Elements: Jedes am Kreis angeordnete Element ist die „Mutter" des nachgeordneten Elementes, so daß das nachgeordnete Element wiederum als „Sohn" bezeichnet wird. Dadurch wird jedes Element sowohl als „Mutter" des nachgeordneten als auch als „Sohn" des vorherigen Elementes bezeichnet. Zum Beispiel: Das Holzelement (Phasen) erzeugt das Feuer, das Feuer erzeugt die Erde (Asche), die Erde erzeugt Metall, das Metall erzeugt Wasser, das Wasser erzeugt Holz (Pflanzen).

Die Regel des hemmenden, angreifenden (Gegensatz) Elements: Elemente, die gegenseitig am Kreis liegen, hemmen und kontrollieren einander, wie z.B. Holz (Pflanze) hemmt die Erde, die Erde hemmt das Wasser, Feuer greift das Metall an, das Metall greift die Pflanze an und läßt sie verdorren. Wasser greift das Feuer an und löscht es. Verbindet man die sich gegenseitig hemmenden Elemente mit einer Linie innerhalb des Kreises (s. Abb.) erhält man den Pentastern (Fünferstern). Das Pentagramm erfreut sich bis heute einer starken Verbreitung in aller Welt. Das Pentagramm fehlt selten als Symbol in den Nationalflaggen vieler Nationen der Welt. Das Pentagramm in den Nationalflaggen soll einen Stern symbolisieren, obwohl das von den alten Chinesen stammende Pentagramm Sinnbild für zügelnd/hemmend ist. Bei den Druiden galt das Pentagramm als Figur, die böse Geister abschrecken soll. Das Pentagramm ist inzwischen zum Symbol des Opponierens geworden.

Die Regel des verachtenden Elementes (Kontrolle): Es sind die gleichen gegensätzlichen Elemente wie im obigen Beispiel. Nur der Angreifer ist der hemmende, wird von den Angegriffenen verachtet und kontrolliert. Holz wird von dem Metall angegriffen und verachtet daher das Metall, d.h. leistet Widerstand. Feuer greift Metall an und wird von dem Metall verachtet (leistet Widerstand) usw. Werden die vorerwähnten drei Regeln auf die Menschen übertragen, so kann man folgendes sagen: Die Emotion für z.B. Holz ist die Wut, Wut ist Mutter und Erzeuger von Freude, weil die Freude oft als Folge nach erfolgreichen Taten entsteht. Wut heißt angreifen und besiegen. Nach dem Sieg freut man sich. Daher wird die Wut als Mutter der Freude angesehen. Wenn Menschen an irgend etwas Freude haben, können sich aus der Freude Sorgen entwickeln, z.B. indem man sich Sorgen macht, daß die große Freude verloren geht. So erzeugt die Freude auch Sorgen. Sorgen erzeugen mit der Zeit Kummer. Der Kummer erzeugt Ängste, die Ängste können wieder Wut zur Selbstverteidigung erzeugen. Die Behandlung von gestörten Körperfunktionen muß nach diesen Regeln erfolgen. Als Beispiel ein Fieberfall: Fieber ist Hitze und gehört zum Feuerelement. Wenn das Feuer gehemmt werden soll, kann man entweder die Mutter (Holz) abschwächen oder das feuerhemmende Element stärken. In diesem Fall muß man das feuerhemmende Element des Wassers stärken. Die Regeln in der Fünfelementenlehre können für die Menschen ein praktischer Hinweis sein. Wenn der Mensch weiß, welche emotionale Entgleisung zu seiner Erkrankung geführt hat oder führen könnte, kann er sich entsprechend vorbeugend verhalten. Die Texte über die sog. Menschenbilder geben den Leserinnen und Lesern Hinweise auf ihr eigenes Menschenbild, aus dem jeder seine angeborenen Schwächen und Anfälligkeiten gegen Erkrankungen feststellen kann, um vorbeugende Maßnahmen ergreifen zu können. Ein Holz-(Pflanzen-)Typ-Mensch z.B. muß darauf achten, seinen Ärger nicht zu stauen, indem er sich entsprechend ernährt (wenig saures), oder durch meditative Übungen wie z.B. Tai Tschi, den gestauten Ärger nach außen (außerhalb des Körpers) zu leiten.

Die Fünfwechselphasen

Die Fünfwechselphasen sind die Bezeichnung für die fünf Jahreszeiten[16]. Diese sind der Frühling, der Sommer, der Spätsommer, der Herbst und der Winter: Die Jahreszeiten werden als Wechselphasen bezeichnet, weil sie den saisonalen Wetterwechsel ankündigen. Jede der einzelnen Jahreszeiten hat ihr besonderes Merkmal. Der Winter z.B. mit seiner Kälte, der Frühling mit seinem milden Wetter, der Sommer mit seinem warmen Wetter, der Spätsommer mit seiner feuchten und der Herbst mit seiner trockenen Wetterlage. Deshalb sind die fünf Jahreszeiten Symbol des Wechsels bzw. der Wandlung in der Natur, der Zeugung und Erzeugung, des Erscheinens und Vergehens, der Bewegung und Ruhe. Obwohl der Winter eine ruhende Energie ist, gehört der Winter den bewegenden Jahreszeiten als Sinnbild des ruhenden Yin in dem bewegenden Yan an.

„**Fünf Elemente**" ist die Bezeichnung für die hauptruhende (Yin-) Energie der Erde, d.h. das Gegenteil zu den bewegenden Fünfwechselphasen. Die fünf Elemente der Erde sind: Holz (Pflanzen), Feuer, Erde, Metall und Wasser. Die fünf Elemente gehören zur ruhenden Energie des Yin mit Ausnahme des Feuers. Das Feuer ist eine bewe-

---

[16] Die alten Chinesen haben die Jahreszeiten in fünf Saisons eingeteilt - im Westen kennt man nur vier Saisons.

gende Yan-Energie als Sinnbild für die bewegende Energie des Yan in der ruhenden Yin-Energie der Erd-Elemente.

Die Entsprechungen: Im folgenden Text wird das Wort „Entsprechung" verwendet. Entsprechung heißt: Zu einer Sache passen oder einer Sache ähnlich sein. Es mag sein, daß mancher Leser bzw. Leserin bei der Suche nach einer Ähnlichkeit irritiert wird, wenn er/sie die „Entsprechung" zwischen zwei Elementen sucht. Es handelt sich in diesem Text um verborgene Ähnlichkeiten - wie es in dem Kapitel „Ähnlichkeit" bereits erwähnt ist.

Die erste Wechselphase: Der Frühling (Yan) und sein Element, das Holz (Yin)

Die Energie steigt auf

Im chinesischen Kalender, der fünf zyklisch aufeinanderfolgende Jahreszeiten kennt, ist der Frühling die erste Jahreszeit. Da die Jahreszeiten zyklisch verlaufen, gehören sie zu den beweglichen/bewegenden Energien (Yan), also zum großen Universum. Die Phase Frühling ist Symbol der Umwandlung durch Bewegung. Der Begriff Umwandlung wiederum steht für Erneuerung oder Wiedererstehen. Das symbolisiert charakterliche Züge wie z.B. Eroberungsdrang, Selbstbehauptungswille, aber auch die Neigung zu Ärger, Wut, Zorn. Wie es zu diesen Zuordnungen kommt, soll im folgenden am Beispiel des Frühlings gezeigt werden. Die Entsprechungen vom „Großen und Kleinen Universum" werden mit Hilfe von Beobachtungen der Natur und den daraus folgenden Assoziationen und des Prinzips der Ähnlichkeit gefunden. Anhand von Analogien lassen sich dann aus Beobachtungen der Verhältnisse und Zusammenhänge im „Großen Universum" Erklärungen für die Entstehung und den Verlauf von Erkrankungen beim „Kleinen Universum" Mensch finden. Dabei gehört zu jeder Wechselphase jeweils eine Himmelsrichtung, eine Tageszeit, ein klimatischer Zustand sowie verschiedene Charaktere. Der Wechselphase

Frühling werden die nachfolgenden Merkmale zugeordnet: In der Frühlingszeit steigt die Energie auf - Himmelsrichtung: Osten / Tageszeit: Morgen / Klimatischer Zustand: Wind / Hauptcharaktere - Wandlung durch Wachstum, Erneuerung, Bewegung, Neubeginn, Entfaltung, Neugeburt / Passive Elemente: Ruhe, Sanftmut, Toleranz, anlockend. Neben diesen beweglichen Merkmalen (Yan-Kennzeichen) wird jeder Wechselphase auch ein ruhendes Element (Yin-Kennzeichen) zugeordnet. Zu der Wechselphase Frühling gehört das Element Holz, wobei Holz hier stellvertretend für das Pflanzenreich steht. Wie kommt es nun zur Zuordnung des Ostens, des Morgens, des Windes und des Elements Holz (Pflanzen) zum Frühling?

Es ist die Ähnlichkeit, die diese Naturphänomene miteinander verbindet. Im Osten geht die Sonne auf und wandelt allmählich die Dunkelheit in Helligkeit um, wie auch der Frühling die kurzen dunklen Wintertage allmählich in längere, helle Frühlingstage verwandelt. Mit dem Frühling erwärmt sich die Luft, die bislang durch winterliche Kälte erstarrt war und gerät in Bewegung, so daß Wind entsteht. Wie der Morgen der Anfang des Tages ist, so ist der Frühling die erste Jahreszeit, der Neubeginn eines Jahres. Der Frühling ist also die Phase, die allmähliche Veränderungen (oder einen Neubeginn) mit sich bringt. Hieraus ergibt sich auch die besondere Verbindung des Frühlings mit Pflanzen (dem Element Holz). Der Frühling ist für das Pflanzenreich die Zeit des Aufbruchs. Der Pflanzenkeim sprengt voller Wucht die Schalen und die Pflanze wächst gen Himmel. Diese natürlichen Aktivitäten - das Wachstum und das Erblühen - assoziieren wir mit Aktivität ausdrückenden Begriffen wie Erneuerung, Expansion, Rebellion, Spaltung, Neuorientierung, Selbstbehauptung und zugleich mit Passivität ausdrückenden Begriffen wie Sanftmut, Besinnung, Selbstbestätigung, Darstellungslust. Dabei lassen sich zwei Perioden des Frühlings festlegen:

Die erste Periode: Sie dauert von Anfang bis Mitte des Frühlings und ist die Wachstumsperiode der Pflanze. Der Keim will sich erneuern, d.h. die Pflanze „entscheidet" zu wachsen. Hierin liegt die Behauptung ihres Wesens und zugleich die Rebellion gegen die sie beschützende Schale. Das Wachstum der Pflanze gerät mit der Schale in Konflikt und sprengt diese auf. Dieser Vorgang ist der Pflanze durch ihre Erbanlagen vorgegeben; es ist das Ziel, zum Ebenbild des Erzeugers, der Mutterpflanze, zu werden. Wenn die Pflanze ihr Wachstum vollendet und damit ihr Ziel erreicht hat, geht sie von der aktiven Periode in die passive über. Sie ist erblüht, d.h. sie kann sich „sehen lassen" und versucht fortan das Erreichte zu wahren. Sie legt daher den Keim für die Zukunft, indem sie ihren Ästen, Zweigen und Blättern Elastizität (Toleranz) verleiht und sich der natürlichen Umgebung anpaßt. Mit ihrer gewachsenen Fülle lockt sie andere Lebewesen an und dient diesen als Behausung, Nahrung oder Schutz.

Die zweite Periode: Während der zweiten Frühlingsperiode zeichnen sich alle Pflanzen durch ihre grünen Blätter aus. Die Zweige und Blätter schmecken sauer und riechen teilweise ranzig. Daher wird die Farbe grün, der Geschmack sauer und der Geruch ranzig dem Frühling zugeordnet. Anfällig ist die Pflanze in dieser Zeit besonders gegen Standortwechsel. Pflanzen im allgemeinen sind bodenständig und mögen keinen Ortswechsel. Häufig bedeutet ein Ortswechsel sogar das Ende für das Leben einer Pflanze. Welche prägenden Eigenschaften können wir an Pflanzen noch beobachten? Auffällig ist, daß sie entweder nach Licht streben und sich öffnen oder sich mit ihrer Wurzel tief in die Erde eingraben und sich in der Dunkelheit verstecken. Die Mehrzahl der Pflanzen (vor allem Obstbäume und Gemüsepflanzen) folgt beim Wachstum den natürlichen Zyklen der Jahreszeiten, aber es gibt auch einige, deren Verhalten abweichend ist (z.B. Nadelbäume). Besondere Aufmerksamkeit gebührt aber der besonderen Anpassungsfähigkeit von Pflanzen. Pflanzen sind stets in der Lage sich ihrer Umgebung, den klimatischen (Wetter) und geologischen (Erde und Wasser) Verhältnissen anzupassen. Dabei nimmt die Anpassungsfähigkeit mit zunehmenden Alter der Pflanze ab.

Übertragen wir die Eigenschaften der Pflanze auf den Menschen, so erhalten wir das

Menschenbild des Holztypus

Dabei müssen wir uns vergegenwärtigen, daß es - ebenso wie in der Natur bei den Pflanzen - auch bei den Menschen eine Vielzahl von unterschiedlichen Varianten dieses Typs gibt. Im folgenden können daher nur die Eigenschaften des Hauptvertreters, des typischen Menschen des Holzelementes, dargestellt werden. Dieser fällt zunächst dadurch auf, daß seine Gefühle und Verhalten starken Schwankungen unterworfen sind. Der Holztyp pendelt stets zwischen aktiven (Yan) und passiven (Yin) Phasen. Die Schwankungen zwischen diesen Phasen werden dabei von äußeren Einflüssen wie dem Alter, der Lebensperiode, den Wetterverhältnissen oder ähnlichen Faktoren mitbestimmt. Schon als Neugeborenes fällt der Holztyp durch sein Geschrei auf. Überhaupt neigt der Holztyp zum Schreien oder Weinen, ohne daß es hierzu eines besonderen Anlasses bedarf. Als Heranwachsender lehnt sich der Holztyp häufig gegen seine(n) Beschützer auf, sucht aber gleichzeitig die Orientierung durch Vorbilder. Er freut sich über klare Aufgaben und Pflichten. Der Holztyp scheint unermüdbar zu sein, er ist stets aktiv und setzt sich mit Dynamik für sein Ziel ein. Der Selbstbehauptungstrieb des Holztypus ist ausgeprägt. Er hat immer ein Ziel, neigt dazu, sich durchsetzen zu wollen und möchte immer das letzte Wort haben (Eigensinn, Ignoranz). Auch im Erwachsenenalter bleibt der Holztyp zielstrebig. Auffallend ist aber, daß er zunehmend besonnener und toleranter wird. Der Holztyp ist auf Beständigkeit und Ordnung bedacht. Seine Probleme meistert er mit Freude. Hat er das Gefühl, sein Ziel erreicht zu haben, wird er ausgeglichener, ja geradezu sanftmütig. Gerne übernimmt der Holztyp im Erwachsenenalter die Ernährer- und Beschützerrolle. Der Holztyp ist uneigennützig, opferbereit und zuweilen großzügig bis hin zur Verschwendungssucht. Stets bleibt der Holztyp aber bodenständig. In der Fremde hat der Holztyp Heimweh. Trotzdem kann er sich überall gut anpassen. Auch wenn der Holztyp selten die ihm zugewiesenen Grenzen überschreitet, so neigt er doch zur Selbstdarstellung. Dies äußert sich durch auffallende Kleidung und auffallende Haarfrisuren, aber auch durch eine Aufmerksamkeit erregende Großzügigkeit. Wie eine Pflanze versucht der Holztyp seine Mitmenschen durch Düfte, Farben und Großzügigkeit anzulocken. Schwächen zeigt der Holztyp bei kaltem Wind, bedecktem Himmel und allgemein bei schlechter Witterung. Hat der Holztyp Ärger, so macht er sich Luft durch Schreien oder Weinen. Das Element Holz wiederum verhält sich im Frühling ähnlich den Organen Gallenblase (Yan) und Leber (Yin). Die diesen Organen zugeordneten Meridiane beschreiben die Einflußsphäre des jeweiligen Organs sowie die Wechselwirkung dieses Organs mit anderen Organen. Dem Holzelement werden zwei Organe bzw. Meridiane zugeteilt, die in ihrem Wesen im wesentlichen dem Holzelement entsprechen. Es sind der Gallenblasen-Meridian als bewegende Energie Yan und der Lebermeridian als ruhende Energie Yin.

Der Gallenblasen-Meridian - Verlauf - Einflußsphäre / Wechselbeziehung
Der Verlauf der Blasenmeridiane bestimmt seine Einflußsphäre und die Wechselbeziehung zu den anderen Körperteilen und -organen. Der Gallenblasenmeridian (Einfluß-Sphäre) verläuft paarig an beiden Seiten der Körper. Er beginnt am äußeren Augenwinkel, zieht zum oberen Ohransatz, macht einen scharfen Winkel zum äußeren Scheitel, zieht in drei bogigen Linien um das Ohr herum zum mittleren Scheitel, verläuft weiter über die hintere Halspartie zur Schulter, zur Achselfalte, macht dann einen zackigen Verlauf mit scharfem Winkel am seitlichen Rumpf, geht über den Beckenkamm zum äußeren Bein, dann über die Hüftgelenke, über die äußere Seite der Kniegelenke, über den Unterschenkel und endet am äußeren Zehennagelwinkel. Die Einflußsphäre der Gallenblase verbreitet sich von den Augen zum

Ohr, zur Schläfe und Scheitel über den Nacken und vorderer Schulter zum Herz, kreuzt die Milz und Darmgegend, und entfaltet ihre Wirkung auf dem äußeren Rand der Genitalien „Eierstöcke". Sie beeinflußt die oberen und unteren großen Gelenke (Schulter, Hüfte, Knie, Fuß) in den äußeren Randbereichen. Wenn jemand über Schmerzen in diesem Bereich klagt, vor allem, wenn es sich um krampfartige oder erschlaffende Muskelschmerzen handelt, muß man an einer Störung der Gallenblasen-Funktion entweder durch äußere Umstände (Nahrung) oder innere Umstände (Emotion oder Stau von Ärger) denken. Schulterschmerzen im vorderen Bereich oder Migräne im Bereich der Schläfen können z.B. Folge von lang angestauter Wut sein. Die Behandlung muß darauf ausgerichtet sein, die angestaute Wut nach außen zu kanalisieren. Dies kann durch die Akupunktur geschehen.

Anmerkung: Um die Zusammenhänge zwischen dem „Großen Universum" und den Körperorganen/Organfunktionen sowie zu den menschlichen Temperamenten, Emotionen und Wesensarten herzustellen, bedient sich die Schule der chinesischen Naturphilosophen der Organ-Betrachtung. Aus der Betrachtung des Sitzes, der Form, Farbe, Geruch und Funktion eines Organs wird die Ähnlichkeit und Assoziation zu dem großen und kleinen Universum gesucht, um aus dem Temperament und dem Verhalten eines Menschen seine Anfälligkeit gegenüber Erkrankungen erkennen und begründen zu können sowie bei einer Erkrankung das passende Behandlungsschema herauszufinden. So kann z.B. Migräne im Bereich der Schläfen aufgrund angestauter Wut oder durch einen Wetterwechsel ausgelöst werden. Es werden daher die einzelnen Organe und ihre Funktionen beschrieben. In Analogie dazu werden kurze Abhandlungen über das Menschenbild des betroffenen Elementes oder Organs skizziert.

Die Gallenblase als Organ (Sitz, Lage, Form, Farbe, Inhalt und Funktion)

Die Gallenblase ist ein Einzelorgan, das unterhalb der großen Leber-

lappen in dem oberen mittleren Bauchbereich liegt. Sie wird von dem Leberlappen geschützt und überdeckt. Die Gallenblase hat die Form einer Birne, hängt steil an der Lebermitte und hat eine grün schimmernde Farbe. Ihr Inhalt ist eine grünliche Flüssigkeit, die bitter schmeckt.
Funktion: Die Gallenblase sammelt einen Teil des Lebersaftes, verwahrt ihn, um ihn in bestimmten Situationen zu entleeren. Die Gallenblase entleert sich nicht wie die Harnblase, wenn sie voll ist, sondern nur in bestimmten Situationen, d.h. die Gallenblase entscheidet, wann sie und wie sie sich entleeren muß. Die Gallenblase entleert sich durch Zusammenziehen (krampfende Bewegung) und befördert die Gallenflüssigkeit nur teilweise heraus, d.h., die Gallenblase gibt nur, wenn sie will und so viel sie will, ab. Sie entscheidet über Menge und Zeit. Sie reagiert oft auf Verlangen - nach Bedarf. Die Gallenblase besitzt den **Willen zum Entscheiden**, wann sie aktiv werden will. Sie entscheidet, um zu verdauen - sie wandelt die Nahrung um. Die Rolle der Gallenblase bei der Verdauung ist eine aktive Rolle.

Funktionsbereich und Einflußsphäre der Gallenblase auf andere Organe

Die Gallenblase beherrscht die aktive Wachstums- und Umwandlungsperiode mit all ihren Charakteren, d.h. Entscheidung, Angriff, Dynamik, Expansion und Eroberung, Selbstbehauptung, Meisterung, Streit- und Kampfbereitschaft. Diese Charaktere setzen die Emotionen, Zorn und Wut voraus. Deshalb werden Ärger, Zorn und Wut der Gallenblase zugeordnet. Wer ärgerlich wird, zeigt es an der Stimme. Sie wird laut. Die Wut ist oft an den scharfen Blicken der Augen zu sehen. Deshalb wird die Sehschärfe und scharfe Blicke der Gallenblase zugeordnet. Beweglichkeit in den großen Gelenken entsteht nur durch den Willen und die Entscheidung sich zu bewegen; eine geistige Entscheidung, die an der Gallenblase gekoppelt ist. Deshalb werden die Muskeln ebenfalls der Gallenblase zugeordnet. Wie wichtig diese

Zuordnung für die Erkennung der Gründe einer Erkrankung ist, kann anhand eines Beispiels erklärt werden: Klagt jemand über Schmerzen im Schulterbereich, wird nach der T.C.M. erst festgestellt, ob der Schmerz den vorderen, den hinteren oder den äußeren Teil der Schulter betrifft. Im Falle einer Beteiligung der Gallenblasen-Funktion muß der vordere Schulteranteil beim Hochheben der Arme Schmerz auslösen. Ursachen der Schulterschmerzen können äußere Einflüsse wie Wind, Kälte, Feuchtigkeit oder lang angestaute Wut sein! In so einem Fall darf die Behandlung (wie es meist praktiziert wird) niemals eine Injektion in das Schultergelenk sein. Je nach Art des Auslösers, ob Wind oder Wut, Kummer oder Angst, können ein bis zwei Akupunkturpunkte am Ohr eingestochen werden, um die Beweglichkeit schnell wieder herzustellen und die Schmerzen zu dämpfen. Gallenblasen-Menschen, die sich leicht aufregen oder ärgern, sollen deshalb nach der T.C.M. auf ihre Ernährung achten. Sie dürfen nicht viel Gesalzenes oder Saures essen. Sie dürfen nicht dem Ärger verfallen. Sie dürfen die natürlichen Ventile zur Entlastung von gestauter Emotion „Ärger - Frust" wie schreien, weinen, nicht hemmen. Man kann durch bestimmte Übungen, wie z.B. „Tai Tschi" versuchen, den gestauten Ärger nach außen zu leiten.

Das Menschenbild des Gallenblasen-Menschen: der Führertyp

Die Erkennungsmerkmale des Gallenblasenmenschen oder des Mischtypen mit vorstechenden Merkmalen des Gallenblasen-Typs sind die Gesichtszüge, Kopfbehaarung, Stirn, Nase, Mund und Wangen sowie die Körperhaltung. Die Gallenblasenmenschen sind sehr aktiv und schnell erregbar. Es ist nicht möglich, in diesem Werk diesen diagnostischen Blick, so wichtig wie er ist, eingehend zu behandeln. Die folgende Beschreibung soll daher nur einen Eindruck über diese Methode vermitteln. Der Gallenblasen-Mensch reagiert schnell, ist reizbar und angriffslustig. Er neigt manchmal zu chaotischem Verhalten, reagiert mit Übergriffen, Anmaßungen und möchte gern alles erneuern. Er greift, wenn es sein muß, zur Gewalt, um seine Wünsche durchzusetzen. Gallenblasen-Typen gehören zu den schnell entscheidenden und schnell entschlossenen Menschen. Der Gallenblasen-Mensch verkrampft sich bei der Verfolgung seiner Ziele. Deshalb neigen sie oft nach körperlicher Überlastung zu Muskelkrämpfen in der Ruhe oder in der Nacht. Gallenblasen-Menschen sind Menschen, die immer bestimmen wollen, „wie und wo es lang geht". Sie neigen zur Wut und schreien bei jeder Diskussion, wenn es nicht nach ihrer Meinung geht.

Der Wille der Gallenblasen-Menschen ist mehr der Wille zur Selbstbehauptung, sich durchzusetzen, koste es was es wolle. Die positive Seite der Gallenblasen-Menschen ist, daß sie Erneuerer sind, die neue Begriffe, neue Taten, neue Bauten, neue Ideen aufbringen und durchzusetzen versuchen. Versagen sie in ihrem Vorhaben immer wieder und finden sie kein Ventil nach außen, um ihre Emotionen loszulassen oder nach außen abzuleiten, können sie manchmal Schulter- und Hüftschmerzen oder Muskelschmerzen entwickeln oder Herzrasen, vor allem in der Nacht zwischen 23.00 und 1.00 Uhr. In dieser Zeit beginnt die Funktion der Gallenblase. Menschen mit ausgeprägtem Gallenblasen-Temperament sollen möglichst anregende Getränke wie Kaffee meiden, auch schwarzes Brot. Über längere Zeit angestauter Ärger kann mit der Zeit zur Bildung von Gallenblasensteinen führen, die oft mit Krämpfen (Koliken) in der Nacht einhergehen. Gallenblasen-Menschen sind gegen Kälte und Wind empfindlich. Sie sollen Wind und Luftzug meiden. Sie sollen nur wenig Hühnerfleisch und Roggen zu sich nehmen und viel saures Essen meiden. Gallenblasenmenschen neigen zur Gewalt. Diese Neigung kann sich durch das Wegwerfen von Gegenständen, Papier zerreißen oder ähnliches äußern. Wenn die Gallenblasen-Menschen es nicht wagen, Gewalt gegenüber dem Anderen anzuwenden, richten sie diese Gewalt gegen sich selbst, z.B. in Form von Schultersteife, Kniesteife mit Schmerzen usw. Die Berufseignung für Gallenblasen-Menschen ist: Forscher, Polizist, Politiker, Reformer, Lehrer, Arzt, Diktator, Pastor, Rebell,

Architekt.

Der Lebermeridian (Verlauf, Einflußsphäre, Wechselwirkung)

Der Lebermeridian verläuft paarig an der vorderen Beugeseite der Körper. Er beginnt an der Innenseite des großen Zehs, läuft von unten nach oben über die Innenseite der Fußgelenke, der Unterschenkel, der Kniegelenke weiter zum Hüftgelenk, überkreuzt das äußere mittlere Becken und verläuft zur äußeren Bauchseite im scharfen Winkel, um unterhalb der Brustwarze zu enden. Seine Einflußsphäre erstreckt sich auf der Innenseite der Fuß-, Knie- und Hüftgelenke, dem äußeren Teil der Fortpflanzungsorgane (Eierstöcke/Hoden), die äußeren Darmteile und die unteren langen Teile. Eine Wechselwirkung zu anderen Organen besteht zu den Eierstöcken, Hoden, Lunge und Herz, Niere und Milz. Der Lebermeridian öffnet sich in den Augen. Eine Störung in den erwähnten Körperorganen kann oft auf eine Störung der Leberfunktion zurückgeführt werden.

Die Leber als Organ sieht wie eine umspannte Kuppel (Halbkreis) aus, vorwiegend im rechten Oberbauch gelegen. Die Leber reicht bis über die Mittellinie des Bauches links, überdeckt die Gallenblase und Teil der Därme. Sie besteht aus zwei großen Lappen und zwei kleinen Lappen von eigenartiger brauner Farbe und brüchiger weicher Konsistenz. Seine Oberfläche ist glatt. Seine Ränder sind scharf abgewinkelt. Es einigt in sich die weiche Konsistenz und die scharfen Ränder. Die Leber riecht fast ranzig und wird von einem dünnhäutigen Überzug zusammengehalten.

Die Funktion der Leber

nach der T.C.M. weicht von den uns aus der modernen Medizin bekannten und vertrauten Funktionen ab. Die Funktion nach der T.C.M. richtet sich nach der Form, Farbe, Konsistenz im Körper. Die Leber nimmt eine zentrale Lage im Bauch ein. Die Leber ist Sitz der ruhenden Yin-Energie. Die Hauptfunktionen der Leber sind Planung und Kontrolle. Die Leber gilt auch als Ruhesitz der sog. HUN (HUN wird in der Literatur als „wandernde Seele" übersetzt). Es handelt sich mehr um den wandernden Geist, der andere Organe kontrolliert. Die Bezeichnung als „wandernder Geist" weist darauf hin, daß durch die Kontrollaufgabe eine Wechselbeziehung zu den anderen Organen im Körper besteht. Planen heißt, vor jeder Handlung erst erwägen und vorbereiten, beim Ausführen auf den Ausgleich achten (Kontrolle). Planen und Kontrollieren sind die Hauptaufgaben der Leber. Planen bedingt Vernunft, Ausgeglichenheit, Sanftmut und Gelassenheit sowie eine gewisse Strenge. Die Leberfunktionen sind demnach das Gegenteil der Gallenblasenfunktion. Menschen mit schwacher Leber und starker Gallenblase weisen mehr von dem Gallenblasen-Temperament auf. Das schnelle und starke Körperwachstum beispielsweise deutet auf eine starke Gallenblase hin. Gehemmtes Wachstum deutet auf eine starke Leber. Wenn das Wachstum eines Menschen stark ist und seine Gemütslage ausgeglichen, deutet dies auf eine starke Leber und starke Gallenblase hin.

Die Bewegung der Muskeln des Bewegungsapparates unterliegen der Energie der Gallenblase. Das Ruhen der Muskeln unterliegt der Leber-Energie. Die Muskelbewegung wird durch die Sehnen eingeschränkt. Deshalb werden die Sehnen der Leber zugeordnet. Tränen aus Wut gehören zu der Gallenblasen-Energie, Tränen aus Mitleid zu der Leber-Energie. Scharfe, lange, strahlende Blicke werden der Gallenblase, der milde freundliche Blick der Leber untergeordnet. Verschwommenes Sehen deutet auf starke Energien der Gallenblase hin. Eine klare Sehkraft deutet auf eine ausgeglichene Leber-Energie. Die laute Stimme deutet auf starke Energie der Gallenblase, die milde ausgewogene Stimmlage auf eine ausgeglichene Leber-Energie hin. Saures regt die Gallenblase an und schädigt die Leber, indem es seine Kontrollfunktion hemmt. In der Organ-Uhr hat die Leber ihre Entfaltungszeit nach der Gallenblase zwischen 1.00 Uhr und 3.00 Uhr nachts. Eine Schlafstörung in dieser Zeit deutet auf eine zu starke Leber-Energie mit starker Kontrollfunktion nach dem Motto „wer überwacht, der wacht". Starke Leber-Energie macht die Menschen träge und müde. Starke Leber-Energien machen die Menschen faul und schläfrig am Tage und trotzdem leiden sie an Schlafstörungen in der Leberzeit zwischen 1.00 Uhr und 3.00 Uhr nachts. Der kalte Wind kann für manche Lebermenschen beeinträchtigend wirken. Sie werden träge und schläfrig. Eine schwache Leber bedingt ein schwaches Urteilsvermögen.

Das Menschenbild der Leber: Sanftmut, Ausgeglichenheit, Trägheit

Das Menschenbild entspricht dem Organ selbst und seiner Vielfalt an Funktionen. Das Aussehen, die Gesichtszüge und der Körperbau der Lebermenschen weisen viele und verschiedene Varianten auf. Nur das Körpergewebe ist fast bei allen ausgesprochenen Lebermenschen ähnlich. Die Muskeln der Lebermenschen sind weich wie seine sanfte Gemütslage. Lebermenschentypen weinen aus Mitleid und wenn sie das Gleichgewicht verlieren. Oder sie haben eine starke Selbstkontrolle, die einen nach außen hin sehr gefaßten Eindruck vermittelt. Ihre **Begabung** liegt in ihrer Stärke zu planen, zu koordinieren und zu kontrollieren sowie in ihrer Besonnenheit und Vernunft bzw. in ihrer Ausgeglichenheit und Gelassenheit. Ihre Sanftmut macht sie in ihrer Umgebung beliebt. Die Augen des Lebermenschen-Typs strahlen Milde und Freundlichkeit aus. Vor allem gefallen Lebermenschen durch ihre Toleranz. Sie neigen dazu, Mittelwege zu gehen (Ausgeglichenheit), können Gefühlsausbrüche gut unter Kontrolle halten und haben einen Hang zur Selbstzufriedenheit. Leber-Menschen spielen gerne die Rolle der Beschützer, sind gerne Gebende, sie neigen zur Großzügigkeit bis hin zur Verschwendung. Sie sind meist die ersten, die bei Katastrophen auf Spendenaufrufe reagieren. Sie rufen zur Solidarität und Vernunft auf. Der Eigensinn der Leber-Menschen ist sanft und weich, ähnlich den scharfen Konturen des Leberrandes. Sie sind die geborenen Schlichter, Vermittler und Friedensstifter. Menschen dieser Charaktere sind vor allem für Berufe geeignet, bei denen das Planen und Kontrollieren eine große Rolle spielt. Wie z.B. Generäle, Operateure im zentralen Stab oder führende Positionen bei der Polizei. Lebermenschen sind bestens geeignet, in Friedensmissionen oder in den Planungsabteilungen von Kontrollorganen bzw. in den strategischen Abteilungen der Wirtschaft sowie der Politik ihren Dienst zu tun. Aber auch als Händler, Architekten, Richter oder Menschen in Sozialberufen finden Leber-Menschen einen geeigneten Beruf.

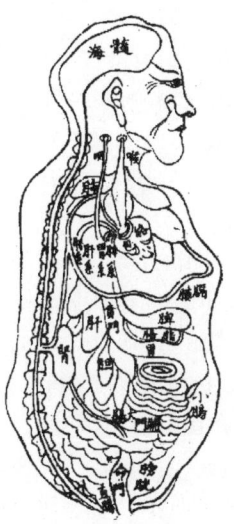

Abb.: Lager der inneren Organe (nach einer alten chinesischen Darstellung)

Die **Schwäche** der Leber-Menschen ist, daß sie, wenn sie die Kontrolle verlieren, zur Apathie, Depression und Schlafstörungen neigen. Leber-Menschen sind gegen Kälte, Wind und Wetterwechsel und alles, was das Gleichgewicht stört, sehr empfindlich. Leber-Menschen sind gegen Feuchtigkeit oder Trockenheit ebenfalls anfällig. Wenn Lebermenschen das Gleichgewicht verlieren, leiden sie unter Schwindel. Man muß zwischen Schwindel, der durch eine Nierenfunktionsstörung entsteht, und dem Schwindel, der durch die Leberfunktion bedingt ist, unterscheiden. Leber-Menschen sind mehr bodenständig, heimatbezogen, reisen ungern und haben oft Heimweh, wenn sie fernab von zu Hause sind. Je älter Lebermenschen werden, desto mehr haben sie Sehnsucht nach Hause zurückzukehren. Sie leiden sehr, wenn sie ihr Heim oder ihre Heimat verlieren. Ein Wechsel des Heimatortes, wo sie Wurzeln geschlagen haben, ist für sie sehr schwer und kann Depressionen auslösen. Bei Depressionen werden die Leber-Menschen menschenscheu, unsicher und wortkarg.

Die zweite Wechselphase (Sinnbild für Freude, Lust, Hitze, Stabilität, Ausdauer) ist der Sommer, sein Element ist das Feuer

Die Himmelsrichtung, die der Sommerzeit entspricht, ist der Süden. Die Tageszeit, die der Sommerzeit entspricht ist der Mittag. Die Hitze ist am stärksten in der Sommerzeit im Süden und in der Mittagszeit. Die Hitze ist die gemeinsame Ähnlichkeit für die Sommerzeit, Mittagszeit und Süden. Wärme bzw. Hitze werden dem Sommer zugeordnet. Der Charakter der Sommerzeit ist Beständigkeit, Wärme, klares Wetter, Stabilität, Ausdauer, Festigkeit, Offenheit, Klarheit. Das Sommerlicht und das Feuer haben beide eine rote Farbe. Die Farbe rot wird der Sommerzeit zugeordnet. Wenn etwas verbrannt wird, erzeugt ein Geruch nach Verbranntem, dessen Geschmack bitter ist. Deshalb wird der verbrannte Geruch und bittere Geschmack der Sommerzeit zugeordnet. Das warme Wetter und der klare Himmel des Sommers bringt den Menschen Freude. Die Freude äußert sich durch das Lachen. Freude und Lachen werden dem Sommer untergeordnet. Wenn die Menschen sich im Sommer anstrengen, schwitzen sie leicht. Daher wird der Schweiß ebenfalls dem Sommer untergeordnet. Die Körperorgane Herz und Dünndarm werden der Sommerzeit und dem Feuerelement zugeordnet. Herz und Blut haben die rote Farbe des Feuers. Das Herz schlägt schneller bei Erregung eines Menschen. Das Gesicht errötet, das Feuer entfacht plötzlich wie das Herz. Deshalb wurde das Körperorgan Herz dem Feuer-Element zugeordnet. Der

Dünndarm trennt die Nahrung in leicht und schwer. Das Feuer trennt das Wasser in Dampf (Immaterie) und Wasser (Materie). Deshalb wurde das Körperorgan Dünndarm dem Feuer-Element zugeordnet.

Die Eigenschaften der Sommerzeit (Die Energie dehnt sich aus)

Die Sommerzeit ist die Zeit des klaren Wetters, des beständigen Wetters, des Reifens, des Zeugens. Die Pflanzen wandeln ihre Blüte in Früchte um. Es ist die Umwandlung zur Reife hin. Die Sommerzeit ist daher Sinnbild des Lichtes, der Freude, die Beständigkeit, Klarheit und Offenheit sowie der Expansion.

Charakter und Eigenschaften des Feuer-Elementes

Das Feuerelement ist der Sommerphase zugeordnet. Das Feuerelement hat ähnliche Eigenschaften wie die Sommerphase. Beide strahlen Licht und Wärme aus. Beides bringt Helligkeit und Offenheit in ihre Umgebung. Die Sommerphasen sind einmal YIN-ruhend in der Nacht und in der Beständigkeit und einmal YAN-bewegend durch die Wärme und das Licht. Die Eigenschaften des Elementes Feuer, seine Symbole und Charaktere sind das Gegenteil zur Sommerphase. Es sind die Verschiedenheiten, wie z.B. Abhängigkeit, Unselbständigkeit, vereinnahmend, Selbstlosigkeit, Respektlosigkeit, besitzergreifend (-aufnehmend), unselbständig, zügellos, Gier, Exzesse, Schnelligkeit, Plötzlichkeit, Entschlossenheit, Vernichtungssucht, Verwirrung, sich opfern und andere opfernd, Ruhelosigkeit, Vollendung, Spaltung (= Streitsucht), zielgerichtete Entscheidung, Überwindung. Betrachten wir das Feuer, wie es entsteht, wie es sich entwickelt, wie es sich verhält und welche Eigenschaften dadurch entstehen. Anfänglich kann der Anblick des Feuers für Menschen beängstigend und verwirrend wirken. Allmählich aber werden dem Betrachter die Charakterzüge des Feuers klar erscheinen! Kaum ist das Feuer angezündet, entfacht es sich blitzschnell. Feuer kann nur so lange weiterbrennen, wie es

Nahrung bekommt. Daher ist Feuer nur bedingt selbständig. Seine Unbeständigkeit besteht in seiner Abhängigkeit von dem brennbaren Material. Ein Hinweis auf die Abhängigkeit als Charakterzug des Feuers. Ist das Feuer einmal entfacht, so scheint es zügellos zu sein. Es verschlingt alles Brennbare und erscheint unersättlich (Gier). Es vereinnahmt alles, was zu verbrennen ist bzw. verbrennen kann (Rücksichtslosigkeit). Feuer scheint entschlossen, alles was es vernichten kann, vernichten zu wollen (Exzeß). Es erscheint besitzergreifend zu sein, es verschlingt alles, was es verbrennen kann. Feuer bricht oft plötzlich aus und sorgt für Verwirrung, hat selten vor etwas Respekt ob Materie oder Lebewesen, es verbrennt bei seiner Vernichtungswut alles. Seine Vernichtungswut ist für das Überleben nötig. Es ist ein Zwangsverhalten. Wenn es alles, was brennbar ist, verbrannt hat, erlöscht das Feuer genauso plötzlich wie es entstanden ist. Feuer opfert das Verbrennbare, um zu existieren. Es verwandelt das Verbrennbare in Asche um, opfert andere, um zu existieren und löst sich selbst in nichts auf (Selbstopferung). Dabei spendet es Wärme und Licht.

Feuer kann nur dann aufhören zu lodern, wenn es alles Verbrennbare verbrannt und umgewandelt hat (strebt die Vollendung an), dann erlischt es als Sinnbild des Todes am Ende seines Ziels. Feuer wandelt das brennbare Holz um, indem es in Gas (Dampf) und Asche aufgespalten wird. Wille des Feuers ist es, um jeden Preis zu existieren. Wenn Flammen lodern und hoch in den Himmel aufsteigen, scheint es, als ob es aus der Kontrolle geraten ist (Neigung zu Exzessen). Das Feuer versucht alles, was ihm im Wege steht, zu überwinden. Die Flammen sind ruhelos, das Verhalten ist eher chaotisch und trotzdem spendet das Feuer Wärme und Licht für diejenigen, die sich fern von ihm halten, daher steckt im Feuer das Leben und der Tod. Das Feuer wirkt durch seine Wärme und sein Licht auf die Menschen anziehend. Durch seine Kraft, alles zu verbrennen, flößt es den Menschen Angst und Bewunderung ein. So scheint das Feuer durch seine Gegensätze besonders gekennzeichnet zu sein. Das Feuer-Element ist daher Sinnbild der Gegensätze und Abhängigkeit. Freund des Feuers ist der

Wind. Es belebt und treibt das Feuer. Sein Feind ist das Wasser, es löscht das Feuer.

Das Menschenbild des Feuers

Freude, Leid, lachen, widersprüchlich, zügellos, undiszipliniert, bedingt anpassungsfähig, warm, selbstopfernd, neigt zu Exzessen, grenzenlos, respektlos, abhängig. Menschen des Feuer-Elementes unterliegen den gleichen Charakterzügen des Feuers. Je nach ihrer Lebensperiode werden Charakterzüge des Feuers mal schwach, mal stark erscheinen. Es sind Menschen, die sehr begeisterungsfähig sind, die Freude am Leben haben, oft träge sind und jemanden brauchen, der sie anregt (anzündet). Einmal Feuer gefangen, können Feuermenschen sich schwer selbst hemmen, sie werden hemmungslos oder neigen zu Exzessen.
Feuer-Element-Menschen sind bedingt selbständig, in sich gespalten, wissen selbst nicht, was sie wollen. Sie schwanken zwischen risikoreichen Unternehmen und träger Beständigkeit. Feuer-Menschen-Typen brauchen Führung und Berater. In ihrer Trägheit sind sie beständig, in ihrer Ruhelosigkeit anmaßend und respektlos. Ihre Unruhe und ihre Ängste gilt ihrer Selbstbehauptung. Um sich selbst zu bestätigen, brauchen sie Opfer oder sie werden selbst zu Opfern. In der Ruhe lieben Feuer-Menschen-Typen die Ordnung. In der Bewegung neigen sie zum Chaos hin. Ruhe und Beständigkeit als auch Unruhe und Zügellosigkeit hängen bei dem Feuer-Menschen-Typ von den Begleitumständen ab. Und trotzdem: Ihr Wille zum Leben ist selten zu brechen. Feuer-Menschen-Typen neigen durch ihre hitzige Art dazu, andere Mitmenschen zu vereinnahmen. Die Schwächen des Feuer-Menschen-Typen sind: lenkbar, gespalten, abhängig, egoistisch, vereinigen in sich viele Gegensätze und sind besitzergreifend. Feuer-Menschen-Typen sind anfällig für Nässe, Feuchtigkeit, starke Hitze und ihre Neigung, sich zu überlasten. Feuer-Menschen-Typen haben Angst vor Wasser.

Zuordnung zum Feuer-Element

Zum Feuer-Element werden die beiden Organe Herz (Yin) und Dünndarm (Yan) sowie ihr Meridian und Hilfsmeridian der sog. Dreifacherwärmer (Yan) und der Kreislauf (Yin) zugeordnet.

Das Herz als Organ - Lage, Sitz, Form, Farbe, Funktionen und Analogien

Das Herz sitzt fast in der Mitte der Brust, von beiden Lungen umschlossen, von den knöchernen Rippen geschützt. Seine Form, von der Seite gesehen, ähnelt einem Dreieck, dessen Spitze nach unten gerichtet ist. Die Flammen des Feuers sehen oft wie ein Dreieck mit der Spitze nach oben aus. Das Herz hat eine rötliche Farbe und ähnelt der Farbe des Feuers.

Funktionen des Herzens und ihre Analogie

Das Herz pumpt das rote Blut und sorgt dafür, den Kreislauf und dadurch das Leben aufrecht zu erhalten. Das Herz ist stets am arbeiten, solange es lebt und hört auf zu schlagen, wenn das Leben aufhört. Ähnlich dem Feuer, das erlischt sobald ihm keine Nahrung zur Verfügung steht. Beide sind unermüdlich. Sie arbeiten so lange sie können, ihr Rhythmus hängt nicht von den Tageszeiten, nicht von den natürlichen Zyklen ab. Das Herz schlägt fortwährend Tag und Nacht, solange ein Mensch lebt. Feuer ist ebenfalls von den natürlichen Zyklen unabhängig. Ob Sommer oder Winter, ob Tag oder Nacht, das Feuer brennt, solange es ernährt wird. Das Herz ist unermüdbar wie das Feuer. Das Herz reagiert auf alle Gefühlsregungen, ob Schreck, Freude oder Liebe. Seine Reaktion auf die geistartigen Gefühle werden zum Körper weitergeleitet. Dadurch nimmt das Herz eine Zentralstelle als Schaltungsfunktion ein. Es schaltet sich zwischen die geistige und körperliche Funktion (durch Schreck kommt es beispielsweise zu

Herzjagen und Schwitzen). Das Herz wandelt Gefühle in körperliche Regungen um und umgekehrt. Das Herz wird daher in der T.C.M. als Sitz für den Geist im Körper angesehen. Das Herz hat den Willen zur Ordnung (das Herz schlägt im normalen Zustand rhythmisch = ordentlich). Dirigieren verlangt einen Willen zum Verteilen und Geben. Dies setzt Gefühle voraus, daher ist das Herz Herr der Gefühle (Lebensgefühl). Das Herz ist Zentrum der Freude und des Leids. Freude löst bei den Menschen Lachen und Redseligkeit aus. Die Menschen haben daher ihr Herz auf der Zunge! Mitleid mit anderen löst im Herzen eine Reaktion aus. Bitter schmeckende Nahrung schädigt das Herz. Das Herz öffnet sich nach der T.C.M. im Ohr. Nicht die Hörintensität, sondern das Ohr als Öffnung, als Weg zum Hören, ist dem Herzen zugeordnet. Wenn die Menschen über die Ohren vermittelte Geräusche, Wörter, Töne wahrnehmen, reagieren sie mit dem Herzen darauf. Flüstern macht die Menschen neugierig. Neugier läßt das Herz schneller schlagen. Erröten die Menschen, färbt sich das Gesicht im mittleren Bereich rot. Daher gehört der mittlere Wangenbereich zum Herzen (die äußeren Lungen). Die Fähigkeit der Menschen, Schmerzen zu empfinden - vor allem als Folge des Mitleids wird dem Herzen zugeordnet. Um das Herz vor gestauten Emotionen zu schützen, haben die Menschen mehrere Entlastungswege, beispielsweise viel reden, lachen oder schwitzen. Wenn diese Wege versperrt sind, kann es zum Stau bis hin zum Herzinfarkt kommen. Gerät das Herz in Ungleichgewicht, redet der Mensch durcheinander, ist verwirrt. Bei gut funktionierendem Herz hingegen spricht der Mensch klar und deutlich und erscheint wie der klare Himmel am Mittag im Sommer.

Der **Herzmeridian** verläuft paarig von innen nach außen, entspringt einem Punkt an der oberen inneren Seite der Achselhöhle, verläuft über die Innenseite der Ober-, dann der Unterarme über die Handgelenke zur Kleinefingerseite des Kleinen Fingers, wo er nah dem Nagel endet. Dadurch umschließt das Herz den Oberkörper als Hinweis auf seine dirigierende bzw. leitende Funktion. Die Einflußsphäre ist der obere Armbereich und der obere vordere Schulter- und Brustbereich.

Der Verlauf des Herzmeridians auf der inneren Seite des Armes ist Ausdruck der Schutzbedürftigkeit des Herzens. Durch sein rhythmisches Schlagen ähnelt das Herz dem Wechsel zwischen Tag und Nacht, dem Makrokosmos. Es vereinigt in sich die Zweiheit. Das Herz ist Symbol der Ausdauer und Unermüdbarkeit wie der Lauf des Tages und der Nacht. Anregungszeit in der Organ-Uhr ist die Zeit zwischen 11.00 Uhr und 13.00 Uhr, also die Mittagszeit.

Das Menschenbild des Herzmenschen liegt zwischen Sommer und Feuer

Das erste Bild: Assoziation zu Begriffen wie Beständigkeit, Ausdauer, Genauigkeit, Rhythmisch/Berechenbarkeit, Treiben fördern - Klarheit und Offenheit, Begeisterung, Freude, Lachen
Das Gegenbild: Entgleisung, Exzesse, unbeständig, ungenau, gestörte Rhythmen, unklarer Ausdruck in der Sprache, Stottern, Verwirrung, Schmerz und Leiden.
Herzmenschen zeichnen sich durch ihre leichte Erregbarkeit und Erröten sowie ihre herzähnliche Gesichtsform aus. Unter normalen Umständen sind Herzmenschen beständig wie die Sommertage, genau und rhythmisch wie die uhrähnlichen Herzschläge und der rhythmisch ausgeglichene Tag-/Nacht-Zyklus im Sommer. Sie sind pünktlich und zuverlässig, klar im Kopf und klar im Gemüt. Ihre Klarheit drückt sich in ihrer verständlichen Ausdrucksweise aus. Ihre Freude strahlt in ihre Umgebung wie die Sonne im Sommer. Sie erhellen und begeistern ihre Umgebung mit ihrem klaren vergnügten Lachen und dringen in jede Seele hinein wie das Licht der Sonne im Sommer. Eine Klarheit, die dem klaren Wetter des Sommers ähnlich ist. Herzmenschen sind unermüdbar und haben Ausdauer mit allem - wie das Herz! Die Schwäche des Herzmenschen ist durch das Feuerelement bedingt. Wenn das Feuerelement bei den Herzmenschen zu stark ist, neigen sie zu Exzessen, sie entgleisen. Sie werden dann vereinnahmend und unersättlich wie das Feuer. Ihre Ausdauer kehrt sich schnell in Erschöp-

fung um. Sie können sich dadurch verausgaben, werden unklar im Kopf und in der Ausdrucksform, sie stottern und erregen sich leicht bis hin zur Konzentrationslosigkeit und Verwirrung. Der zweite Meridian des Feuer-Elementes ist der Dünndarm-Meridian.

Der Dünndarm-Meridian-Verlauf = (YAN) - Bewegung - Einflußsphäre - Wechselwirkung / Beziehung zu anderen Organen

Der Verlauf beginnt am Körperäußeren (YAN), leitet die Energie von außen nach innen, beginnt am kleinen Finger außen, verläuft über den äußeren kleinen Finger zum Handgelenk und dann zum Ellenbogen über die äußere Mitte des Schulterblattes zur Schulter, dann zum Nakken und zur Gesichtsknochenmitte, um vor dem Ohreingang zu enden. Seine Einflußsphäre: Hand-Ellenbogen, insbesondere das Schultergelenk, der Nacken, der Oberkiefer/Kauzähne und die Ohren.
Wechselwirkung: Der Dünndarm ist vom Herzen abhängig, eine Abhängigkeit auf Gegenseitigkeit. Der Dünndarm ist ein Entscheidungs- und Kontrollorgan. Die Gallenblase entscheidet über das „Wann", der Dünndarm über das „Was" und „Wie". Der Dünndarm muß aus dem Nahrungssaft das entnehmen, was für den Körper nahrhaft und unschädlich ist, um es aufzunehmen. Der Dünndarm muß die Entscheidung fällen.

Der Dünndarm als Organ / Farbe - Form – Eigenschaft

Der Dünndarm ist wie ein glatter Schlauch von hellerer, bläulicher, schimmelgleicher Farbe. Innen- und Außenflächen sind fast gleich, sie sind glatt und glitschig. Der Dünndarm windet sich im Bauch, um so wenig Raum wie möglich einzunehmen (Anpassung). Der Dünndarm schreibt den Weg für die Nahrung vor, deshalb ist der Dünndarm Sinnbild für das geistige Trennen und Entscheiden. Die flüssige Nahrung gelangt vom Magen in den Dünndarm, wo sie getrennt wird (unterscheiden - spalten - trennen). Die leichten Nährstoffe werden zum

Körperinneren (Leber) geleitet. Das Schwere wird zum Dickdarm weiterbefördert. Die Aufgabe des Dünndarms ist es zu unterscheiden, zu entscheiden (spalten/trennen) und zuzuleiten (befördern). Mit der Dünndarmfunktion fallen assoziativ viele Begriffe auf wie: entscheiden, bestimmen, wie und was aufgenommen oder abgelehnt wird. Er muß trennen können, spalten, kontrollieren und unterscheiden. Nahrung, die nicht vom Darm angenommen wird, wird fortbefördert. Dies setzt ebenfalls Entschiedenheit, Strenge und Kontrolle voraus. Eine Wechselwirkung besteht zwischen dem Herzen und dem Dünndarm. Das Herz kann wünschen, der Dünndarm entscheidet. Wenn die Entscheidung gegen die Wünsche des Herzens sind, kann es zur Funktionsstörung zwischen den beiden kommen! Das Herz begehrt, der Dünndarm entscheidet.

Menschenbild des Dünndarms

(Kontrollorgane in Fabriken und Verwaltungen): Der Dünndarm als Organ ist weich, elastisch, nachgiebig, beweglich (anpassungsfähig), tolerant und hat einen langen Entscheidungsweg. Seine Funktion wird mit Kontrolle, Strenge, Bestimmen, Geduld assoziativ zusammenfallen. Die Funktionen des Dünndarms sind paradox zwischen Strenge, Weichheit, Bestimmtheit und Disziplin sowie das Trennen, das Entscheiden und Herausbefördern. Ähnlich sind Dünndarm-Menschen. Sie schwanken zwischen Nachgiebigkeit, Toleranz und Einsicht. Wenn es darauf ankommt, sind sie bestimmend. Sie zeigen fein-glatt, wo es langgeht.
Sie kontrollieren und bestimmen, sind eigensinnig und unbestechlich. Ihre Taktik ist Zeitgewinn (Geduld) und ist durch das Sinnbild (Langeschlauchform) gegeben. Sie ermüden ihre Mitmenschen bei Verhandlungen durch den „Langen Weg", indem sie sie in lange Diskussionen verwickeln, um am Ende ihre Entscheidung unverändert durchführen zu lassen. Somit wirken sie für das allgemeine Wohl der Mitmenschen sorgend und beschützend.

Dünndarm-Menschen lassen nicht zu, was schadet - wie der Dünndarm, der nur das Ausgewählte von der Nahrung aufnimmt. Freundlich, aber bestimmt befördern Dünndarm-Menschen was sie ablehnen weich, sanft und kompromisslos hinaus. So werden andere Mitmenschen bei Verhandlungen mit Dünndarm-Menschen-Typen auf ein freundliches, unabänderliches „NEIN" stoßen und genauso freundlich hinaus komplimentiert werden. Verhandlungspartner gleiten durch den langen Schlauch, ohne sich gegen den freundlichen Akt des Fortbeförderns wehren zu können.

Dünndarm-Menschen verursachen bei den anderen und bei sich selbst Sorgen oder Kummer. Zu ihren Schwächen gehört, daß sie kein rohes Material verarbeiten können. Was sie verarbeiten müssen, muß vorbereitet werden (Gesetzesvorlagen, Vorschriften). Sie sind daher für Berufe geeignet, die einen scharfern Sinn für Analyse und starke Durchsetzungsfähigkeit erfordern. Selten sind sie als einfache Arbeiter anzutreffen.

Berufsempfehlung: meistens in Betrieben als Kontrolleure (Vorarbeiter, Meister), Zollbeamte, Forscher, Richter, Politiker, in entscheidenden Positionen mit Kontrollfunktionen.

Dreifach-Erwärmer und Kreislaufmeridian (ein Yan-Meridian)

Es sind zwei Hilfsmeridiane, beide wurden dem Herzmeridian zugeordnet. Der Verlauf des Dreifach-Erwärmer Meridian: Der 3E-Meridian-Verlauf ist dem Verlauf des Herzmeridians ähnlich, beide Verläufe sind am Arm. Der 3-E-Meridian beginnt am Ringfinger, zieht über den Handrücken, kreuzt das Handgelenk in der Mitte, um im mittleren Bereich der Unter- und Oberarme seinen Lauf zu nehmen. Den Ellenbogen kreuzt der 3E aus der Mitte des Gelenkes über die Schultermitte, macht am Hals einen Bogen, um um das Ohr zur Schläfe hin einen zweiten Bogen zu machen. Mit einer geraden Linie zum äußeren Augenwinkel gelangt er zu seinem Endpunkt. Seinen Namen verdankt er der Tatsache, daß der 3E-Meridian die Wärme in allen drei Abschnitten des Körpers „Kopf-Brust-Bauch" regelt. Sein zentraler Verlauf zwischen den Dünn- und Dickdarm weist auf die innere Beziehung zu dem Darm und Körperinneren hin. Aufgrund seines Verlaufes um das Ohr nähert er sich dem Verlauf des Gallenblasenmeridians und weist so auf die Wechselbeziehung zu der Gallenblase als dem Erzeuger der dynamischen Energie hin. Der Dreifacherwärmer führt die Wärme der äußeren Energie ins Körperinnere. Er steht mit dem Dünndarm, dem Dickdarm, der Gallenblase und dem Magen in Wechselbeziehung. Der Oberarm und der Schulteranteil steht mit dem Herzen und der Lunge in Wechselbeziehung. Seine Einflußsphäre ist demnach wie das Herz der äußere Teil des Körpers vor den Endgliedmaßen über den Körper (Brust, Bauch) bis hin zum Kopf. Menschen mit starkem Herzen und starkem Dreifacherwärmer haben warme Körper und warme Hände und Füße. Wärme erzeugt Röte der Haut und des Gesichts.

Der **Kreislauf-Meridian** (ein YIN-Meridian) - auch als Kreislauf-Sexus in mancher Literatur genannt (um auf eine Beziehung zu den Sexualorganen hinzuweisen) - in der englischen Literatur wird er als Pericard (Pc)-Meridian bezeichnet. Pericurd-Meridians verläuft im Körperinneren, durchbricht die Brust an der äußeren Seite (seitlich der Brustwarze), um über den Ober- und Unterarm auf der Beugeseite am Mittelfingerendglied zu enden. Der Pericurd-Meridian führt die Kälte vom Körperinneren nach außen.

Dritte Wechselphase: Spätsommer - Sein Element ist die Erde, die Energie steigt ab

Die Spätsommerzeit entspricht der Nachmittagszeit und wird mit der gelben Farbe - der Feuchtigkeit der Erde, den Düften der reifen Früchte - assoziiert. Spätsommerzeit: Es ist die Zeit der Jahresmitte zwischen Sommer und Herbst. Es ist die Zeit der allmählichen Umwandlung von der Wärme des Sommers in die Kälte des Winters. Nachdem im Hochsommer Wärme und Helligkeit des Lichtes ihren

Höhepunkt erreicht haben, lassen Wärme- und Lichtenergien nach. Es wird kühler. Der sonst klare Himmel des Hochsommers treibt zwischendurch viele schwarze Wolken. Es regnet viel. Die Erde wird durch den Regen feucht. Die Früchte der Obstbäume werden reif und nehmen eine gelbe Farbe an. Die grünen Blätter der Pflanzenwelt wandeln ihre Farbe allmählich in gelb um. Feuchtigkeit, gelbe Farbe und der süße Geschmack der reifen Frucht werden dem Spätsommer zugeordnet. Die reifen Früchte auf den Bäumen verbreiten ihren Duft. Es ist die Zeit der Ernte. Der Spätsommer als Jahreszeit entspricht dem Nachmittag der Tageszeit. Die Nachmittagszeit folgt der Höchstwärmezeit, der Mittagszeit. In der Nachmittagszeit kühlt es sich allmählich ab.

Drittes Element Erde: Reife / Ruhe / Sinnbild der Ewigkeit, Beständigkeit der Materie sorgt für den Erhalt der Materie und der Lebewesen / Sinnbild für Geduld - Sorge - Beständigkeit, Passivität
Erde: Wie der Nachmittag und der Spätsommer nimmt die Erde ebenfalls eine zentrale Stelle ein. Die Erde ist Zentrum aller Ereignisse und Umwandlungsprozesse in der Natur, ist Zentrum der Ewigkeit von dem sich stets abwechselnden Leben und Tod. Die Erde ist Zentrum des Gebens, weil sie alles nötige für das Leben abgibt und Zentrum des Nehmens, weil sie alles, was zu- und abgeht wieder in sich aufnimmt. Sie sorgt für Lebewesen und Materie. Der Nachmittag und der Spätsommer stehen ebenfalls im Zentrum zwischen Kälte und Wärme, Helligkeit und Dunkelheit - ähnlich der Stellung der Erde. Wie eine Menschenmutter ist Mutter Erde, ihre Rolle zwischen Passivität und Aktivität wechselt ab. Aus dem Schoß der Erde entspringt das Leben und aus dem Schoß der Frau entspringt das Menschenleben. Die Erde versorgt die Lebewesen, indem sie gibt und nimmt. Ein ewiger Kreislauf. Die Erde kühlt sich bei Kälte ab, wärmt sich bei Wärme auf. Die Erde hat viele Farben, von weiß bis schwarz. Die Bodenerde ist das Sinnbild für Materie, bietet die verschiedensten Farben, die verschiedensten Formen an. Ihre Beschaffenheit (Konsistenz) wechselt von

der weichen Erde bis zum harten festen Fels. Die Erde trägt Sorge für alle Lebewesen, die in und auf ihr leben. Die Erde schließt als Materie (YIN) in ihrem Inneren den Keim für die bewegende Energie (YAN) ein. Die in der Erde umschlossene bewegende YAN-Energie bricht zur Oberfläche in Form von z.B. Vulkanausbrüchen oder neuem Leben (= Pflanzen) hervor.

Menschenbild Erde

Kennzeichen: Ausdauer - beständig - wandelbar, Eigensinn - anpassungsfähig, Sorge - lenkbar - beeinflußbar, Nehmen - Geben

Menschen des Erde-Typs weisen die verschiedensten Charaktere und Merkmale auf. Sie haben verschiedene Gesichtszüge, Hautfarbe und unterschiedliche Temperamente. Im Charakter und Temperament haben diese Menschen trotzdem zwei Gemeinsamkeiten. Sie pendeln, sich um alles zu sorgen und ständig unter der Last ihrer Gedanken zu leiden und Sorglosigkeit. Die zweite Gemeinsamkeit ist: Sie haben einen runden Schädel wie eine Kugel oder eine runde Gesichtsform, ähnlich dem Vollmond.
Schwächen und Stärke des Erden-Typ-Menschen: Die Erden-Typ-Menschen nehmen alles in sich auf oder in sich hinein. Sie können schlecht nein sagen. Der Erde-Typ vertritt die Meinung, es muß gehen! Sie können Haß in Liebe wandeln und umgekehrt. Von dem vulkanischen Typ, der zu plötzlichen Ausbrüchen neigt, bis hin zum kalten, abweisenden Typ, der hart und stumm ist wie ein Felsen, reicht die Palette der verschiedenen Erdtypen. Das Nehmen und Geben bleibt das Hauptmerkmal dieser Menschen. Sie nehmen, um zu geben und geben, um zu nehmen. Erde-Menschen sind beeinflußbar, tolerant, anpassungsfähig, lenkbar. Ihre Willenskraft hat durch ihre Toleranz und dem Willen, sich anzupassen, gelitten und trotzdem: sie können sehr eigensinnig, ablehnend werden (vor allem im Alter). Während der Erde-Lebensperiode leiden die Erden-Menschen an den

vielen Sorgen (sie machen sich die Sorgen selbst). Im späten Alter sind Erde-Menschen eher verbissen, einsam, abweisend. Sie beteiligen sich nicht am Leben. Sie werden eng und starrsinnig, verschließen sich. Zu den Schwächen des Erde-Menschen-Typs gehört, daß die Hunger- und Sattgefühle gestört werden können. Die gestörten Gefühle können zu Heißhunger führen. Trotz ihrer Beständigkeit und Ausdauer sind sie beeinflußbar. Sie ändern ihre Meinung schnell - eine Schwäche, die sie bei ihrem menschlichen Zusammenleben in Schwierigkeiten bringen kann. Körperlich sind Erde-Typ-Menschen gegenüber den Naturkräften wie Wind, Nässe, Feuchtigkeit oder Trockenheit sehr empfindlich.

Organe des Elementes Erde

Dem Element Erde werden zwei Organe, Magen (YAN) und Milz/Pankreas (MP-YIN), mit den ihnen zugehörigen Meridianen zugeordnet. Der Magen ist ein bewegliches Hohlorgan und daher ein YAN-Organ. Er ist Sinnbild für Umwandlung des Festen in Flüssiges. Mit der Funktion des Magens fallen assoziativ viele Begriffe an wie: Rhythmisches Regeln, Empfindung für Fülle und Leere, für Haben und Geben (Gier), für Annahme und Ablehnung, Entscheidung im Sinne von sperren, sich verschließen oder freigeben. Sinn für Anpassung in der Form von Sinn für Verderblichkeit und Abwehr, Sinn für Erhaltung und Sorge, Sinn für Bestimmtheit und Eigensinn, Sinn für Gewissen und Selbstbestrafung, Sinn für Verwahren auf Zeit (Horten) - (Gier).

Der Magen

liegt zentral in der Mitte des Oberbauches und in der Mitte des Körpers. Er ähnelt daher der Stellung der Erde. Die Erde ist Zentrum für Materie und Lebewesen. Die Magenform ist einer aufgeblähten Kugel ähnlich. Sie weist eine Impression an der rechten Seite durch den

Druck der Leber als Ausdruck ihrer Anpassung durch die Verformung und Nachgiebigkeit auf. Besonders auffallend am Aufbau des Magengewebes (wie der Darm) ist, daß es gleitend weich, verschiebbar und beweglich ist, was Ausdruck enormer Anpassung durch Veränderung der Form ist. Magen und Darm haben im allgemeinen eine leicht dunkelrote-blaue Farbe, die glänzt.

Die Funktion des Magens: Der Magen nimmt die geschluckte Nahrung als gekauten Brei schrittweise auf, wandelt die feste Nahrung in flüssige um, befördert sie portionsweise ebenfalls durch seine Pforte zum Darm hin. Im Magen verweilt der Brei. Durchgelassen wird nur das gute („reife") Verdaute. Der Magen bestimmt den Einlaß („haben") und Auslaß („geben"). Der Magen entscheidet, regelt und kontrolliert die Menge des Essens, überwacht die Qualität und Quantität. Der Magen führt seine Bewegung rhythmisch aus. Die Regelung und Kontrolle werden durch das Empfinden von Menge und Sorte gesteuert. Der Magen verträgt keine Überfüllung. Er reagiert darauf mit Sodbrennen. Ist der Magen leer, kann er ebenfalls mit Unbehaglichkeitsgefühlen wie Krämpfen reagieren. Der Magen ist Sinnbild für das körperliche und geistige Empfinden im Sinne von akzeptieren, annehmen oder ablehnen. Wenn Menschen sich begegnen, kann die Begegnung mit Menschen, die man ungern sehen will, Druckgefühl im Magen auslösen. Deshalb das Sprichwort „Es liegt schwer im Magen". Manche Erregungen lösen auch Magenkrämpfe aus. Auch manche Ängste lösen das Gefühl der Leere im Magen aus. Ein voller Magen löst das Gefühl von Trägheit aus. Wird Verdorbenes gegessen, setzt sich der Magen zur Wehr, indem das Genossene durch Erbrechen hinausbefördert wird. Ähnlich ist das menschliche Verhalten. Nach manchen Begegnungen mit anderen unangenehmen Menschen bekommt man das Gefühl von Schwere im Magen oder verspürt Übelkeit bis hin zum Erbrechen. Menschen, die im Spätsommer geerntet haben sowie Menschen, die sich satt fühlen, fühlen sich zufrieden. Sie singen. Singen kann als Ausdruck der Zufriedenheit oder Ablenkung bei vielen Sorgen sein. Hunger wird im Magen empfunden, hungern kann oft die Angst auslösen, z.B. nicht mehr genug zu haben. Der Magen ähnelt dadurch der Erde, indem beide für die Nahrung und Ernährung sorgen. Ähnlich der Erde und des Magens sind die Frauen bzw. die Mütter. Sie sorgen für ihre Kinder. Wenn es im Magen zur Stauung kommt, versucht er, sich durch aufstoßen zu entlasten. Nach dem Aufstoßen fühlen sich die Menschen freier und leichter. Aufstoßen kann ebenfalls zur Entlastung von gestauten Sorgen führen. Unliebsame Sachen oder Menschen stößt man ebenfalls von sich ab.

Sinnesorgan: Der Magen öffnet sich durch den Mund nach außen. Daher ist die Unterlippe dem Magen, die Oberlippe der Milz und Bauchspeicheldrüse zugeordnet. Die Wechselbeziehung des Magens zu anderen Organen ist durch den Verlauf ihrer Meridiane zu erkennen.
Magen-Meridian: Paarig - YAN, beginnt am Gesicht unter den Augen, steigt ab, kreuzt den Oberkiefer nahe den Mundwinkeln über den vorderen Mahl-Zähnen, geht zur Unterkiefer-Mitte (Mahl-Zähne), macht einen Bogen über den Unterkiefer bis zur Schläfenmitte. Von dem Mitteloberpunkt des Unterkiefers steigt ein zweiter Ast über den vorderen äußeren Hals zum Brustbein zur Vorderhalslücke, dann über die Brustwarze, macht einen kleinen Knick an der vorderen Brust zur Körpermitte, läuft über den mittleren Bauch bis an die seitliche Wurzel des Geschlechtsorgans, läuft quer zur Hüfte, um über das vordere Bein und über die äußere Kniegelenksseite seitlich zum Schienbein zu gelangen. Über das äußere Teil des Fußgelenkes verläuft er weiter zum äußeren Nagelwinkel des zweiten Zehs. Der Verlauf des Magenmeridians ist für einen YAN-Meridian nicht typisch. Er verläuft über dem vorderen Gesicht, der Brust und dem Bauch im YIN-Bereich. Es wendet sich ab der Hüfte ab, um den YAN-Bereich zu folgen. Dieser Verlauf soll die Zentralstellung des Magens zwischen YIN/YAN verdeutlichen und auf die Wechselbeziehung des Magens zu den anderen Organen hinweisen. Der Magenmeridian ist ein YIN im YAN, eine

ruhende in der bewegenden Energie. Der Verlauf der Meridiane verdeutlicht die Wechselbeziehung zu den anderen Organen: So sollen die Augen in einer Wechselbeziehung zum Magen stehen. Der Anblick von Speisen beispielsweise regt den Appetit an. Der Geruch von Nahrungsmitteln lockt und zeigt den Weg. Die Zähne bereiten die Nahrung vor. Hinter der Brust ist der Weg der Nahrung zum Magen. Die Brustdrüsen bei den Frauen stehen mit dem Magen und dem Gemüt (= dafür sorgen) in starker Beziehung. Ob der Brustkrebs daher Ausdruck von gestauten Sorgen, die nie in Erfüllung gegangen sind, ist, ist erwägenswert und könnte zur Klärung des häufig auftretenden Brustkrebs bei Frauen, die nie Kinder gestillt haben, dienen. Die Bauchorgane, die dem Verdauungsakt dienen, stehen mit dem Magenmeridian in Wechselbeziehung. Ebenfalls steht der Magen mit den äußeren Gliedern des Bewegungsapparates (Hüfte, Knie) in Wechselbeziehung. Dies soll eine diagnostische Hilfe sein, um verborgene Ursachen mancher Erkrankung zu erkennen, z.B. Gesichtsschmerz (Neuralgien), Zahnprobleme (vor allem im Unterkiefer), Brustschmerz (vor allem der Brustdrüse). Ebenfalls bei bestimmten Arten von Impotenz, Hüft- und Beinschmerz könnte der Ursprung im Magenbereich liegen. Langanhaltende Sorgen können zur Störung der Magenfunktion führen. Die gestörte Magenfunktion kann zu einer Störung des Bewegungsapparates führen. Der Magen ist gegen Kälte und Feuchtigkeit empfindlich. Viele Sorgen können der Grund für Impotenz sein.

Der Magen-Menschen-Typ

Der Magenmensch ist eine Variante des Erden-Menschen. Seine Gesichtszüge und Kopfform ähnelt der Kugelform der Erde. Die Gesichtszüge verraten den A-symmetrischen Magen. Sein fast rundes Gesicht weist eine manchmal nicht leicht erkennbare Asymmetrie auf (z.B., die linke Gesichtshälfte ist länger oder breiter als die rechte).
Der Charakter und das Temperament der Magenmenschen ist vom

Magencharakter geprägt. Magenmenschen schwanken zwischen rhythmischer Ordnung und chaotischer Unordnung. Entweder sind sie empfindsam, reagieren stark auf Fülle und Leere (d.h. sie wahren ihre Grenzen zu anderen Menschen, indem sie die Distanz wahren). Magenmenschen wirken umgänglich. Oder sie fallen aus dem Gleichgewicht! Z.B. haben sie Heißhunger und werden distanzlos oder haben keinen Appetit und ziehen sich zurück. Sie werden menschenscheu. Magenmenschen werden an den Zuständen des Zuviel oder Zuwenig gemessen, d.h. an den Mengen. Geraten sie aus dem Gleichgewicht, verlieren sie das abgrenzende Gefühl für viel und wenig. Sie werden gierig oder verschwenderisch, d.h. sobald sie das Nehmen und Geben nicht mehr regulieren können, geraten sie aus dem Gleichgewicht. Dann können sie entweder der Gier, dem Geiz oder der Verschwendungssucht verfallen. Magen-Menschen haben einen ausgeprägten Sinn für Sorge, sind gegen Verderblichkeit empfindlich und können sich heftig wehren. Der Magen wehrt sich z.B. durch Sodbrennen und/oder Erbrechen. Magen-Menschen wehren sich ebenfalls, wenn sie etwas geistiges (psychisches) nicht vertragen, mit Übelkeit und Erbrechen. Die geistige Abwehr kann so heftig sein, daß der Magen-Mensch eine Selbstzerstörung einleitet, indem er Magengeschwüre oder Magenblutungen unbewußt selbst erzeugt.
Magen-Menschen kontrollieren ihre Arbeit und ihr Verhalten wie der Magen. Man darf Magenmenschen emotional daher nicht belasten. Magen-Menschen sind für den geregelten, freiwilligen Arbeitsprozeß eher geeignet. Magen-Menschen arbeiten dafür korrekt und liefern einwandfreie kontrollierte Ergebnisse. Sie sind das selbständige Arbeiten gewohnt und haben nicht so gern Vorgesetzte, es sei denn, es sind sehr liberale Vorgesetzte. Magentyp-Menschen sind Menschen mit ausgeprägtem Sinn für das Gewissen und setzen sich für Bestrafung ein, selbst wenn es um sie selbst geht. Sie sind pünktlich, genau und kontrolliert. Sie streben materielle Güter an (um geben zu können, daher horten sie selten, sie walten mehr und verwalten), selbst wenn sie der Gier zu sammeln, verfallen. Etwas behalten tun sie nur ungern.

Sie sammeln oft zum Wohle der anderen. Die Schwächen der Magenmenschen sind: Empfindlichkeit gegen Wind, Kälte und Feuchtigkeit - und wenn sie nicht mehr die Sorgen loslassen können. Magen-Menschen geraten daher leicht aus dem Gleichgewicht, wenn es um Pflichten und Lebenserhalt geht. Sie machen sich Sorgen um alles und nichts. Vor allem im Alter verfallen sie oft unbegründeten Sorgen. Die Freunde der Magenmenschen sind Herzmenschen, die sie zu Freude und Lust inspirieren. Ihre Feinde sind die Gallenblasen-Menschen. Gallenblase-Menschen können Magentypen unter Druck setzen bis zum Entgleisen. Lebermenschen führen Magenmenschen zum Gleichgewicht, wenn Lebermenschen sanft planen und der Magenmensch die Arbeiten annimmt. Magenmenschen rebellieren nicht, um zu erneuern, sondern um Ordnung und Gerechtigkeit wieder herzustellen und Kontrolle und Entscheidungen in der richtigen Zeit (über Quantität und Qualität) zu fällen. Dies vermittelt einen Eindruck über die Gewissenhaftigkeit der Magen-Menschen. Ihre Schwächen offenbaren sich dadurch, daß sie sich sehr schnell und unüberlegt zur Wehr gegen sich selbst und andere setzen. Daher kommt es zum Völlegefühl und Sodbrennen. Magenmenschen sind daher für freie Berufe oder für Berufe mit Kontrollfunktionen und selbständiger Arbeit gut geeignet. Sie können schwer einen Chef über ihren Kopf haben, es sei denn, einen Lebertypen, der sie gut führen kann.

Der „Milz"-Pankreas (Bauchspeicheldrüse) / YIN

Das zweite Organ, das der Erde zugeordnet ist, sind die beiden Organe „Milz"-Pankreas. Es sind zwei verschiedene Organe. In manchen Übersetzungen wird nur die Milz erwähnt. Die fundierten Kenntnisse der alten Chinesen läßt jedoch die Vermutung zu, daß beide Organe gemeint sind, weil die YIN-Organe nach der T.C.M. immer als zwei Organe im Körper vorkommen. Man weiß heute, daß die Zuckerkrankheit oft bei Menschen mit der Neigung zu vielem Nachdenken vorkommt. Das Grübeln und die Nachdenklichkeit werden den beiden

Organen Milz und Pankreas zugeordnet.

Die Milz: Konsistenz und Farbe sehen aus wie ein gesprengter Teil von der Leber. Das Organ liegt im linken äußeren Oberbauch. Sein Aussehen ähnelt einem platten, plumpen, unscharfen und kantigen fast gleichseitigen Dreieck. Das Organ hat eine auffallende rote Farbe mit sehr weicher brüchiger Konsistenz (Beschaffenheit). Seine Oberfläche wirkt durch die vielen nadelkopfgroßen Vertiefungen wie ein Gesicht voller Akne. Die Milz ist als fast gleichschenkliges Dreieck symmetrisch! Sie ist ein Organ der Symmetrie, d.h. Sinnbild für die Gleichheit. Die Milz weist zwei Oberflächen auf. Eine äußere, nach außen gewölbte und eine innere, nach innen gewölbte Oberfläche. Das Gewebe ist weich und wird von einer dünnen durchsichtigen Haut überzogen. Ihre Funktion hängt mit der Blutreinigung und Blutbildung zusammen.

Der Pankreas (Bauchspeicheldrüse) Ein im mittleren linken Bauch fast quer gelegenes Organ. Seine Farbe ist auffällig hellgelb, seine Form ist ein plumpes querliegendes, gleichschenkeliges Dreieck. Seine Oberfläche ähnelt einer waabigen Struktur, die an grobe Bienenwaben erinnert. Der Pankreas liegt quer unterhalb der Milz, der Pankreas ist als Organ wie ein Dreieck mit zwei gleichen Seiten und kleinerer Basis. Der Pankreas ist Sinnbild für das ungleich sein.

Funktion der Milz und des Pankreas (Bauchspeicheldrüse)

Die Funktion der Milz blieb für die westliche Medizin lange verborgen. Am Anfang des zwanzigsten Jahrhunderts stellte man fest, daß die Milz eine Produktionsstätte des Blutes ist und eine blutreinigende Funktion hat. Die Bauchspeicheldrüsenfunktion entdeckte man später. Der Pankreas hat zwei Hauptfunktionen. Die erste ist die Verdauung der Fette, die zweite der Abbau und die Verbrennung von Zucker. Diese neuen Entdeckungen führen wir bewußt auf, weil sie die Erfahrungen der alten Chinesen wiedergeben. Die Erkenntnisse der modernen Medizin über die Funktion der Milz und der Bauchspeicheldrüse

Pankreas stimmen mit alten chinesischen Überlieferungen überein. Demnach wird das blutbildende Organ Milz wieder in allen chinesischen Texten als Verteiler der Nahrungsenergie „Qi" dargestellt. Die Bauchspeicheldrüse hingegen hat eine Umwandlungsfunktion. Sie wandelt den Zucker um. Es ist eine Erfahrung aus den vielen Beobachtungen bei bestimmten Menschen-Typen. Es sind jene Menschen, die bei Aufregung plötzlich unter Schmerzen und Krämpfen um den Nabel und Mittelbauch klagen. Es ist der Bauchspeicheldrüsen-Menschen-Typ. Jene Menschen, die zur stillen Nachdenklichkeit neigen und die Gabe haben, sich eine Vorstellung von dem machen zu können, worüber sie nachdenken. Der Bauchspeicheldrüsen-Menschen-Typ klagt oft über stechende Schmerzen oder Druck in der linken Mittelbauchregion, vor allem wenn er über längere Zeit über etwas nachdenken muß. Es sind Menschen, die ungern lange Reden halten. Bauchspeicheldrüsen-Menschen sind sehr schreckhaft (Schreck kann bei ihnen eine Zuckerkrankheit auslösen).
Auffallend ist die Erfahrung mit Zuckerkranken von heute. Sie weisen viel von diesem Charakterbild auf. Die Bauchspeicheldrüse, die zwei gleichschenklige Dreiecke als Form hat, weist mit dieser Form auf Unausgeglichenheit hin. Die Unausgeglichenheit führt zum Nachdenken und Überlegen. Deshalb wird die Bauchspeicheldrüse den Gemütszuständen „Nachdenken", „Überlegen", „Vorstellen" zugeordnet. Die Milz mit ihrer fast runden Form wird dem Gemüt „Grübeln" zugeordnet. Grübeln definiert sich durch im Kreis laufende Gedanken. Milzmenschen als Typ klagen nach vielem Grübeln oft über Schmerz im rechten Oberbauch. Es ist die Lage der Milz im Körper des Menschen.

Der Meridian-Verlauf und seine Wechselbeziehung mit anderen Organen

Der Milz-Pankreas-Meridian verläuft paarig an beiden Körperseiten, geht am inneren Fußrand entlang über das Fußgelenk zum mittleren

Bereich der Unter- und Oberschenkel, um über die Innenseite der Hüfte den Bauch zu erreichen. Weiterhin verläuft er über die Leisten zwischen Nabel- und Bauchseite bis zur Brust, wo er einen leichten Bogen am äußeren Bereich der Brustwarze macht, um hoch oben die Schulterfalte zu erreichen. Dort macht er mit einem scharfen Winkel eine Kehrtwende, um an die seitliche Brust am unteren Rippenbogen zu gelangen.

Wechselbeziehung: Durch diesen Verlauf stellt der Milz/Pankreas-Meridian eine Beziehung zum Fußrand, zu den Gelenken der Beine, den äußeren Geschlechtsteilen, zum Pankreas, zur Milz sowie zum absteigenden Dickdarmast, zu der Brust, den Brustdrüsen, den vorderen Schultermuskeln, dem Herzen und der Lunge her. Ein Anlaß zum Energiestau in einer der genannten Organe kann von Seiten der Milz starkes Grübeln sein. Bestimmte Arten von Impotenz, Brustdrüsen-Tumore und Krebs, Schultergelenks-Schmerzen oder Versteifung können aufgrund gestörter Energieflüsse (Stau oder Leere) im Bereich des Milz/Pankreas entstanden sein. Zum Milz-Pankreas gehören zwei Menschenbilder, die sich ergänzen, obwohl sie im Grundcharakter verschieden sind.

Die Wechselbeziehung des Milz-Pankreas zu anderen Organen beschränkt sich auf den Einfluß der Funktion durch das Denken, Nachdenken und Grübeln. Grübeln und viel Nachdenken hemmt z.B. die Bewegung im allgemeinen und die Hauptbewegungsgelenke im besonderen. Es sind Hüfte und Kniegelenk. Nachdenklichkeit ist die Neigung zur Ruhe. Menschen, die viel nachdenken, neigen mehr zur Ruhe. Sie werden träge. Daher werden bestimmte Arten von Hüft- und Kniegelenks-Beschwerden Folgen einer Störung der Milz-Pankreas-Funktion sein, die mit Grübeln oder viel Nachdenken zu tun hat, sein. Hüfte und Kniegelenke werden von der Leber, der Gallenblase, der Niere, der Blase, dem Magen und der Milz/Pankreas beeinflußt und ihre Funktionen können durch sie beeinträchtigt werden (s. Kapitel Diagnostik in der chin. Medizin). Es ist daher sehr wichtig, vor jeder Akupunktur-Nadelung die richtige Diagnose nach der chinesischen

Anschauung zu stellen. Impotenz, Brust-Drüsen-Tumore, Schmerzen an den Seiten der Brust können Folgen des gestörten Gleichgewichtes der Milz-Pankreas-Funktionen sein.

Freund / Feind

Nachdenken hat in der Bauchspeicheldrüse seine Behausung. Als YIN-ruhende Energie wird sie von dem Feuer des Herzens in Bewegung versetzt. Die Gefühle des Herzens steuern das Nachdenken. Grübeln führt in der Milz zu einer ruhenden festgesetzten Ideen-Energie. Demnach hat das Feuer-Element einen positiven Einfluß auf die Milz/Pankreas, wenn die Energie des Milz/Pankreas in einen Zustand der "Ruhe" (Stau) gerät. Das Holzelement (Gallenblase/Leber) greift die Milz und den Pankreas an. Viel Ärger und Zorn können beispielsweise zu schwerer Nachdenklichkeit und Grübeleien führen.

Menschenbild der Milz

Ähnlich der Milz hat der Milzmensch eine Gesichtshaut mit grober Oberfläche. Sie neigt zur Bildung von kleinen narbigen Vertiefungen nach Akne, ähnlich einem Narbengesicht (wie der Zustand nach einer Pockenerkrankung). Nach langem Überlegen und konzentriertem Denken bildet sich zwischen den Augenbrauen eine Querfalte. Sie ist bei dem Milz- und bei dem Pankreastyp oft zugegen. Der Körperbau ist eher weich mit weichen Muskeln ohne Fettpolster. Milz-Menschen grübeln sehr, sie neigen zur Ruhe, bewegen sich langsam, neigen zur Trägheit, die sie evtl. krank machen kann. Ihre Gesichtsfarbe ist eher blaß bis dunkelrot. Durch ihre Trägheit sind sie für allgemeine Schwäche anfällig. Sie neigen dazu, im Alter eine Steifheit der großen Gelenke zu entwickeln. Übertriebenes Grübeln führt zu Gedächtnisschwäche. Milzmenschen neigen dazu aufzubauen und zu gestalten. Ihr Kopf und ihre Gesichtsform ähnelt oft einem gleichseitigen Dreieck.

Menschenbild des Pankreas-Typen

Die Gesichtsform eines Pankreas-Menschen ähnelt eher einem gleichschenkeligen Dreieck. Seine Haut scheint eher speckig zu sein, die Haut seines Gesichtes grobfaltig. Sein Körperbau ist entweder zum Fettansatz neigend oder zum Magersein. Pankreas-Menschen haben schlaffe Muskeln und schwache Fasern. Sie neigen zu Heißhunger, vor allem auf Süßes. Die dickeren Typen neigen dazu, mehr Fett in ihrem Körper zu lagern, vor allem, wenn sie älter werden. Pankreas-Menschen sind träge und aggressiv, möchten andere Mitmenschen zum Umdenken zwingen, was man als „quertreiben" bezeichnen kann. Sie gehören zu jenen Menschen, die man als analytische Denker bezeichnen könnte. Sie verfallen leicht der Nachdenklichkeit, dies macht sie müde und erschöpft. Sie neigen zur inneren Unruhe, sind voller Erwartung auf irgend etwas. Ihre Vorstellungsgabe kann in Phantasie entarten. Nachdenklichkeit macht sie nervös und schreckhaft. Oft versinken Pankreas-Menschen in ihrer Nachdenklichkeit und werden ärgerlich, wenn sie während der Zeit, wo sie in ihrem Nachdenken und Vorstellungen versunken sind, gestört werden. Pankreas-Menschen möchten aus ihren Phantasiereisen nicht herausgeholt werden. Pankreas-Typen neigen zu Heißhunger, der mit Appetitlosigkeit abwechselt, an Schweregefühl in den Beinen zu leiden sowie an Ohnmachtsanfällen.

Vierte Wechselphase: Herbst / Viertes Element: Metall (Die Energie sammelt sich)

Kennzeichen: Teilnahme und Kommunikation / Energieaustausch und Erneuerung (verteilt - bindet - überträgt)
Die vierte Wechselphase ist der Herbst. Der Herbst ist Zeit der Trockenheit und Nacktheit. Es ist die Zeit des Laubes. Die Bäume verlieren ihre Blätter. Die Äste der Bäume und Sträucher sind entlaubt und werden trocken. Sie sehen wie Metalldrähte aus. Sie nehmen keine

Flüssigkeit mehr in sich auf. Das Wetter ist trocken, ebenfalls die Erde. Sie wird hart und trocken wie Metall. Metalle sind ebenfalls trocken und nehmen keine Feuchtigkeit in sich auf. Deshalb wird das Element Metall mit der Herbstzeit in Ähnlichkeit gesetzt und ihr zugeordnet. In der Herbstzeit ist der Sonnenschein schwach. Die Kälte nimmt zu, die Tage sind länger dunkel. Deshalb entspricht die Herbstzeit der Abendzeit. Beide nähern sich der Dunkelheit und Kälte, nähert sich der Winter- und der Abendzeit und schließlich der Nacht. Der Sonnenlauf beginnt vom Osten und endet im Westen. Der Westen entspricht daher der Abendzeit. Die Herbstzeit ist vor der Winterzeit, die Abendzeit vor der Nachtzeit. Die Herbstzeit ist der Übergang von dem feuchten Spätsommer zum kalten Winter. Daher wird die Himmelsrichtung Westen und die Tageszeit Abend dem Herbst zugeordnet. Die Herbstzeit mit seinen ausgetrockneten Pflanzen und trockener Erde ähnelt dem Metall in der Natur. Metalle sind trocken. Trockene Erde ist hart geworden, wie es das Metall ist, daher wird das **Metall als Element** dem Herbst zugeordnet.

Viertes Element: Metall

Eigenschaften: Härte, Trockenheit, Festigkeit, Zerfall, Bindungsfähigkeit, Glanz, Mattigkeit der Farbe, Umwandlung, Wechselhaftigkeit, Zerbrechlichkeit, Gegensätze im Charakter, schnelles Erwärmen, schnelles Abkühlen. Die Natur in der Herbstzeit ist trocken, die Erde zerfällt. Sie ist trocken und rissig. Viele Bäume haben bereits ihr Laub verloren, andere sind noch grün und überdauern die Trockenheit. Vieles in der Natur zeigt gegensätzliche Phänomene.
Genauso das Metall. Metalle haben viele Gesichter, verschiedene Eigenschaften, doch diese haben sie fast alle gemeinsam: Härte, Trockenheit und Unbeständigkeit. Bis auf geringe Ausnahmen sind die Metalle hart, trocken, wasserabweisend, und vor allem zerfallen sie durch die Feuchtigkeit, die in sie eindringt (bis auf die Edelmetalle, die die gegensätzlichen Eigenschaften besitzen). Feuchtigkeit wandelt

die Metalle um und läßt sie zerfallen. Die Härte der Metalle zerbricht an der Feuchtigkeit. Nirgendwo zeigen sich die Gegensätze so kraß wie beim Metall, dem harten trockenen Element, das in Rost zerfällt. Metalle sind stark bindungsfähig. Es verändert sich, wenn sie sich an etwas gebunden haben. Am edelsten sind Metalle, wenn sie rein sind. Sie zeigen ihr wahres Gesicht und Charakter. Selten können Metalle ihr wahres Gesicht halten. Selbst Feuchtigkeit in der Luft greift Metall an. Metalle verlieren ihren Hauptcharakter, sobald sie sich mit anderen Elementen der Natur verbinden. Metalle machen den größten Teil des Erdbodens aus. Außerdem nehmen Metalle Kälte und Wärme sehr schnell auf. Die Umwandlungsfähigkeit der Metalle nutzen die Menschen seit ihrer Frühgeschichte aus. In Säure lösen sich Metalle vollkommen auf. Wasser weisen Metalle ab, doch je länger Metalle mit Wasser in Kontakt stehen, desto tiefer wirkt die Feuchtigkeit auf sie ein. Feuer schmilzt Metalle und gibt ihnen ihre Reinheit wieder. Poliert und geschliffen glänzt die Oberfläche der Metalle, um nach längerer Zeit in ihre fahle, dunkle Farbe zurückzufallen. Ihre kurze abwechselnde Farbänderung von glänzend in matt und dunkel ähnelt dem Verhalten des Wetters im Herbst, das sich von der sonnigen hellen Tageszeit schnell in eine dunkle bedeckte Wetterlage wandeln kann. Dieser Umstand ist dem unbeständigen Charakter mancher Metall-Menschen ähnlich!

Menschenbild der Metall-Elemente

Härte und Weichheit abwechselnd / Launenhaftigkeit mit Eigensinn (Härte) - kann nicht loslassen / Unbeständigkeit und Beständigkeit / Anfälligkeit / kann nicht Alleinsein / „eckiger" Charakter (verformbar) - doch menschliche Wärme läßt ihn anpassungsfähig werden / schlechter Esser, schlechter Nahrungsverwerter, oft durstlos. Die Menschen mit Metallcharakter weisen ähnliches auf, z.B. ist ihr Körperbau „sehnig, drahtig". Sie sind mehr schlank. Nagt die Zeit an ihren Kräften, wird ihre aufrechte kräftige Haltung gebrochen und sie

laufen dann gekrümmt. Ihre Haut neigt zur Trockenheit und Brüchigkeit. Ihre Gesichtszüge zeigen Ecken und Kanten im Bereich der Ober- und Unterkiefer. Das harte Metall verflüssigt sich durch Wärme. Auch Metall-Menschen werden durch menschliche Wärme weich und anpassungsfähig. Doch ihre Angegriffenheit durch die Feuchtigkeit bleibt. Die Laune der Metallmenschen ist wechselhaft. Sie scheinen wie das Metall schnell in Gegensätze zu verfallen. Trockenheit ist das Element der Metallmenschen. Doch wird die Trockenheit zu stark, wird die Haut im Gesicht und am Körper welk und läßt die Haut faltig, schuppend werden. Die Hautschuppen zerfallen wie rostiges Metall bei Feuchtigkeit abblättert. Hitze und Kälte vertragen Metallmenschen gut und wird den Metallmenschen nicht angreifen. Nur die Feuchtigkeit macht sie krank. Wind ist des Metalltypen Freund, Nässe sein Feind. Metall-Menschen werden bei nassem Wetter anfällig, vor allem für Erkältungen. Sie reagieren mit trockenem Husten, trockener Nase und Rachen. Der nach außen scheinbar harten Metall-Menschen brauchen für ihren Erhalt viel Liebe und Zuwendung (bindet sich gern). Die Schwäche der Metallmenschen liegt in der Haut und den Schleimhäuten. Metallmenschen-Typen haben viele verschiedene Charaktere und Gesichter. Sie sind fast in allen Berufen gut einzusetzen. Voraussetzung ist, daß das soziale Umfeld ihnen Herzwärme und Festigkeit „menschliche Wärme" gibt. Metall-Menschen sind für selbständige Berufe selten geeignet.
Es sei denn, sie wurden wie die Metalle veredelt. Eine Gemeinsamkeit haben Metallmenschen, sie sind schlechte Esser. Metall-Menschen können mit der geringsten Nahrungsmenge auskommen. Sie verspüren kaum Durst, die Metallmenschen möchten wenig trinken. Dem Element „Metall" werden zwei Organe und ihre Meridiane zugeschrieben. Es ist der Lungen-YIN und der Dickdarm-YAN.

Die Lungen (schützendes Dach)

Die Lunge ist paarig (YIN). Sie liegt in der Brust links und rechts um das Herz, „überflügelt" das Herz wie eine Schutzhaube, hat eine bläuliche grau-rote Farbe und eine schwammige, lufthaltige, starke, drahtige Konsistenz. Sie wird von den Rippen wie in einem Käfig geschützt, ihre äußere Fläche sieht einer grobgeteilten Felderung ähnlich (wie Blattlaub). Ihre Form ist wie ein entrundeter Kreis mit scharfen Kanten am Rand und Druckstellen auf dem inneren Teil, wo das Herz seine Form eingeprägt hat. An ihrem oberen Teilen sieht die Lunge wie ein Kegel aus, an der unteren Seite zeichnet sich ein scharfkantiger Rand heraus. Die untere äußere Seite hat fast eine scharfwinkelige Form. Von weitem ähnelt die Form der Lunge einem Eckzahn. Die linke Seite der Lunge ist in zwei Teile durch einen tiefen Riß geteilt, die rechte Seite der Lunge ist in drei Teile geteilt. Beim Betasten fühlt sich das Lungengewebe hart wie Metallstränge und so schlüpfrig wie ein Frosch an.

Die Lungen-Funktion

Die Lungen nehmen die Atem-Luft (kosmische Ur-Energie) auf und befördern die im Körper verbrauchte Luft heraus. Sie arbeiten rhythmisch Tag und Nacht ohne Pause. Wenn die Lungen nur kurzfristig für einige Minuten aufhören zu arbeiten, wenn Nase und Mund geschlossen sind, färbt sich das Gesicht blau-grau und der Mensch stirbt an Erstickung. Das Leben eines Lebewesens hängt mit der Lungentätigkeit sehr eng zusammen. Sein Tod tritt bei behinderter Atmung sehr schnell ein. Deshalb wird die Lunge nach der T.C.M. als Sitz der geistigen Energie des großen Universums angesehen. Die kosmischen Ur-Energien (Tschin) werden von außen „vom All" in den Körper durch das Einatmen eingesogen. Die Energie steigt von der Lunge zu den unteren Teilen des Körpers ab. Die Lunge ist mit dem Herzen das einzige Organ im Körper, das rhythmisch-zyklisch und regelmäßig arbeitet. Die Lunge steht im direkten Kontakt zum Universum. Die Lungenfunktion ähnelt genauer betrachtet der Herzfunktion. Beide Organe beinhalten in ihren Funktionen Komponenten, die das Gegensätzliche und das Ergänzende verbergen. Die Bewegung wechselt mit der Ruhe ab. Die Lungen- und Herzfunktion verläuft rhythmisch-zyklisch. Dadurch gehören Sie zu den sittlich-ordentlichen Gesetzen der Natur. Unregelmäßige Atmung zeigt die Unordnung in den Körperfunktionen an. Die Funktion der Lunge wird Tag und Nacht gleichermaßen ausgeführt. Ihre Funktion hängt weder vom Tag-/Nacht-Rhythmus noch von den Jahreszeiten ab. Leben und Tod sind unmittelbar mit der Lungen- und der Herz-Funktion zusammenhängend. Sie hören beide erst dann auf zu arbeiten, wenn der Tod eingetreten ist. Das ständige Abwechseln bedeutet für die Lunge das Leben! Umgekehrt bedeutet das Anklammern und Festhalten Stillstand, d.h. Tod. Die Lunge und das Herz sind das Bindeglied zwischen Leben und Tod. Sie unterliegen daher streng ihrer eigenen Gesetzmäßigkeit.

Wechselbeziehung: Die Lungen haben eine besondere Beziehung zum Herzen und zum Dickdarm. Der Magen versorgt sie mit der Nahrungserneuerung. Die Milz führt ihr die Blutenergie zu, der Pankreas versorgt sie mit Nachdenken und Festhalten an Gedanken. Trockenheit ist Starrheit. Starrheit ist eine Nachwirkung der Kälte. Kälte schädigt die Lunge. Trockenheit erzeugt Kälte. Die Wechselbeziehung der Lunge zu anderen Organen wird durch den Meridian-Verlauf deutlich.

Lungen-Meridian-Verlauf: Der Lungen-Meridian verläuft paarig an beiden Armen, beginnt an der äußeren oberen Brust vorn - über die vordere Schulter - Oberarm - daumenseitiger Unterarm, über das Handgelenk zum äußeren Nagelwinkel des Daumens.
Einflußsphäre: Der Verlauf des Meridians verrät seinen Einfluß auf die obere Brust, auf das vordere Schultergelenk, den Oberarm, den Ellbogen, den Daumen und auf die äußeren Gelenkteile. Alle Erkrankungen in diesem Bereich können auf eine Störung in dem Lungen-Organ oder ihren Funktionen hindeuten bzw. auf eine geistige von den Lungen ausgehende emotionale Störung. Der Verlauf des Lungenmeridians offenbart eine Wechselbeziehung zu den Pericard-

(Herzbeutel)-Temperatur-Reglern „Dreifacherwärmer" Dick- und Dünndarm. Schmerzen im Bereich der Arme können je nach Lokalität auf eine Störung der Funktionen in den erwähnten Organen, die sich gegenseitig beeinflussen, hinweisen. Das bekannte Tennis-Arm-Syndrom, auch Epicondylitis genannt, ist die Folge einer Reizung der Knochenhaut im Bereich der Ellenbogen. Ob es sich um den inneren Knochenteil des Ellenbogengelenkes handelt oder den äußeren kann nach der T.C.M. ein Hinweis auf ein gestörtes „sich wehren" wollen sein oder der Wunsch, eine Entscheidung durchzusetzen, die gehemmt wird. Es kann aber auch auf eine Abwehrhaltung mit nachfolgenden Schmerzen hinweisen, die von mangelhaftem Entscheidungswillen oder mangelhafter Austreibungskraft herrühren. Die Lungen öffnen sich in der Nase, d.h. die Nase ist ein Ventil für die Lungen, deren Schleim auf diesem Weg entsorgt werden kann. Auch die Atemluft nimmt ihren Weg über die Nasenöffnungen nach außen. Die Behandlung von verstopften Nasen durch Nasentropfen ist nach der T.C.M. ein schwerer Fehler, weil es eine Handlung gegen die natürliche Reaktion der Nase ist.

Sinnesorgane: Das Riechen wird der Lunge zugeordnet. Ebenfalls der Nasen- und Lungenschleim. Gestörtes Riechvermögen deutet auf eine mögliche Ablehnung hin, indem unbewußt mitgeteilt wird "Ich kann Euch nicht mehr riechen". Weinen, nicht der „Tränenfluß", sondern die Fähigkeit zu weinen, gehört ebenfalls zu der Lunge. Wer Kummer hat, dem stockt der Atem, der „seufzt" viel, holt tief Luft ein, kann oft nicht mehr weinen (als Ausdruck der Trockenheit der Tränendrüsen). Aus diesem Verhalten schließt man auf den emotionalen Zustand der Patienten, ob der Patient sich in der sekretorischen YAN- oder trockenen YIN-Phase befindet. Die Fähigkeit zu husten gehört ebenfalls zu der Lungen. Man befördert den Schleim heraus. Man entledigt sich von dem Etwas, das die Emotionalität hemmt. Oft sind chronische Bronchitiden Ausdruck einer emotionalen Störung. Es handelt sich um gestauten Kummer. Menschen, die Kummer haben, neigen oft dazu zu klagen. Eine klagende Stimmlage gehört daher ebenfalls zu der Lunge. Klagende leiden daher unter ständiger Hemmung, indem sie an alten Erlebnissen festhalten, was Kummer bedeutet. Die Schleimproduktion bei Bronchitis ist Ausdruck einer Materialisierung der Emotion, d.h. Umwandlung der Emotion nach Stau in materielles Substrat, den man auswerfen muß, um dadurch endlich seinen Kummer loszuwerden. Der Versuch, die gestörte Emotion in Schleim umzuwandeln (verkörpern) und herauszuspucken (Versuch, sich von der Last des Kummers zu befreien) stellt ein entlastendes Ventil für die gestaute Emotion dar. Derartiges Husten durch hustenstillende Mittel zu stillen, kann zu Asthma führen und ist daher dringend abzuraten.

Menschenbild des Lungen-Menschen - Aussehen / Körperbau

Lungenmenschen weisen ein in der Länge entrundetes Gesicht auf „wie die Lunge". Ihr Gesicht zeigt scharfe Kanten an den Gesichtsknochen, außerdem scharfwinkelige Kanten im Bereich der Unterkiefer. Im gesunden Zustand sind ihre Backen wie die Lungen aufgebläht. Im Alter nach langem Kummer oder durch schwere Krankheiten zeichnet sich ihr Gesicht durch verfallenes Aussehen und faltige Gesichtshaut (wie die oxydierten Metalle, die sich in Falten ablösen) aus. Ihr Gesicht wird oft durch tiefe Längs- oder Querfalten geteilt.
Körperbau: eine Störung des Emotionalen wird durch die aufgeblähte Brust gekennzeichnet. Lungen-Menschen haben einen drahtigen, sehnigen Körperbau, weiche Muskeln und harte drahtige Sehnen.
Charakter: Lungen-Menschen repräsentieren mehrere Typen, wie die Metalle. Metalle weisen verschiedene Eigenschaften auf. Sie haben eines gemeinsam, sie sind durch ihre Neigung zur Ordnung und Ausdauer gekennzeichnet. Lungenmenschen arbeiten wie Tag und Nacht. Die Lunge braucht Schutz. Deshalb ist sie von einer knöchernden Brust umgeben, die Brust schließt die Lunge ein wie ein Käfig. Die Metalle sind sehr unbeständig und müssen vor Feuchtigkeit geschützt werden! Lungen-Menschen sind genauso schutzbedürftig, verletzbar,

empfindlich. Wenn sie entgleisen, können sie schlecht ihre Grenzen erkennen. Sie neigen daher oft zu passivem oder übertriebenem Verhalten. Sie lieben z.B. sehr intensiv und innig. Sie binden sich ebenfalls sehr intensiv und lassen nicht los. Sie brauchen um sich herum einen Schutz. Sie sind schutzbedürftig. Die Nase ist gegen Geruch empfindlich. Die Lunge ist ebenfalls gegen Kälte, trockene Wärme, Wind und unreiner Luft empfindlich. Lungen-Menschen ebenfalls, ihre Sensibilität ist ein hervorstechendes Merkmal. Jedes Wort beleidigt. Jedes Erlebnis zeichnet ihr Leben. Sie mögen nicht loslassen, ob Kummer, Husten oder Asthma. Hält sich an allem fest. Ihre Hilfsbedürftigkeit drückt sich aus in der Neigung zu Asthma-Anfällen (es sind Hilferufe wie z.B. „Helft mir, rettet mich"). Zuwendung ist für den Lungen-Menschen wie die Atemluft und darf nie aufhören.

Sie sind ordnungslieb, arbeiten pünktlich wie die rhythmischen Lungen. Wenn die Arbeit sie nicht mehr befriedigt, hört die Freude daran auf und sie verfallen dem Reizhusten oder hüsteln, räuspern, bis hin zur Atemnot (Asthma). Ihre Schwäche, die sie krank machen kann, ist, wenn sie von der rhythmischen Phase in die ruhende Phase geraten werden, d.h., wenn sie nicht die Funktionen Geben und Nehmen (wie die Lungen das Ein- und Ausatmen) erfüllen, sondern sich an irgend etwas festhalten, d.h. anklammern, nicht mehr loslassen wie es z.B. beim Kummer der Fall ist (Kummer ist Festhalten an alten, traurigen Erlebnissen). Ähnlich die erstarrte Lunge. Sie hält den Atem fest, was zur Atemnot (Asthma) führt. Die zweite Schwäche der Lungen-Menschen ist, wenn sie ihre Grenzen überschreiten. Ähnlich der aufgeblähten Lunge, wenn sie sich aufbläht, kann sie ihrer Atmungsfunktion nicht mehr gerecht werden. Ebenfalls Lungen-Menschen, die sich mit Gedanken aufblähen und sich davon nicht mehr befreien können. Lungenmenschen sind gegen das Immaterielle, wie z.B. Beleidigungen, sehr empfindlich.

Anfälligkeit: Lungen-Menschen sind gegen Trockenheit anfällig. Durch die Trockenheit wird ihr Haar spröde, ihre Haut welk und trocken. (Haare und Haut gehören zu Lungen und Dickdarm). Die natürlichen Energien (Wärme, Kälte, Trockenheit und Wind) können die empfindlichen Lungenmenschen angreifen. Lungenmenschen sind oft gegen Naturenergie anfällig. Diese führen oft zu Erkältungen. Ihre Stärke hingegen ist ihre Ausdauer, Arbeitsamkeit, Folgsamkeit, Neigung zur Ordnung. Lungen-Menschen sind selten für kreative Berufe geeignet. Sie sind vielmehr für Berufe mit direkter Vermittlung, Umsetzung und Fleiß geeignet. Lungen-Menschen sind unter Soldaten, Polizei, in Dienstleistungen, Sozialarbeitern, Technische Arbeitskräfte, Berufe, die Ausdauer und Korrektheit verlangen, anzutreffen. Ihr Feind ist die Traurigkeit - Ihr Freund ist die Heiterkeit. Zu Asthma oder chronischer Bronchitis neigende Menschen sollen scharf schmeckende Gerichte und ätherische Öle wie z.B. Menthol und Pfefferminze meiden. Ein hoher Verzehr von Reis kann der Lungenmensch ebenfalls schlecht tolerieren.

Dickdarm: YAN- Einzelorgan

Lage: An den äußeren, oberen Bauchraum verlaufendes, im Bauchraum gelegenes Einzelorgan. Der Dickdarm umrahmt wie ein Bilderrahmen den äußeren Teil des inneren Bauchraumes, überdeckt mit seinem Fell alle Bauchorgane, nimmt dadurch die Form eines Quadrates an. Beginnt mit einem aufsteigenden Ast, an der rechten Seite des Unterbauches, um am rechten oberen Bauch in einem rechteckigen Winkel in einen quer verlaufenden Ast überzugehen. Bis zum linken Oberbauch verläuft er quer über den Oberbauch bis zum linken Oberbauch, wo er in einem rechteckigen Winkel in einen absteigenden Ast übergeht. Der Dickdarm öffnet sich nach außen in den After.
Farbe: Der Dickdarm hat eine blau-graue Farbe. Das an ihr wie eine Schürze hängende „Fell" (Bauchfell) hat eine gelbe Farbe.
Form: Der Dickdarm weist eine besondere Form auf. Seine Grundform ist ein runder Schlauch, dessen Inneres ein Hohlraum ist (YAN) Die äußere Form weist Quer-Einschnürungen in Abständen auf. Die Einschnürungen sind wie ein Ring um den Schlauch. Dadurch sieht

die Dickdarmoberfläche wie miteinander verbundene Kugeln aus, an dessen Oberfläche eine gelbe Schürze in Arkadenform (Bauchfell) hängt, der den Bauchraum zum Bauch hin überdeckt.
Funktion: Im Vordergrund der Dickdarmfunktion steht die Gestaltung-Formung und Abwärts-Herausbeförderung der aus der Nahrung entstandenen Reste.
Konsistenz: glitschig, glänzend, glatte feine Struktur
Wesensart: Erfüllung der Aufgabe (blähend, überdeckend, herausbefördernd)
Sekrete: fettige, gleitende, schleimige Sekrete
Ventile: Der Ausgang zum After
Meridian: Der Dickdarm-Meridian verläuft paarig an beiden Armen und reicht vom äußeren Winkel des Nagelbettes der Zeigefinger über dem Hügel zwischen Daumen und Zeigefinger über dem äußeren (vorderen) Handgelenk zum Unterarm. Über das äußere Ellenbogengelenk verläuft er zum Oberarm. Von dort aus nimmt er seinen Weg über den mittleren Bereich der Schultergelenke, der Schulter, dem äußeren Halsansatz und dem mittleren Bereich des Unter- und Oberkiefers, um seitlich der äußeren Nasenfalte zu enden.
Wechselbeziehung: zum Herzen, Dünndarm, Lunge, und Nase, Bakkenzähne, Arme, Oberarmgelenke. In seinem Verlauf kreuzt der Dickdarmmeridian den Magenmeridian im Gesicht.
Einflußsphäre: Hand-Arme-Schultern-Zähne (Backenzähne der Ober- und Unterkiefer), Nase, Lungenspitze, Schmerzen im Schultergelenk bei horizontalem Heben der Arme oder schmerzende Backenzähne im Kieferbereich lassen evtl. auf eine Störung im Dickdarmbereich schließen. Die Störung im Dickdarm kann eine Wechselbeziehung auf die Lunge, die Haut oder den Haaren des Körpers haben. Die Beziehung zu den Backenzähnen läßt auf den Willen zum Leben schließen (kauen, vorbereiten, sich ernähren). Die Öffnung am Ende des Körpers nach außen läßt auf die Funktionen formen, gestalten, entleeren (ausführen), entledigen, abwärts herausbefördern schließen. Damit verweist sie auch auf die geistige Funktion, Entscheidungen auszufüh-

ren, Materie zu formen und zu gestalten. Zu den Entscheidungen des Dickdarms gehören die „Einbahn"-Entscheidungen über materielle Dinge, d.h. entweder Stuhl herausbefördern oder behalten (Verstopfung, auch geistig). Emotional heißt dies, materielle Dinge (Güter, Sachen, Menschen) entweder loszulassen oder festzuhalten.

Menschenbild der Dickdarm-Menschen

Dickdarm-Menschen sind im Kindesalter durch die leicht aufgeblähten Backen gekennzeichnet. In späteren Jahren fallen Dickdarm-Menschen durch ihre Neigung zu einem aufgeblähten Bauch auf. Fettige Haut ist ebenfalls Kennzeichen der Dickdarm-Menschen. Dickdarm-Menschen neigen dazu, andere Mitmenschen zu beherrschen (Formung der Materie und des Menschen) und zu bestimmen. Ihre bestimmende Art vollzieht sich auf Entscheidungen im Sinne der Formung, Entledigung oder Behalten des Materiellen. Dickdarm-Menschen neigen dazu andere zu überdecken. Es sind Menschen, die konstruktiv sind, eine künstlerische Begabung in Richtung „Form geben" (Bildhauer) haben. Ihre Schwäche liegt in der Neigung zur Radikalität, z.B. in der Entscheidung entweder hinaus zu befördern oder zu behalten - entweder gänzlich loszulassen (Durchfall) oder eng zu umklammern (Verstopfung). Sie sehen bei einer normalen ungestörten Funktion des Dickdarms gut aus, bei gestörter Funktion neigt ihre Haut stark fettig und grob zu werden. Ihr Gewebe neigt dazu, sich zu verfetten. Sie neigen ebenfalls zur fettigen Körperfülle.
Dickdarm-Menschen sind gelegentlich aktiv. Bei gestörter Funktion werden sie träge. Ihre Passivität bringt Abschwächung, Trägheit und Fettleibigkeit mit sich. Sie neigen dann dazu, sich an Personen oder materiellen Dingen anzuklammern, festzuhalten. Körperlich leiden sie an chronischer Verstopfung. In der Lebensperiode, wo sie überaktiv sind, neigen sie zu einem gut proportionierten Körperbau sowie zur geistigen-emotionalen Harmonie. Bei Dickdarm-Menschen hängt die Ausgeglichenheit vom Nehmen und Geben ab. Gestört wird diese

Ausgeglichenheit durch Festhalten (Verstopfung) oder zu schnell loslassen (Durchfall). Trockenheit läßt ihre Haut welken und ihren Darm austrocknen, sie neigen dann zu Verstopfung. Geistige Trockenheit drückt sich durch einen starren Gesichtsausdruck aus sowie durch monotones Reden und die Schwerfälligkeit, sich auf ein Thema zu konzentrieren. Der Dickdarm-Meridian fängt am Zeigefinger an. Die Funktion des Zeigefingers ist mitgestalten, anzeigen, zeigen. Diese Funktionen lassen auf den bestimmenden Charakter der Dickdarm-Menschen schließen. Die Wechselbeziehung zu den Backenzähnen (mahlen) lenkt die Gedanken auf „gut vorbereitet sein". Ebenfalls eine Funktion, die mit Bestimmen, Formen und Gestalten von Materie zu tun hat. Man findet Dickdarm-Menschen oft unter materiellen Kreativen wie Bildhauer, Konstrukteure, Ingenieure und Architekten oder in Berufen, die ein gleichmäßiges, bestimmtes Arbeiten erfordern, wie z.B. der Lehrerberuf. Ihre Stärken sind hart wie Metall, ihre Schwächen offenbart Unentschlossenheit, die sie krank macht. Zuviel scharfes Essen schadet dem Dickdarm.

Fünfte Wechselphase: Winter / Fünftes Element: Wasser

Kennzeichen: **hält die Energie im Keim** / Wille zum Überleben - Konservieren / Konzentration der Materie in dem Keim, um die Energie im Keim zu schützen

Der Winter

Der Winter ist Symbol des Anfanges und des Endes eines Zyklus bzw. eines Jahres oder des Lebens. Haupteigenschaft ist die Beständigkeit. Fast alles in der Natur, das dem zyklischen Verlauf der Natur folgt, ruht sich im Winter aus (eine Art Scheintod). Alle Aktivitäten werden auf ein Minimum eingeschränkt. Dies ist bei vielen Pflanzen und Tieren zu beobachten. Im Winter wird es kalt. Die Kälte-Energie gehört zum Winter. Kälte ist die Energie, die konzentriert (zusammenzieht).

Erfrieren, erstarren, verklumpen, eine Masse bilden, Materie herstellen sind die Folgen der Kälteeinwirkung. Im Winter ist der Himmel häufig durch die schwarzen Wolken bedeckt, daher gehört die Nachtzeit zum Winter. Die Nacht ist dunkel und kalt. Dunkelheit, Kälte und die Nacht werden dem Winter zugeordnet. Im Winter regnet es oder schneit es oft. Es ist die Zeit der Wasserkondensation und der Wasseransammlung, daher wird das Wasser-Element dem Winter zugeordnet.

Wasser-Element

Wasser ist das fünfte Element. Wasser ist Element des Lebens. Wasser ist ein Medium zur Umsetzung und Zersetzung. Es löst fast alle anderen Elemente auf. Wasser hat Masse, aber keine Form, d.h. es liegt im mittleren Zustand der Materie. Weitere Eigenschaften sind aus dem Verhalten des Wassers abzuleiten: Wasser hat keine Farbe, es nimmt die Farbe anderer Elemente an. Es hat keinen Geschmack. Es nimmt den Geschmack anderer Elemente an, wenn sie wasserlöslich sind, d.h. das Verhalten des Wassers hängt von der Eigenschaft der anderen Elemente ab. Wasser hat als Medium eine Rolle als Vermittler. Das Medium Wasser ist sehr wandlungsfähig. Es wandelt sich und andere Elemente um. Salz z.B. löst sich im Wasser, wird umgewandelt. Das Wasser wandelt sich ebenfalls um und schmeckt dann salzig. Das Wasserelement ist mitbestimmend, aber läßt über sich bestimmen. Wasser ist träge, es bewegt sich nicht, es sei denn, es wird getrieben. Stürme treiben das Wasser der Meere zu Wellen. Der Mond zieht es an; Ebbe und Flut sind die Folgen. Die Erde zieht ebenfalls das Wasser an. Wenn der Schnee auf den Bergen schmilzt, fließt das Wasser vom Berg in Bächen herunter. Talwärts macht das herabfließende Wasser um jedes Hindernis einen Bogen bis es im Tal auf einen Fluß trifft. Wasser sucht Wasser, sammelt sich, um Bäche und Flüsse zu bilden. Flüsse fließen zu den Ozeanen und Meeren. Wassertropfen zeigen ein ähnliches Verhalten. Sobald sie nah zueinander stehen, ziehen sie sich gegenseitig zu einem großen Tropfen an. Demnach hat das Wasser die Neigung, sich mit seinesgleichen zusammenzuschließen, eine Neigung zum **Kollektiv, zur Masse**.

Kälte läßt das Wasser abkühlen. Bei frostiger Kälte wandelt sich das Wasser in erstarrtes Eis um.
Wärme wärmt das Wasser an, Hitze wandelt es in Dampf um. Wasser ist von Sturm, Kälte und Wärme beeinflußbar. Sonne, Mond und Erde haben ebenfalls starken Einfluß auf das Wasser. Seen, Meere, Ozeane waren immer das lebendige Beispiel hierfür. Ob süß oder salzig, Wasser ist der Hauptlebensstoff für Lebewesen. Menschen und Tiere zogen es immer vor, in der Nähe von Wassermassen (Flüssen oder Seen) zu wohnen. Der reflektierende Mondschein auf der Wasseroberfläche der Meere stimmte viele Menschen sentimental. Wasser löscht den Durst der Menschen und das Feuer auf der Erde. Das tiefe Wasser der Meere und Ozeane flößt vielen Menschen Angst ein. Wasser läßt sich nicht unter Druck setzen. Seine Masse erlaubt keinen Druck. Gestautes Wasser vor einem Damm sucht immer einen Auslaß, wo es unter dem Druck seiner Masse mit voller Kraft herausspritzt. Wenn abgebrochene Äste oder abgefallene Blätter der Bäume in ein ruhendes Wasser (Teich) abfallen, trüben sie das Wasser. Sie zerfallen mit der Zeit und verbreiten einen fauligen Geruch. Zum Wasser-Element gehört daher die schwarze Farbe, der faulige Geruch und der salzige Geschmack. Diese Zuordnung wird nach der T.C.M. auf das Geschehen beim Menschen im Sinne der Analogie übertragen. Eine Erkrankung heißt eine Umwandlung vom gesunden in einen krankhaften Zustand. Eine Umwandlung bedeutet, daß sich etwas ändert. Wenn eine Umwandlung im Sinne einer Erkrankung im menschlichen Körper stattgefunden hat, muß die Umwandlung Spuren hinterlassen. Die Veränderungen werden im Körper des Erkrankten nach ihrer Ähnlichkeit zum Makrokosmos gesucht.
Als Beispiel für eine Wandlung durch die Wasserwirkung im Körper, stellt sich eine Veränderung auf der Zunge mit Mundgeruch ein.

Weitere Veränderungen können an der Hautfarbe sowie Farbe der Kopfhaare festgestellt werden, die Haut bekommt z.B. einen dunkleren Ton.

Menschen-Bild des Wasser-Elementes

Wie das Wasser, so ist auch der Menschentyp. Ein Mensch, der sich durch eine ausgesprochene Anpassungs- und Umwandlungsfähigkeit auszeichnet. Aus diesen Hauptcharakteren resultiert ein Verhalten, das dem Wasserverhalten ähnlich ist. Viele Wasser-Menschen vermitteln den Eindruck von Trägheit. Sie müssen getrieben werden. Die Trägheit macht sie auf einer Seite sympathisch, weil sie sich oft am Anfang passiv verhalten und lenken lassen (Gehorsam). Die Trägheit macht Wassermenschen von den anderen abhängig. Wasser-Menschen neigen daher zum Kollektivleben. Sie schließen sich der Masse gerne an (wie das Wasser der Bäche sich den Flüssen und Seen anschließt). Diese Menschen haben oft Masse als Körper ohne Form. Ihr Gewebe ist von der Wassermasse durchtränkt und weich. Sie neigen dazu, das Wasser im Körper zu behalten. Ihre Körperbeschaffenheit gleicht dem eines molligen fülligen Kleinkindes. Wenn sie die Fähigkeit, das Wasser in ihr Gewebe zu deponieren, verlieren, sieht ihre Haut trocken und schuppig aus. Die Gelenke der Wassermenschen sind weich und überstreckbar. Emotional sind sie lenkbar. Der Mond übt eine Anziehung auf die Wassermenschen aus. Sie leiden mit den abnehmenden und zunehmenden Mondphasen. Wie die Ebbe und die Flut das Wasser der Ozeane anzieht, so leiden Wassermenschen an unruhigem Schlaf, der bis zum Schlafwandel führen kann. Schmerzen, Husten und Ängste werden in der Nacht schlimmer empfunden. Die Anpassungsfähigkeit der Wassermenschen macht sie beliebt. Sie werden als gemütliche, besonnene Menschen von ihrer Umgebung geschätzt. Wasser kann nie aggressiv sein. Ebenfalls Wassermenschen. Wassermenschen-Typen versuchen nie, jemanden zu beherrschen. Sie lösen Probleme in sich auf, wie das Salz vom Wasser aufgelöst wird. Trotz

der Trägheit löscht das Wasser das Feuer niemals von sich aus, sondern es muß dahin gelenkt werden. Wasser-Element-Menschen sind ebenfalls ähnlich. Sie stiften nie von selbst Frieden, sie werden zum Friedenstiften gelenkt. Sie sind die besten Diplomaten bei Friedensgesprächen und erreichen ihn oft (man denke an den früheren Außenminister Deutschlands, Genscher). Wasser-Menschen sind einerseits lenkbar und beeinflußbar, andererseits beeinflussen und lenken sie.
Ihre Stärken und ihre Schwächen: Wassermenschen sind sehr kälteempfindlich. Starke Wärme können Wasser-Menschen ebenfalls schlecht vertragen. Wind und Sturm macht sie lebhaft wie Stürme über den Ozean, die Wasser zu Wellen hochtreiben. Wassermenschen gehen bei Wind und Wetter gern spazieren. Auf ihrem Lebensweg meiden sie Hindernisse. Sie können niemals Druck vertragen, sie weichen jedem Druck aus. Man kann Wassermenschen sehr schlecht unter Druck setzen. Genausowenig kann man Wassermenschen in der Hand behalten. Ihre Stärke ist ihre Neigung zum Kollektiv, sie integrieren sich sehr leicht. Ihre Anpassungsfähigkeit macht sie stark. Ihre Schwäche hängt von ihrer Lenkbarkeit ab. Geraten sie in eine faulige Umgebung (wie Wasser in einem ruhenden Teich) werden sie faul und faulig. Wenn das Innere der Wassermenschen in Disharmonie geraten ist, riechen die Wassermenschen aus dem Mund (faulig), die klare Hautfarbe verdunkelt sich, der rosa-rötliche Zungenbelag färbt sich zur dunklen Farbe um (wie im Bild des trüben Wassers).
Die Stärke der Wassermenschen ist ihr Wille zur Kontinuität und zum Kollektiv. Egal, wie oft das Wasser sich durch Wärme oder Kälte umwandeln läßt, es kehrt zu seinem Hauptelement, dem Flüssigen zurück (Eigensinn). Wasser-Menschen tun dies ebenfalls. Sie sind diejenigen, die seßhaft leben, die dazu neigen, Ruhe und Frieden zu suchen. Ihre Hauptschwäche: Sie leiden unter ihrer Körpermasse, unter Existenzangst unter der Angst vor Verschmutzung und Verunreinigung. Ängste lassen sie erstarren.
Berufliche Eignung: Diplomaten für Friedensmissionen, Beamte, Sozialarbeiter, Polizist in friedlichen ausgleichenden Dienststellen,

Schlichter aller Art. Künstlerische Berufe wie Maler, Schauspieler, Pantominedarsteller (Mensch als Überlebenskünstler). Dem Wasserelement werden die Nieren- (YIN) und Harnblase-Meridiane zugeteilt. Beide Organe haben mit dem Wasser und dem menschlichen Körper am meisten zu tun.

Die Nieren (paarig) / Sitz- Form - Farbe - Funktion – Analogie

Die Menschen haben zwei Nieren, eine im linken, die andere im rechten Unterbauch. Nach der T.C.M. sind Körperorgane ein verflochtenes Netzwerk. Ihre Aufgabe ist, die Energien je nach ihrem Sitz in alle Körperrichtungen zu verteilen. Die Nieren-Energie reicht von den untersten bis zu den obersten Teilen des Körpers. Sie hat eine aufsteigende Energie und eine absteigende, d.h. sie verteilt ihre Energie nach oben zum Oberkörper und nach unten zum Unterkörper. Sie reinigt das Blut, gibt es zum Körper zurück (aufsteigend) und scheidet

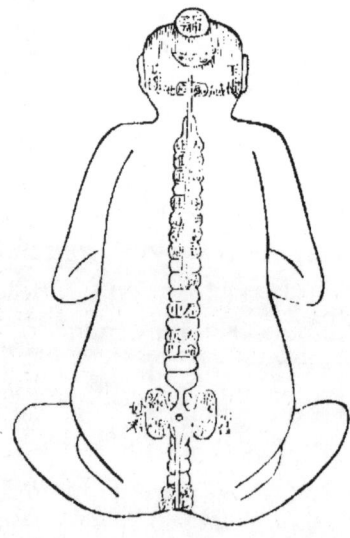

Abb.: Die Nieren als Wurzel der menschlichen Organe (alte chinesische Darstellung)

den Urin aus (absteigend). Die Nieren liegen in der Tiefe des Körpers wie die Wurzeln einer Pflanze, die tief in der Erde liegt. Die Pflanze saugt die YIN-Energie von der Erde und transportiert die Energien zu ihren Zweigen und Blättern. Die Nierenfunktion ähnelt der Funktion der Wurzel einer Pflanze. Die Niere erzeugt und transportiert ihre Energie vom unteren in die oberen Körperbereiche. Ihre Energie ist eine Ernährende, Erhaltende (eine Yin aus der ein bewegendes Yan wird). Die Form der Niere ähnelt dem Kern einer schwarzen Bohne. Der Kern der schwarzen Bohne hält in sich das in sie eingeschlossene Yan als Keim des Wachstums und Wiederlebens, den Nieren ähnlich. Sie sollen nach der T.C.M. die vererbte Energie behalten. Die Nieren geben als Träger der Lebenskeime („Erbanlagen") die Form und Stärken bzw. Schwächen des Körpers von einer Generation an die andere weiter. Ihre Form wiederholt sich z.B. in der Form der Ohren. Diese Form wiederholt sich ebenfalls in einer der ersten Entwicklungsphasen der Leibesfrucht „Embryo" (s. Abb.).

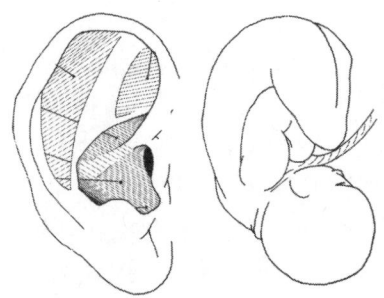

Abb.:
Nierenähnliche Form des Ohres und des Embryos

Bei manchen Menschen wiederholt sich dasselbe bei der Formung ihres Kinns. Denn Menschen mit breitem Kinn, das eine Furche in der Mitte aufweist, haben ein Kinn in der Form einer Niere in Querlage (s. Abb.). Wiederholungen einer Form in der Natur wird nach der T.C.M. nicht als Zufall gewertet. Die Niere ist wie das Wasser Symbol für die Umwandlung. Sie wandelt das süße in salziges Wasser um (Urin). Die Niere hat eine dunkelrote Farbe. Die Farbe wird durch das in ihr strömende rote Blut dunkelbraun bestimmt. Alle Erkrankungen, die mit Nierenfunktionsstörungen zu tun haben, lassen die Haut oder Teile der

Haut dunkelgrau verfärben. Nierenkranke oder nierenschwach veranlagte Menschen sehen blass aus. Ihre Hautfarbe ist dunkelgrau. Wenn sich der untere Lidbereich dunkelblau bis dunkelschwarz verfärbt und anschwillt, deutet dies auf eine Störung der Nierenenergie hin. Ebenfalls wenn sich die Zunge dunkelgelb bis schwarz verfärbt, weist dies auf eine Störung der Nierenfunktion hin. Wenn sich Wasser im Körper anstaut, deutet dieses Zeichen auf eine Abschwächung der Nierenenergie „Qi" hin. Bildet sich ein Wassersäckchen unterhalb des unteren Augenlides, deutet dies ebenfalls auf eine Abschwächung der Nierenenergie hin (man beachte das Gesicht des Präsidenten der USA, Bill Clinton).

Funktion der Nieren: Körperlich müssen die Nieren die abwärts scheidende Materie des Körpers (Urin) ausleiten. Funktionell-emotional beherbergen die Nieren den **Willen** zum Leben, zum Zeugen und zum Weiterleben.

Nieren-Meridian: Die Einflußsphäre, Wechselwirkung und Funktionsbreite der Nierenfunktionen sind anhand des Verlaufes der Nierenmeridiane nachvollziehbar. Der Nierenmeridian beginnt in der Mitte der vorderen Fußsohlen über dem Fußgelenk, verläuft über die Innenseite des Beines und kreuzt das Becken (ganze innere Seite). Er verläuft weiterhin am Nabel vorbei zum Magengebiet, zur Lunge und zum Herzen und endet am mittleren inneren Teil des Schlüsselbeins. Die Einflußsphäre der Nieren entspricht daher den Regionen am Körper, die von den Nierenmeridianen gekreuzt werden. Die Nieren haben daher Einfluß auf die Knochen, Gelenke, Geschlechtsorgane, Bauch- und Brustorgane und der Brustdrüsen.

Geistiges Element der Niere: Die Nieren werden als Sitz für den **Willen** angesehen (man muß zwischen mehreren Willen in den Menschen unterscheiden). Der Nieren-Wille ist der **Wille zum Existieren** (vererben, überleben, erhalten). Der Lebenswille steckt als Energie im Keim, die den Keim lebensfähig erhält. Deshalb werden die Knochen als Symbol der Festigkeit der Niere zugeordnet. Knochen stellen durch ihre Festigkeit eine Analogie zum Willen zum Überleben her, den Willen zum Festen, Sicheren und Beweglichen. Die Niere als Keim der vererbbaren Energien wirkt wie ein Speicher. Wie der Keim in dem Kern einer Pflanze ist der Keim des menschlichen Lebens in den Nieren verborgen. Die Nierenfunktion ist von Ausdauer und Festigkeit gekennzeichnet (sie arbeitet Tag und Nacht). Die Niere öffnet sich im Ohr. Das Hörvermögen gehört zu der Niere. Funktionell starke Nieren lassen ein empfindliches gutes Hören zu. Starkes Kopfhaar weist ebenfalls auf die Nieren-Energie hin.

Menschenbild der Nierenmenschen

Die zwei Haupt-Nierenmenschen-Typen haben eine schwach vererbte Nieren-„Qi"-Energie oder eine starke Nieren-„Qi"-Energie. Der Mensch der schwach vererbten „Nieren"-Energie ist an seinem Knochenbau zu erkennen. Diese Menschen haben dünne Knochen. Ihr Gesicht hat eine asymmetrische Form. Schwache Nierenmenschen haben ein nicht gut entwickeltes rundes Kinn mit schwach entwickelter Furche in der Mitte. Umgekehrt weisen Menschen mit starker Nieren-Energie „Qi" einen dicken kräftigen knöchernen Körperbau auf und ein starkes breites Kinn mit einer Furche in der Mitte des Kinns.

Stärken, Schwächen und Anfälligkeiten der Nieren-Menschen
Menschen des Nierentyps gehören hauptsächlich zum Element Wasser (s. dort). Ihre Schwächen: sie reagieren schlecht auf Kälte. Kälte löst bei ihnen Kreuzschmerzen, Appetitlosigkeit und Durst aus. Ihre Hauptschwäche und Stärke ist ihr **Wille** zu überleben. Sie können sich zu eifrigen strebsamen Menschen entwickeln, die gern Besitztum als Basis für ihre Lebenssicherheit anhäufen. Wenn der Wille der Nieren-Menschen stark ist, ihre Körperkräfte schwach sind, kann es zur Unausgeglichenheit kommen, z.B. in Form von Eifer und Arbeitsamkeit, die schnell zur Überlastung der Körperfunktionen führen. Die Folgen sind häufig u.a. Kreuzschmerzen. Sie haben das Gefühl, als ob das Kreuz „durchbrechen" würde. Ebenfalls klagen die Betroffenen über

Kreuzschmerzen beim Versuch aufzustehen. Diese Reaktion des Nierenmenschen ist leicht zu deuten: Nierenmenschen haben einen starken Willen zum Überleben, d.h. sich im Leben zu behaupten, vor allem auf materieller Ebene. Sie tragen eine Last mit sich. Das tragende Gerüst des Körpers ist das Kreuz. Wenn Nierenmenschen ihren Willen über längere Zeit nicht durchsetzen können, versagt ihnen das Kreuz (symbolisch), die Lasten zu tragen. Die Empfindungen des Versagens werden genau artikuliert, indem die Betroffenen klagen „als ob mir das Kreuz durchbrechen würde". Dies ist ein Hinweis, daß der Betroffene die Lasten des Lebens nicht mehr tragen kann. Genauso den Schmerz beim Aufstehen. Der Versuch aufzustehen, ist mit dem Willen etwas zu tun bzw. zu unternehmen verknüpft. Wenn man das Gefühl hat, im voraus an seinem Vorhaben zu scheitern, wird einem die Lust aufzustehen, vergehen. Diese Unlust löst dann unbewußt Schmerzen beim Versuch aufzustehen aus. Menschen des Nierentyps sind eifrig. Sie wollen sich behaupten, durchsetzen, um zu überleben. Sie wollen gern festen Boden unter den Füßen haben, weil sie sehr auf eine Verwurzelung wert legen. Sie sind oft sehr bodenständig, seßhafte Naturen, analytische Denker. Man begegnet Nieren-Menschen oft als Landwirte in Heimatvereinen, in traditionspflegendem Personal, als Geologen und Geschichtsforscher. Sie schlagen gern eine Wurzel durch ihre Verbindung zur Erde, zu ihren Mitmenschen, zu ihrer Familie und Angehörigen. Familienangehörige sind für die Nierenmenschen eine Ersatzwurzel.

Als Politiker gehören sie zu den Menschen, die man als hart und willensstark wahrnimmt, als Menschen, die sich mehr durch Härte („wie die Knochen") und Unbiegsamkeit durchsetzen. Die Begabung der Nierenmenschen ist das Trennen, das Unterscheiden, das Analysieren und vor allem die Entschlossenheit. Bei der Behandlung von Kreuzschmerzen muß der Behandelnde daher die Hintergründe vor jeder Behandlung durchleuchten und auf die individuellen Eigenschaften des Patienten und seiner Art Rücksicht nehmen.

Geschlechtsorgane - Kreuz – Niere

Es besteht eine Wechselbeziehung zwischen bestimmten Arten von Kreuzschmerzen, den Geschlechtsorganen und der Niere. Nicht jeder Kreuzschmerz deutet auf die Schwäche der Nieren-Energie, sondern nur die Kreuzschmerzen, die als Kapitulation vor lebenswichtige Angelegenheiten gelten können, weil der Nieren-Mensch vor dem Versagen Angst hat und die Angst vor dem Versagen der Kräfte zu Schmerzen im Kreuz führen können. Viele Frauen klagen über Kreuzschmerzen bei der Periode. Dies kann ein Hinweis darauf sein, daß diese Frauen unter existentiellen Ängsten leiden.

Die Harnblase

Die Harnblase liegt als Einzelorgan im Unterkörper in der Mitte des vorderen Oberbauches. Sie nimmt eine zentrale Stelle im untersten Bauch ein. Einzelorgane sind mehr Yan-bewegende Organe. Die Harnblase hat eine Kugelform und ist ein Hohlorgan, das sich bewegen und zusammenziehen kann, daher mehr Yan-Organ.
Funktion: In der Harnblase sammelt sich das Urin, sobald sie voll wird, reagiert sie mit einer zusammenziehenden „krampfenden" Bewegung und befördert das Urin heraus. Sie trennt nicht den Urin in seine Bestandteile, sondern nimmt auf. Ihre Reaktion ist Vollheit und Stau, was sie schließlich zum Überlaufen bringt.
Einfluß der Harnblase auf die Körperregionen und -organe, dem Blasenmeridian. Ihr Einflußgebiet wird von dem Blasenmeridian gezeichnet. Der Blasenmeridian verläuft paarig von der Innenseite der Augenwinkel über den Kopf zum Rücken. Von dort zur Wirbelsäule, um über das Kreuz (kleines Becken), an der äußeren Seite des Beines bis zum äußeren Rand des Fußes zu verlaufen. Dadurch ist die Einflußsphäre bzw. der Funktionsbereich der Blase sehr groß. Die Blase nimmt daher eine besondere Stellung ein. Sie entfaltet ihre Wirkung auf alle Organe der Körper, fast wie eine Hilfssteuerung. Es gibt in der

Akupunktur die sog. Zustimmungspunkte, die als Hilfspunkte bei der Behandlung vieler Erkrankungen, vor allem bei Schmerzen der verschiedenen Körperorgane, des Kopfes, des Rückens, des Bauches und der Genitalien dienen. Die Breitenwirkung und Einflußsphäre der Harnblase wird verständlich, wenn man weiß, daß die Harnblase Sitz der existentiellen Ängste ist. Es gibt andere Ängste, die nicht zu der Blase gehören, wie z.B. die erworbenen Ängste. Wie kamen die alten Chinesen auf den Gedanken, die Harnblase als Sitz der Ängste anzunehmen? Wie alles in der T.C.M schöpften die alten Chinesen ihr Wissen aus der Analogie zum Makrokosmos. Durch die Beobachtung sammelten die alten Weisen Erfahrungen, die ihre Analogien bestätigten. Im Winter wird es kalt, der Himmel ist bedeckt. Viele Menschen reagieren auf Kälte und Dunkelheit mit unergründlichen innerlichen Mißempfindungen. Sie werden zum Teil unruhig, bewegen sich hin und her, sie müssen öfters Wasser lassen. Es ist Angst. Angst ist ein unerklärbares unbehagliches Gefühl. Der Drang öfter zu harnen mit Druck auf der Harnblase kommt vor, wenn manche Menschen ebenfalls unter emotionalen Druck geraten sind, d.h. wenn Ängste unbewußt im Inneren der Menschen wach werden.

Die Wechselwirkung zwischen Körper und Emotion kommt hier deutlich zum Ausdruck. Die Funktion der Harnblase ist Urinsammeln bis zur Vollheit. Vollheit erzeugt Druck, Druck erzeugt Überlaufen des Urins nach außen, um die Blase zu entleeren. Analog dazu sind die seelischen Vorgänge, wenn die Menschen („Blasen-Typ") sich aus existentiellen Ängsten an Probleme klammern. Es sammeln sich Ängste in ihrem Inneren „wie das Urin in ihrer Blase". Es ist etwas, das nach außen drängt, d.h. die Ängste materialisieren sich in Urin. Wenn es zur Vollheit bzw. einem emotionalen Stau, wie Ängste, kommt und der Betroffene nicht gewillt ist loszulassen, den Urin nicht ablassen will, wächst der Druck der gestauten Ängste bzw. des Urins und erzeugt ein Dranggefühl zur Entleerung. Ist die Harnblase leer, übt die Angst den Druck auf die Blase aus. Es kommt zum Dranggefühl auf die Blase, ohne daß der Betroffene Urin entleeren kann. Die Reizblase

ist Ausdruck der gestauten Angst, die ein Weg nach außen über die Harnblase sucht. Wenn eine Behandlung durch ein Medikament den Drang, die Ängste über die Blase nach außen zu leiten, unterbindet, muß man annehmen, daß eine derartige Behandlung schwere Folgen für den Betroffenen haben muß. Die Ängste suchen sich andere Wege nach außen oder setzen sich in andere Organe - wie dem Herzen - fest. Andere Beobachtungen, die die Wechselwirkung zwischen existentiellen Ängsten und Harnblase erklärt, ist z.B. die Beobachtung bei Kindern: Ängstliche Kinder können den Harn bei Schreck nicht halten oder sie nässen nachts in ihr Bett, wenn sich bei ihnen Ängste angestaut haben. Ebenfalls wurde bei manchen zum Tode verurteilten Verbrecher festgestellt, daß sie kurz vor der Vollstreckung der Todesstrafe unter sich nässen. Es ist offensichtlich, daß eine Wechselbeziehung zwischen den Ängsten und der Funktion der Harnblase vorhanden ist. Demnach ist das häufige Wasserlassen eine Reaktion auf emotionalen Druck, der durch die Entleerung der Harnblase ausgeleitet wird. Der gestaute Urin oder die gestauten Ängste werden durch die Blasenentleerung abgebaut. Nicht selten erlebt man, wie manche erwachsene Menschen, wenn sie unter zunehmenden emotionalen Druck geraten sind, über eine Reizblase mit häufigem Drang Urin zu entleeren klagen. Der Drang hört dann kurz auf, um sich nach einigen Minuten erneut einzustellen. Es handelt sich oft um „Druck der Angst" und nicht um den Druck des Urins.
Jede Blasenentleerung bringt daher nur kurzfristig eine Erleichterung. In diesem Fall muß sich die Behandlung nach den Ängsten und nicht nach der Blase richten. Derartige natürliche Ventile, wie die Harnblase, dürfen nicht zugesperrt werden. Gestaute Emotionen wie Ängste, die sich einen Weg über die Körperorgane nach außen bahnen, dürfen nicht angehalten werden. Bei gestauten Ängsten wandeln sich Ängste in Zittern, Schlaflosigkeit, Erbrechen und Ruhelosigkeit um. In der modernen Psychologie hat sich der Ausdruck „kanalisieren", d.h. Wege, die die Ängste sich suchen, um sich von dem Körper nach außen zu leiten, eingebürgert. Die richtige Behandlung ist der Weg, die

Emotion nach außen zu leiten(kanalisieren). Dieser Weg darf nicht umgangen werden.

Der Harnblasen-Meridian

Der Harnblasenmeridian verläuft paarig. Er beginnt am inneren Winkel der Augen, um über die Stirnmitte und über den Scheitel zum Hinterkopf zu gelangen. Von da teilt er sich parallel zur Wirbelsäule über den Rücken, über den äußeren Teil der Hüfte, des Knie- und Fußgelenkes, um neben dem äußeren Nagelwinkel des kleinen Zehs zu enden. Einflußsphäre: Der Blasenmeridian entfaltet seine Wirkung an den Augen (schielen), an den Stirnknochen, dem Scheitel, dem Rücken, der äußeren Hüft- Knie- und Fußgelenke. Stirn-Kopfschmerz kann daher durch einen permanenten Druck des Schuhwerks auf den kleinen Zeh entstehen. Exsistenzängste können sich sowohl am oberen Rücken als auch am unteren Rücken festsetzen und Muskelspannungen und Schmerzen verursachen.

Der Harnblasenmenschen-Typ

Der Körperbau der Harnblasenmenschen ist durch die Neigung zur abgerundeten Fülle gekennzeichnet, ebenfalls ihre ovale Gesichtsform und ihr kleines Kinn mit zarter Kinnfurche. Das Wasserelement bei dem Harnblasentyp ist dadurch erkennbar, daß er sich wie das Wasser nicht unter Druck setzen läßt. Wenn er unter Druck gerät, reagiert er oft mit dem Gefühl, öfters Harn lassen zu müssen (Reizblase). Der Harnblasentyp leidet unter einer Empfindlichkeit gegenüber der Kälte oder er ist gegen Kälte absolut unempfindlich. Die Kälte kann ebenfalls bei manchen Menschen in bestimmten Lagen ein Reizblasenleiden auslösen. Diese Menschentypen klagen über eine Reizblase und eine andauernde Kälte der Füße. Die T.C.M. befaßt sich ebenfalls mit Gefühlslagen und die Eignung des Menschen zu bestimmten Berufen. Ein Vorgehen, das in vielen Chefetagen von großen Firmen im Westen heute selbstverständlich geworden ist. Die Persönlichkeitsstruktur der Harnblase-Menschen entspricht der Funktion der Harnblase, d.h. Aufnehmen, Weitergeben, sich neutral verhalten, ist ein Kennzeichen dieser Menschen. Die Ängste der Harnblasen-Menschen gelten ihrer Existenz. Sie wollen daher eine sichere Existenz haben und kämpfen dafür. Sie sind ergebene Diener, weil sie Angst haben, zu verlieren. Sie leisten gern und stetig. Harnblasen-Menschen dürfen nicht überlastet werden, sonst kommt es zum Überlaufen des Urins. Werden Harnblasenmenschen ständig unter Druck gehalten, leiden sie an Ängsten mit der Folge einer „Reizblase". Ein anderes Gesicht der Reizblase ist Unruhe, Zittern, Schweißausbrüche. Der Mensch muß sich stets bewegen. Eine überfüllte Blase tut weh - gestauten Ängsten ähnlich, sie tun ebenfalls weh. Die Betroffenen fangen an zu jammern.

Sie jammern über alles und jeden. Jammern ist eines ihrer vorübergehenden Ventile. Harnblasen-Menschen sind gegenüber dem Kälte-Gefühl der Menschen in ihrer Umgebung ebenfalls empfindlich. Harnblasen-Menschen haben Angst, nicht angenommen zu werden, nicht akzeptiert zu werden. Ihre Ängste sind immer wieder betont und fixiert auf ihre Existenz. Dazu gehört Angst vor Frigidität und Sterilität. Sie sind keine Risikomenschen, sie scheuen jedes Risiko, das ihnen bedrohlich erscheint. Sie wählen daher Berufe mit sicherer Existenz, wie z.B. Beamte in den ausführenden Abteilungen. Sie neigen zu Pünktlichkeit, Genauigkeit, aus Angst zu verlieren. Die Öffnung der Harnblase nach außen ist die Harnröhre, ihr Sekret ist das Urin. Ihre Schwäche ist, daß sie nicht unter Druck gesetzt werden können. Ihre Stärke ist, nach außen zu befördern. Ihre Funktion ist das Sammeln, Speichern, Weitergeben. Ihre Schwäche ist, daß sie nicht viel speichern können. Im Gegensatz zu den Nierenmenschen häufen sie nicht gerne an. Sie neigen mehr zum Idealismus als zum Materialismus. Sie können nicht viel einbehalten, sie geben den Druck weiter. Harnblasen-Menschen sammeln, um zu geben. Harnblasen-Menschen werden krank, wenn sie etwas behalten wollen, sich an etwas anklammern, ohne loslassen zu können. Dies kann dann zu Schlaflosigkeit und Harnverhalten, das sich evtl. mit einer „Reizblase" abwechselt, führen.

Kapitel V - 4. Teil - Die allgemeinen Behandlungsmethoden nach der T.C.M.

In diesem Abschnitt werden alle bisher bekannten Heilmethoden in der T.C.M. kurz erwähnt, um abschließend ausführlich über die Akupunkturbehandlungsmethoden, die Entwicklungsgeschichte bzw. die Voraussetzungen für die Behandlung mit Akupunktur sowie den Geboten und Verboten für den Behandelnden zu berichten

Einleitung: Behandlungsmethoden in der Medizin bedeuten „Verfahren, Krankheiten zu heilen". „Heilen" bedeutet, „Kranke gesund machen"! Der Begriff „Heilen" hat je nach Land und Kultur verschiedene Bedeutungen. Es gibt zwei Hauptheilmethoden, die von den offiziellen Organen der Medizin im Westen als „wissenschaftlich anerkannte Methoden" bezeichnet werden. Die erste ist die chirurgische Behandlungsmethode, eine segensreiche, wenn sie richtig eingesetzt wird, d.h. wenn es erforderlich ist. Die zweite ist die weitverbreitetste Methode, und zwar die Behandlung mit Medikamenten verschiedener Herkunft (chemisch, pflanzlich oder hormonell). Der Einsatz dieser Medikamente erfolgt nach dem Prinzip „Contra Contrare", d.h., mit dem Gegnerischen behandeln („Wasser löscht das Feuer").
Das Behandeln nach dem gegenwirkenden Prinzip mit Medikamenten hat viele Nachteile. Die Behandlung wirkt oft nur lindernd und hemmend. Insofern muß man an der Berechtigung des Einsatzes einer derartigen Behandlung Zweifel hegen. Außerdem rufen diese Medikamente fast ausnahmslos viele andere Erkrankungen hervor. Diese Erkrankungen sind unter der Bezeichnung „Nebenwirkungen" bekannt. Die Gefahren der Behandlung mit Medikamenten liegen darin, daß Medikamente eine schleichende Vergiftung verursachen. Sie schädigen z.B. die Nieren und Leber. Diese Schäden werden meist erst entdeckt, wenn die Schäden nicht oder nur schwer rückgängig zu machen sind. Außerdem ist das Ziel einer Behandlung mit Medikamenten selten, eine Heilung herbeizuführen, sondern vielmehr die

Krankheitsanzeichen (Symptome) zu lindern. Der Sinn einer Behandlung mit Akupunktur dagegen ist, das Gleichgewicht wiederherzustellen und hierdurch eine Heilung herbeizuführen.

Darin unterscheiden sich viele der Behandlungsmethoden im Osten und Westen von der T.C.M. Wichtig ist das Ziel der Behandlung. Die Heilung muß ohne Schaden bzw. Nebenwirkungen erfolgen. Das Gleichgewicht wieder herstellen heißt, niemals eine Funktion hemmen oder stärken. Heilen heißt für die alten Weisen, nicht sinnlos kräftigen oder schwächen, sondern das gestörte Gleichgewicht zwischen den waltenden Energien („Funktionen") der verschiedenen Organe wiederherzustellen.

Um das körperliche Gleichgewicht wiederherzustellen, muß das emotionale Gleichgewicht hergestellt werden, d.h. jegliche Behandlung darf nur so viel und so oft angewandt werden, bis das Gleichgewicht wieder hergestellt ist. Wenn jemand nach einem Beinbruch, z.B. eine Gehstütze („Gehstock") als Hilfe beim Laufen in Anspruch nimmt, darf er dies nur so lange tun, bis sein Knochenbruch verheilt ist.

Jahrtausende vor Christus entwickelten sich im alten China mehrere Heilmethoden. Je nach philosophischer Anschauung wurde die eine oder andere Heilmethode angewandt. Auch die chirurgische Heilmethode fand ihren Einsatz. Ob die Behandlung mit Kräutern oder Nadelstiche die älteste Methode ist, ist nicht wichtig. Wir wissen heute aus der überlieferten Literatur der alten Chinesen, daß sie mehrere verschiedenartige Heilmethoden entwickelt und angewandt haben. Die meisten sind in der T.C.M. integriert.
Die bekanntesten sind:
Die Phythotherapie, die Massagen, die Ernährung und Diätetik, die meditativen Übungen, die Moxibusition, das Schröpfen, die Duft- und Farbtherapie, die Atemtherapie, Amulett, Talisman, Gesundbeten und die Akupunktur.

Die Phythotherapie

Phythotherapie ist die lateinische Bezeichnung für die Behandlung der verschiedensten Erkrankungen eines Menschen durch die Anwendung von Heilpflanzen bzw. gemischten Kräutern. Pflanzen fanden sehr früh in der Geschichte der Menschheit ihren Platz als Heilmittel. Die Familienerfahrungen und das von Großmüttern und Großvätern überlieferte Wissen über die Wirkung der Heilpflanzen haben später die Schamanen, dann die Tempelpriester übernommen, bevor es in den Händen der Ärzte und Apotheker fiel. Heute sind fast alle Medikamente aus dem Pflanzenreich in den Händen der forschenden Pharmaindustrie. Die Entwicklung im alten China dürfte anders gewesen sein. Aus der Erfahrung heraus wurden Pflanzen als schweißtreibend, harntreibend, hustenstillend empfohlen. Die Pflanzenkunde der T.C.M. füllte Bücher. Die Verarbeitung zu Pulver, Pillen, Extrakten oder Tees ist seit Jahrtausenden in China bekannt. Bis heute gibt es in China zwei gültige und bekannte Methoden, mit Heilpflanzen zu heilen. Die erste ist nach der alten Schule der Barfußmedizin. Die Anwendung erfolgt je nach Gebrauch und Symptom. Fieber wird z.B.mit fiebersenkenden, Trockenheit wird mit schweißtreibenden Pflanzen bekämpft. Die Indikation (Heilanzeige) sind die Symptome (Krankheitsanzeichen) einer Krankheit - die Regel basiert auf dem „Contra Contraris"-Prinzip. Die zweite Anwendung erfolgt nach den YIN-YAN-Regeln. Die Pflanzen werden kurze Zeit als Heilmittel eingesetzt, um den Ausgleich der gestörten Energie zu bewirken. Sie werden in warm oder kalt wirkende Pflanzen eingeteilt, d.h. mehr YAN- oder mehr YIN-wirkend. Eine Überdosierung oder Langzeitgebrauch wird daher als störend angesehen und gemieden.

Die Massage

Die Massage nach der T.C.M. dient der Heilung durch den Ausgleich der gestörten Energien. Um die Heilung zu erreichen, dient die Reizung der Akupunkturpunkte durch bestimmte Techniken, um einen vorhandenen Stau oder Leere in einem Meridian zu beheben. Voraussetzung für die Behandlung ist das Wissen, wie eine Störung zu lokalisieren ist. Das Wissen kann nur von einem erfahrenen Behandler mit fundierten Kenntnissen in der T.C.M. erwartet werden. Die Technik der Reizung eines Punktes am Körper erfolgt durch verschiedene Techniken.

Um einen Punkt zu reizen, bedient man sich z.B. der Technik des schnellen Greifens, Knetens (Mi, Na) oder der Technik des Drückens (An, Qic - auch als Akupressur bekannt) , des Zirkelns (Rou), des Schwenkens und Kreisens (YAO) oder der Vibration (Zhen). Bei der Meridian-Massage bedient man sich des Schiebens und Streichens (Tui), des Klopfens und Klatschens (Chui, pai, zhon). Vor jeder Behandlung muß der aktuelle Zustand des Patienten durch die traditionellen chinesischen Untersuchungsmethoden festgestellt werden, dann erst darf eine Behandlung erfolgen. Es muß sehr auf die Richtung des Massierens geachtet werden. Eine Wiederholung ist nur nach Überprüfung des Zustandes möglich. Massiert man in die Richtung der Meridiane, bewirkt man eine Stärkung, massiert man entgegengesetzt zur Richtung der Meridiane, bewirkt man eine Abschwächung. Bei der Ausübung der Massage müssen viele andere Faktoren berücksichtigt werden. Die Massage als Behandlung ist ein Weg, Kinder und Menschen, die nicht für eine Behandlung mit der Nadelung (Akupunktur) infrage kommen, zu behandeln. Bei manchen Situationen erlaubt diese Behandlungsform nur bedingt die Selbstbehandlung.

Ernährung und Diätetik

Ernährung und Diätetik haben in China eine alte Tradition. Wie vieles in der chinesischen Medizin weist die Entwicklung dieses Wissenszweiges verschiedene Anschauungen und Schulen auf. Fast alle Schulen einigen sich an der Basis auf einen gemeinsamen Nenner. Sie handeln nach dem Prinzip, des Gebens und Nehmens und des Stärkens und Schwächens im Sinne des YIN-YAN. Die Ernährung muß daher ausgewogen sein. Sie richtet sich nach Alter des Menschen und den Jahreszeiten. Die Ausgewogenheit folgt der Geschmacksrichtung. Sauer, süß, pikant, scharf- alle Geschmacksrichtungen müssen in ausgewogenen Mengen in der Nahrung sein. Bitteres und Salziges muß eingeschränkt sein. Die Empfehlung, nur Früchte und Gemüse der Saison zu essen, hat einen wichtigen Grund. Denn nur die Saisonfrüchte gewähren einen ausgeglichenen reifen Zustand der Früchte und Gemüse (gezüchtete Pflanzen aus Gartenhäusern sind daher ungeeignet). Reife Pflanzen und Früchte haben einen ganz anderen Inhalt als unreife. Unreife Orangen z.B. haben einen noch bitteren Geschmack. Reife Orangen dagegen haben einen süßen Geschmack. Das ist ein Grund, um Gemüse oder Früchte außerhalb ihrer Reifezeit als Nahrung abzulehnen. Dies gilt ebenfalls für Tiere. Nach der T.C.M. gelten bei der Ernährung andere Maßstäbe als die geltenden Ansichten der Ernährungswissenschaften im Westen. Die Nahrungsstoffe werden im Westen an den von der Nahrung gelieferten Kalorien und somit an den Verbrennungsvorgängen, d.h. an den Bestandteilen, gemessen. **Ein sehr verbreiteter Irrtum mit dem Stempel der Wissenschaft**. Viele dieser Empfehlungen entbehren das logische Fundament. Die Kalorientheorie bestimmt die Verbrennung im Körper gemessen am Sauerstoffverbrauch. Die Behauptung, eine bestimmte Menge an Kalorien zum Leben zu brauchen, ist eine unhaltbare Behauptung. Viele Menschen leben von Nährstoffen mit niedrigen Kalorienmengen. Der Verbrennungsvorgang von Nährstoffen hängt nicht von den Nährstoffen, sondern von den Körpereigenschaften ab. Vegetarisch lebende Tiere können Fleisch nicht essen und verwerten, obwohl Fleisch eine sehr nahrhafte kalorienreiche Nahrung ist. Die Ernährungswissenschaft zerlegt die Nahrung in seine Bestandteile. Sie behauptet, daß bestimmte Mengen an Eiweiß, Fett, Kohlehydrate und Spurenelemente vorhanden sein sollen. Die Ernährungswissenschaft im Westen empfiehlt Nährstoffe mal mit höherem Clalciumgehalt, mal mit calciumarmen Gehalt, ohne Rücksicht auf die Menschentypen. Zur Widerlegung dieser Behauptung braucht man nur in die Natur zu schauen. Man findet in der Natur Tiere wie Schafe oder Rinder. Sie weiden und fressen einfaches Gras, dessen Zusammensetzung keinerlei besondere Nährstoffe, die empfohlen sind, aufweist. Trotzdem liefern die Kühe aus diesem kargen Nährstoff einen hochwertigen Nährstoff, nämlich die Milch ab. Besonders auffallend ist die Beobachtung, daß es viele Menschen gibt, die sehr reichhaltige und üppige Mahlzeiten zu sich nehmen, ohne an Gewicht zuzunehmen. Sie bleiben dünn. Umgekehrt gibt es Menschen, die sehr wenig essen und trotzdem ständig zunehmen. Es ist demnach das Vererbte in dem Menschen, das ihm ein niedriges oder höheres Verwerten seiner Nährstoffe erlaubt. **Die richtige Ernährung hängt nicht von Art und Bestandteil der Nährstoffe, sondern von der vorhandenen Verwertungsfähigkeit der Nährstoffe in einem Menschen ab**. Eine weitere Beobachtung ist, daß Eier, Milch, Fisch nach den Maßstäben der westlichen Ernährungswissenschaft hervorragende Nahrung sind, obwohl es Millionen Menschen gibt, die auf Milch, Eier oder Fisch allergisch reagieren. Ihnen hilft das Gute in diesen Nährstoffen herzlich wenig, weil Allergiker diese Stoffe nicht verwerten können.

Nach Ansicht vieler westlicher Ernährungswissenschaftler soll eine an Fett und Fleisch reiche Ernährung zu Übergewicht führen. Umgekehrt soll pflanzliches vegetarisches Essen zum Abnehmen bei Übergewicht führen. **Ein weiterer Irrtum**. Ein Blick in die Natur beweist das Gegenteil: Fast alle großen, kräftigen, dicken Tiere sind Vegetarier wie z.B. Rinder, Pferde, Elefanten, Kamele (obwohl es natürlich auch vegetarisch lebende schlanke Tiere gibt, z.B. das Reh). Viele fleischfressende Tiere sind schlank und kräftig wie Tiger, Löwen, Leoparden und Geparden, Hund, Wölfe etc. Das ist ein weiterer Beweis für die Irrtümer der Ernährungswissenschaft im Westen. Die aufgeführten Beobachtungen sollen den Beweis erbringen, daß dick oder dünn, beweglich aktiv oder träge, nicht von den Nährstoffen, sondern von der Natur des Menschen und der von der Nahrung freizusetzenden Energieart (Yan oder Yin) abhängig ist. Die Ernährung in der T.C.M. richtet sich daher nach den YIN/YAN-Aspekten unter Berücksichtigung des Typs des Menschen! Die T.C.M. kennt eine warme, eine heiße, eine kalte Nahrung mit süßen, sauren, pikanten, scharfen, salzigen oder bitter schmeckenden Nährstoffen. Je nach Zustand und Körperbau des Menschen soll man die geeignete Nahrung für einen erkrankten Menschen suchen.

Merke: Nach der T.C.M. ernährt sich der Geist aus den Nährstoffen. Die Nahrungsmittel beeinflußen den Geist des Menschen. Kaffeetrinken regt z.B. die Gedanken an und führt bei manchen Menschen zu Ruhelosigkeit. Umgekehrt kann manche Nahrung Gedanken und Körperaktivitäten hemmen.

Diätetik

In der westlichen Welt werden hunderte von Diäten empfohlen. Es geht scheinbar nicht um den Menschen, nicht um die Eignung, sondern um den Namen, das Prestige und die Vorteile der Werbenden. Die Interessen der Anbieter begründen fast alle ihre Diät-Empfehlungen nach ihren eigenen Anschauungen, Gedanken und Vermutungen. Die Anbieter umgeben ihre Diätempfehlungen mit dem Mantel der Wissenschaftlichkeit. Und schon werden diese Diätempfehlungen in alle Welt verbreitet. Die meisten Menschen sind gutgläubig. Sie glauben oft diesen Empfehlungen ohne nachzudenken, bis sie entdecken, daß sie nicht helfen. Eine Diät nach der T.C.M. unterscheidet sich von allen anderen Diätempfehlungen, indem sie sich durch eine individuelle Empfehlung abhebt. Man setzt bei der Diätform in der T.C.M. an den aktuellen Zustand des Erkrankten, seiner Typologie und seines Temperamentes an. Die Diät soll nur so lange durchgeführt werden bis das gestörte Gleichgewicht wieder hergestellt wird. Jegliche Diätempfehlung, die keine individuelle, sondern eine generelle Empfehlung ist, ist falsch. Man muß im Gedächtnis immer

den Gedanken hervorrufen, „was für Meier gut ist, lange nicht für Müller gut sein muß".
Verallgemeinerungen von Geboten und Verboten in der westlichen Medizin sind demnach ein großer Fehler.

Die Meditativen Übungen

Die meditativen Übungen im Sinne der T.C.M. umfassen mehrere Übungen gleichzeitig. Sie sind weder eine Meditation nach indischem Muster noch im Sinne des autogenen Trainings im Westen. Die meditativen Übungen nach der T.C.M. dienen nicht dazu, die Muskeln oder den Rücken zu kräftigen wie es bei den verbreiteten gymnastischen Übungen im Westen der Fall ist.
Übungen im Sinne der T.C.M. sind geistige und körperliche Übungen, die die „Qi"-Energie des Körpers zum koordinierten Fließen verhelfen soll, um das emotionale und körperliche Gleichgewicht zu stabilisieren. Es ist nicht erstaunlich, daß im Laufe der Jahrtausende viele solcher Verfahren, Methoden und Schulen entstehen konnten.
Im Westen wurden die Kampfübungen wie Kun Fu, Tai Tschi, Karate oder Qi-Kung bekannt. Sie haben das Interesse vieler Menschen im Westen durch ihre Effektivität geweckt. Diese Kampfübungen haben einen tieferen Sinn und sind für jedes Alter geeignet.
Die Übungen nach der T.C.M. vereinigen in sich eine Koordination des Flußes der Emotionen, der Atmung und des Körpergleichgewichtes. Die Zentralisation des „Qi" auf einen Körperteil erlaubt es z.B., dicke Holzbretter mit einem Handkantenschlag durchzubrechen, eine Faszination für Schaulustige. Doch der Sinn dieser Übungen ist, die Lenkung des „Qi" im Körper zu erlernen, um sich ausgeglichene Körperfunktionen bis ins höhere Alter erhalten zu können.
Manche Übungen wie „Qi-Kung" sind für die Behandlung vieler Erkrankungen auch „chronisch Kranker" gut geeignet. Der Meditations-Anteil an den langsamen rhythmischen Bewegungen und die starke Konzentration sind zu erkennen.

Die Moxibusation

kurz auch (Moxa und Moxen) - ist eine Bezeichnung für eine uralte Behandlungsmethode im Fernen Osten. Moxibusation heißt wörtlich übersetzt „Brennkegel".

Geschichtliche Entwicklung der Moxibusation: Eine sichere Terminierung, wann und wo diese Behandlungsmethode ihre Anfänge hat, ist schwer zu recherchieren. Eins ist sicher, diese Behandlungsmethode hat eine lange Tradition in Persien, Arabien, Griechenland und im alten Rom. Mit der Entdeckung des Feuers der Menschen in Urzeiten mußte man die Vorzüge und Wirkung des Feuers erkannt haben. Das Feuer erwärmte den abgekühlten Körper des Menschen. Später nahm man das Feuer bei der Speisenvorbereitung zu Hilfe. Es wurde zum Verbrennen schlecht heilender Wunden eingesetzt. Man sprach dem Feuer Heilkräfte zu und verehrte es. Später wurden dem Körper künstlich Brandwunden zugefügt, um schwere Schmerzen zu lindern. Im Mittelalter fand diese Methode als Heilmethode Anwendung. Heute wird das Anbrennen im Westen immer noch bei schlecht heilenden Geschwüren (z.B. des weiblichen Muttermundes) angewandt. Das künstliche Anbrennen als heilungsfördernde Methode in der Medizin des Westens ist unter der Bezeichnung „Kautersation" bekannt. Im alten China erkannte man die Vorzüge der Erwärmung kleinerer Bezirke am Körper. Mehrere Behandlungsmethoden wurden entwickelt. Alle Methoden basieren auf die Anbringung der Wärme direkt oder indirekt an den Akupunkturpunkten.

Meistens werden für die sog. Moxenkegel, die eine Zigarrenform haben, aus Moxawolle oder Beifußblättern hergestellt. Beim Moxen gab es zwei alte Verfahren, und zwar die sog. direkte Methode, bei der eine zigarillokopfgroße Brandwunde an einem der Akupunkturpunkte angesetzt wird. Diese Methode ist heute weitgehend eingestellt worden. Die zweite Methode war das Einstechen in die Akupunkturpunkte mit vorgeheizten Nadeln, die blitzschnell in den Punkt eingestochen und wieder zurückgezogen wurden. Eine Methode, die später unter dem Namen „Diebstahlmethode" bekannt wurde. Um die Haut vor Verbrennungen zu schützen, wurden später (ca. 1.000 v. Chr.) die brennenden Moxakegel an den freien Kopf der eingestochenen Nadel aufgesetzt, um so die eingestochene Nadel zu erhitzen. Eine schonende Methode ist das Moxen mit den sog. Sennen Kyeu I Buki Moxe, eine Methode zu moxen, ohne die Haut zu verbrennen. Diese Methode findet heute immer mehr Anwendung. Die Behandlung mit Moxa ist überall am Körper möglich, wo Wärme-Wirkung auf den Akupunkturpunkt erwünscht ist, vor allem bei Erkrankungen als Folge von Kälte, Feuchtigkeit oder Nässe. Es ist streng verboten, die Methode bei Schwangeren an den Punkten im unteren Rückenbereich anzuwenden.

Schröpfen

ist die Bezeichnung für eine Behandlungsmethode, mit der man einen „Bezirk" an der Haut „ansaugt". Das Ansaugen kann auf verschiedenen Wegen erfolgen. Entweder man erwärmt ein kleines Glas, um es luftleer zu machen oder man pumpt die Luft aus dem Glas bei Schröpfglasköpfen, die entsprechend hergestellt sind, indem man das Glas an der gewünschten Stelle (meist dem Rücken) ansetzt. Schröpfen ist eine uralte chinesische Behandlungsmethode, die eine starke Verbreitung in der ganzen Welt gefunden hat. Heute wird diese Methode wegen ihrer Einfachheit in vielen Ländern vor allem im Osten Europas angewandt. Die Wirkung ist durch den Reiz zu erklären, der durch den Saugeffekt mit Blutstau an bestimmten Körperteilen entsteht. Schröpfen ist überall erwünscht, wo ein Stau erzeugt werden muß, um eine Leere an anderer Stelle zu erzeugen. Schröpfköpfe sind in China aus Holz und aus Glas bekannt. Es gibt blutige und unblutige Methoden. Die Anwendung ist einfach, man muß aber die Anzeige für diese Behandlungsform beherrschen. Diese Behandlungsmethode kann leicht von Laien erlernt werden. Die Anweisung muß durch einen Fachmann erfolgen, damit man weiß, wo und wie man schröpfen muß. Angezeigt ist diese Behandlung bei Bronchitis, Gelenkschmerz, Rückenschmerz u.a.

Duft-, Farbtherapie - Amulett-Handlungen - chinesische Astrologie

Dufttherapie ist eine Hilfsbehandlungsmethode und darf nur für kurze Zeit angewandt werden. Viele Düfte haben eine anregende Wirkung auf die Menschen. Düfte sind geistig-immaterieller Natur. In China haben Düfte eine alte Tradition. Ihr Herstellungsverfahren ist seit Jahrtausenden bekannt. Die Herstellung von Düften und Ölen aus Pflanzen, Seifen und andere Pflegemittel sowie Seidenstoffe für die gehobene Gesellschaft des Landes gehört seit Jahrtausenden zu der ältesten Künsten im alten China. Die Behandlung mit Düften dürfte nur darauf beschränkt gewesen sein, aus einem Fläschchen bestimmte Düfte riechen zu lassen. Vor allem bei Ohnmachtsanfällen ließ man die Ohnmächtigen an reizenden Düften kurz riechen. Eine Methode, die in Europa im Mittelalter Anwendung gefunden hat.
Die **Farbtherapie** ist die älteste Behandlungsmethode im alten China. Zu diesem Zweck wurden Kristallsteine (heute als Edelsteine bezeichnet) verwendet. Je nach Erkrankung ließ man einen Edelstein auf bestimmte Punkte (Schakren) auf den Körper eines Patienten liegen oder der Patient mußte es als Gehänge um seinen Hals legen. Die häufigsten Behandlungsfarben waren grün, rot und gelb.
Je nach Farbe der Edelsteine wurde den Edelsteinen eine Wirkung zuerkannt. Z.B. haben Steine mit roter Farbtönung (rot, orange, gelb, goldfarben) eine anregende (= bewegende) Wirkung auf die Menschen. Sie wurden zur Behandlung bei Menschen eingesetzt, die sehr ruhig sind und sich vor jeder Bewegung scheuen. Oder auch bei der körperlichen Schwäche eines Menschen nach Überwindung einer schweren Krankheit.

Die **Farbe „Grün"** ist eine Mischung von gelb und blau. Als Sinnbild des Ausgleiches, wirkt sie beruhigend und ausgleichend bei unruhigen Menschen. Grüne Steine sind der Chrysolit und der Smaragd. Die **Farbe „Rubinrot"** (tiefrot) heilt Wunden, ist Sinnbild der Bewegung und des Begehrens, wärmt an, entspannt Verkrampfungen und fördert das Wachstum. Die Farbe wurde Kindern mit schlaffem Gewebe, die kränklich und blutarm sind, verordnet. Die **Farbe „Gelb"** hat mit „Trennen" zu tun. Sie symbolisiert Durchgang zur Kälte, Trockenheit, heilt Hautausschläge und bringt Zähne bei schwer zahnenden Kindern heraus. Gelbe Steine sind u.a. der Topas und der gelbe Saphir. Die **Farbe „Weiss"** beeinflußt die Milchsekretion bei stillenden Müttern. Daher tragen stillende Mütter in Italien heute noch eine Perlenkette (Milchstein) während der Stillzeit. Die Farbe „Weiß" stärkt und härtet den menschlichen Körper, reinigt von Schlackenstoffen, beschleunigt den Energiefluß. Weiße Steine sind die weißen Chalzedone. Die **Farbe „Schwarz"** konserviert, beruhigt, bewahrt und erhält den Keim in Stille verborgen, wirkt dämpfend und zügelnd bei unruhigen Menschen. Ein schwarzer Stein ist der schwarze Onyx.
Handauflegen und Gesundbeten sind uralte Behandlungsmethoden und fanden eher bei der Barfußmedizin im alten China Anwendung. Alle diese Behandlungsmethoden fanden keinen besonderen Gefallen bei den strengen Gelehrten und alten Meistern im alten China. Die alten Meister schränkten ihre Heilmethoden auf die Akupunktur, Phythotherapie, Moxa, Schröpfen, Meditationsübungen und die Atemtherapie ein.

Über die Atemtherapie im alten China

Diese Therapie wurde längere Zeit geheimgehalten und basiert auf die Beobachtung, daß die Änderung der Atmung von dem emotionalen Zustand abhängig ist. Die Atemtherapie wurde in die meditativen Übungen integriert wie Tai Tschi, Qi Kung u.a. (s. dort). Die Atmung hat eine anregende und eine beruhigende Wirkung auf alle Körperorgane. Man kann durch bestimmte Atemtechniken die einzelnen Organe in verschiedener Weise beeinflussen, z.B. die Magentätigkeit verringern, das Herz regulieren, die Harnblase anregen. Diese Erkenntnisse sind bereits Jahrhunderte vor Christus manchem Gelehrten in China bekannt gewesen. Die Gelehrten hielten, wie es damals nicht nur in China üblich war, ihre Erkenntnisse darüber geheim. Erst in den Werken des Lichu Kao (um das 16. Jhdt. v. Chr.) wurden die philosophischen Grundlagen für die Anwendung von Atemübungen bei der Behandlung von Krankheiten erörtert. Dort heißt es u.a.: „Die Weisen und Erfahrenen ermöglichen es, die Allgültigkeit des Makrokosmos in sich selbst wirksam werden zu lassen. So wird der Mensch befreit und mit der Ordnung des „Alls" hört seine eingeschränkte Individualität auf." Die Aufnahme von Atemübungen in den Religionsgemeinschaften förderte ihre Entwicklung und Verbreitung. Es gab mehrere Schulen mit verschiedenen Übungsformen. Die vielen überlieferten Schriften sind ein Zeichen für die intensive Beschäftigung mit diesem Thema.

Eines der bedeutendsten Werke ist das „Buch über die Embryonal-Atmung". Eines der ältesten Werke, das einen Einblick in die Erkenntnisse der alten Weisen über die Atmung vermittelt, stammt von dem Arzt Hua To. Er kombinierte Atemübungen mit bestimmten Bewegungsformen und Bewegungsabläufen. Hierdurch sollten die Körperenergien gesteigert werden. Er leitete die Bewegungsformen aus den Bewegungsformen der Tiere (wie Tiger, Hirsch, Bär, Affe) ab. Seine Übungen fanden später große Verbreitung und wurden unter dem Namen Qi Kung bekannt. Wenn man die Wirkung der Atmung auf die Emotionen erfahren will, sei an folgende Erfahrung erinnert: Wenn jemandem großer Ärger überkommt, spürt der Betreffende einen Druck in der Brust. Dieser Druck kann oft durch einen tiefen Atemzug beseitigt werden. Innerlich fühlt man sich von dem Druck befreit. Danach kehrt die Atmung zu ihrem normalen Rhythmus zurück. So wirkt die Atmung als Steuerung für die Körperfunktionen.

Kapitel V - 5. Teil - Die Akupunktur

In diesem Kapitel werden die Behandlungsmethoden mit der Akupunktur erläutert.
Ebenfalls werden vom interessierten Leser oft gestellte Fragen wie z.B. „Wie wirkt die Nadelung auf den Menschen?"- „Wie können Erkrankungen durch einfaches Nadelstechen geheilt werden?" - „Welche Erkrankungen können mit Akupunktur behandelt werden?" beantwortet.

In den letzten Abschnitten dieses Kapitels werden z.B. die Gründe und Voraussetzungen für eine Behandlung mit Akupunktur sowie Ge- und Verbote bei dieser Behandlung abgehandelt. Zuletzt werden dem Patienten Hinweise gegeben, durch die er in die Lage versetzt wird, über die Qualität der Behandlung und das richtige Vorgehen bei einer Behandlung selbst zu urteilen.

Definition und Einleitung
Akupunktur ist die westliche Bezeichnung für eines der ältesten Heilverfahren in China. Bei diesem Heilverfahren werden sehr dünne feine Metall-Nadeln an bestimmte Punkte in den Körper eingestochen. Die Wirkung der Nadelung, vor allem bei Schmerzzuständen, löst bei vielen Patienten und vielen Menschen, die sich die Wirkung eines Stiches mit einer Nadel nicht vorstellen können, Erstaunen und Neugier aus. Viele Patienten und ihre Angehörigen stellen Fragen wie z.B.: „Wie wirkt ein Nadelstich heilend auf einen erkrankten Menschen? Sind es Nervenübertragungen?"
Viele Menschen strengen ihre Vorstellungsgabe an, um eine Antwort zu bekommen. In der Fachwelt der Medizin zerbrechen sich viele forschende Mediziner oder Praktizierende der Heilberufe ihren Kopf über diese Frage, obwohl die Antwort einfach ist und in den Alltagserlebnissen jedes Menschen liegt.
Die Wirkung der Nadelung erfolgt durch eine spezifische Reizung.

Die Wirkung der Nadelung: eine einfache Reizung

Die einfachsten Beobachtungen führten zu den erstaunlichsten Entdeckungen, wie z.B. Newton und seine Theorie über die Schwerkraft. Auslöser war ein vom Baum herabfallender Apfel. Bei der Akupunktur ist es ähnlich. In der Natur gibt es ein Phänomen (es heißt **Reizung**): Ob Materie oder Lebewesen, sie alle ändern sich oder ihre Lage (Wandlung) durch Reizung. Keine Wandlung, keine Lebenserhaltung ohne Reizung. **Reiz** ist alles, was ein Umstand zu verändern vermag. Es kann z.B. die Feuchtigkeit, die ein Metallstück angreift und in rostiges Metall umwandelt oder ein Hindernis im Weg des fließenden Wassers in einem Bach, das das Wasser zum Umlenken zwingt, sein. Ebenso kann der Reiz ein Wort sein, das einen Menschen ärgerlich verstimmt bzw. Zorn oder Freude in ihm auslöst. Bestimmte Reize lösen - wie es im Leben zu erfahren ist - eine bestimmte Reaktion bei den Menschen aus. Die Menschen müssen täglich auf tausende Reize reagieren (ein Grund, viele Reize des Alltages nicht mehr bewußt wahrzunehmen). Jedesmal führt der Reiz zu einer Veränderung in den Funktionen der menschlichen Körper.

Ein Witz z.B. reizt den Menschen zum Lachen. Eine plötzliche, laut dröhnende Stimme löst Schreck aus. Jedesmal handelt es sich um eine Reizung, die zur Umwandlung eines Zustandes in einen anderen führt. Der Geruch von deftigen Speisen z.B. läßt den Speichel im Mund fließen. Ein verärgertes Kind kann durch Streicheln seiner Wange oder seines Kopfhaares oft beruhigt werden. Viele Menschen reagieren mit lautem Lachen, wenn sie an bestimmten Körperstellen gekitzelt werden. All diese Beispiele sollen die Wirkung der Reize auf die Menschen verdeutlichen. Reize wandeln den Zustand eines Menschen und lenken die Körperfunktionen.

Die Qualität des Reizes

Jeder Reiz hat eine besondere Qualität, er löst eine entsprechende Reaktion aus. Streicheln z.B. besänftigt und beruhigt. Das Anschreien eines Menschen löst Ärger, Kampf oder Fluchtreaktionen aus. Jede

Fluchtreaktion bewirkt z.B. einen beschleunigten Herzschlag, schnelle Atmung, Zusammenziehen der Nackenmuskulatur, Anspannen der Muskeln, der Arme und Beine. Jeder Reiz führt also zu einer Veränderung in den Körperfunktionen im Sinne einer Beruhigung (Streicheln der Haut) oder Stärkung der Funktionen wie bei dem Beispiel mit den beschleunigten Herzschlägen. Ein Druck mit der Daumenkuppe auf eine Körperstelle als Reiz z.B. löst nicht einen stärkeren Schmerz wie den eins Nadelstichs aus. Unterschiedliche Reize lösen die unterschiedlichsten Reaktionen aus. Das hängt von der Art und Stärke der Reizung ab. Auch die Wahrnehmung der Reizung am menschlichen Körper ist sehr verschieden. Nadelstiche in die Fingerbeere z.B. lösen stärkere Reaktionen in den Menschen aus als Nadelstiche in den Gesäßmuskeln. An diesen und ähnlichen Erfahrungen dürften die alten Chinesen ihre Behandlungsmethode mit den Nadelstichen (Akupunktur) weiter entwickelt haben. Sie haben festgestellt, daß Nadelstiche im Körper verschiedene Reaktionen auslösen. Es hängt davon ab, wo und wie man nadelt. Dadurch kann man die Körperfunktionen entsprechend lenken. Die Schlußfolgerung ist: Wenn die Körperfunktionen durch Nadelung geändert werden können, müssen Erkrankungen ebenfalls dadurch geheilt werden können. Vor allem, wenn Krankheit als Disharmonie, die durch eine Überreizung der Körperfunktionen entstanden ist, aufgefaßt wird.

Die geschichtliche Entwicklung der Akupunktur als Heilverfahren und die Verbreitung in der westlichen Welt

Die Anfänge der Akupunktur als Heilmethode waren einfach und primitiv. Schon in der früheren Zeit (ca. 3.500 v. Chr.) wurde die Akupunktur als Behandlungsmethode eingesetzt. Sie stützte sich damals ausschließlich auf Erfahrungen. Diese Vorgehensweise wurde später (ca. 1.000 v Chr.) als symptomatische Therapie der **Barfußmediziner** bezeichnet. Erst im Laufe der Jahrhunderte entwickelte sich das Heilverfahren zu einem „Diagnose- und Therapieverfahren", in dem die

Behandlung erst dann vorgenommen wird, wenn die Ursache der Erkrankung (Diagnose) festgestellt ist. Die weitere Entwicklung dieser Vorgehensweise (ca. 500 v Chr.) wird in dem folgenden Text als **Verfahren der Naturphilosophen oder Ganzheitsmethode** bezeichnet. Die Entwicklung der Akupunktur als Heilverfahren kann mit der Entwicklung des Autos im Westen verglichen werden. Wenn man ein Auto der ersten Generation betrachtet und mit den neuen modernen Autos vergleicht, stellt man fest, daß das Auto der ersten Generation mit den heutigen Autos nur noch den Namen und das Grundkonzept gemeinsam hat. Das gleiche kann über die Entwicklung der Akupunktur als Heilverfahren gesagt werden. Die Heilverfahren der Naturphilosophen haben außer dem Namen und dem Grundkonzept mit den Verfahren der alten Barfußmediziner kaum etwas gemeinsam. Immerhin liegen zwischen den beiden Verfahren über zweitausend Jahre. Trotzdem erfreut sich die Barfußmediziner-Methode im kommunistischen China des 20. Jhdt. und in der übrigen westlichen Welt einer Wiedergeburt. Überall in der Welt verbreitet sich die alte primitive Barfußmedizinermethode und wird als die eigentliche T.C.M. gelehrt und verkauft. Wie kam es zu dieser Entwicklung und wodurch? Es wird für viele Leserinnen und Leser befremdlich sein, daß eine überholte alte Methode von interessierten Medizinern des 20. Jhdt. als Heilverfahren erlernt und praktiziert wird, wenn auch unter Vernachlässigung der weit entwickelten Methodik der chinesischen Nauturphilosophen. Es ist so, als wenn man bei der Autofabrikation an alten Konzepten festhalten würde. Für die Verbreitung der Barfuß-Medizin als Heilverfahren in der westlichen Welt gibt es mehrere Gründe. Es sind politische, wirtschaftliche, methodische und „pädagogische" Gründe.

Politische Gründe: Im Jahr 1949 rollte die kommunistische Revolution über China. Die Kommunisten besetzten das Land. Die neuen Machthaber setzten um jeden Preis auf eine grundlegende Erneuerung des Landes im Sinne der kommunistischen Dogmen (Prinzipien). Für die

Erneuerung der politischen, wirtschaftlichen und sozialwissenschaftlichen Sichtweisen im kommunistischen Sinne mußten alte Traditionen und überkommenes religiöses Denken über den Haufen geworfen werden. Um die alten sozialen gesellschaftlichen Strukturen zu zerschlagen, hatten die neuen Machthaber eine „Säuberungs"-Welle in Gang gesetzt. Reaktionäre, Traditionalisten, Kaisertreue wurden verfolgt, Klöster und Schulen geschlossen. Alte Gelehrte und Priester kamen in sog. Umerziehungslager und mußten Zwangsarbeiten verrichten.
Nur wenige der Priester, die die alten Traditionen kannten, konnten untertauchen und so den wütenden Revolutionären entkommen. Die Kommunisten in China wurden von dem großen Führer Mao Tsi Tung geführt. Die neuen Machthaber wollten wirtschaftlich und politisch ihren Gesinnungsgenossen und Vorbildern in der Sowjetunion nacheifern. Es entstand zwischen ihnen eine Scheinehe, die bis in die Mitte der fünfziger Jahre andauerte. Dann brachen die Beziehungen zwischen China und der Sowjetunion ab. Als die kommunistische Führung Chinas die Entmachtung von Mao Tsi Tung anstrebte, rief Mao Tsi Tung zu seiner zweiten sog. Kultur-Revolution auf. Dies war eine Kehrtwende, plötzlich besann sich Mao aus politischen Gründen auf die alte Tradition und Kultur seines Landes. Mao Tsi Tung wollte der übrigen Welt die Überlegenheit der chinesischen Kultur und Zivilisation zeigen. Zur ältesten Kultur der Chinesen gehörte die traditionelle chinesische Medizin (T.C.M.).

Eine Medizin, die an Aktualität nichts verloren hat. Eine Medizin, die sich mit der westlichen Medizin messen kann, wenn nicht sogar überlegen ist. Um das zu beweisen, mußte die T.C.M. aus ihrem Tiefschlaf geweckt werden. Eines erschwerte die Verwirklichung dieser Wünsche. Die medizinischen Fakultäten in China haben sich Anfang des zwanzigsten Jahrhunderts gänzlich auf die naturwissenschaftlich orientierte Medizin der westlichen Welt umgestellt. Die traditionellen Klosterschulen, die einzigen, die bis dahin die T.C.M. aufbewahrt und zum Teil gelehrt haben, haben die Machthaber der kommunistischen Revolution bereits am Anfang der Revolution geschlossen. Die Priesterschaft wurde verjagt und verfolgt. Mao Tse Tung suchte vergebens nach den Trägern der Tradition der T.C.M.

Es war ein Glück, daß nicht alle alten Schriften während der ersten Revolution vernichtet werden konnten. Im Auftrag von Mao konnten einige alte Schriften mühevoll wieder ausfindig gemacht werden. Die gefundenen Schriften stellten ein auseinander gerissenes unvollkommenes Werk dar, vorwiegend handelt es sich um diverse Zitate und Mitteilungen. Die alten Schriften wurden chinesischen Ärzten zum Studium überlassen.

Es war jene Ärztegeneration, die nach westlichem Vorbild ausgebildet waren. Die Ärzte in China hatten viel Mühe, etwas von den alten Schriften zu verstehen. Dennoch gelang es einigen Ärzten ein bestimmtes Schema zur Schmerzbehandlung aufzustellen und in die Praxis umzusetzen. Es entstand die Überlegung, daß wenn die Akupunktur gegen Schmerzen wirksam ist, man auch annehmen muß, daß sie für die Ausschaltung des Schmerzes während der Operation eines den Patienten ebenfalls wirksam sein muß. Daraufhin unternahmen die chinesischen Ärzte des kommunistischen Chinas viele Versuche, um die Akupunktur als eine Methode zur Schmerzausschaltung bei Operationen einzusetzen. Dadurch sollten Narkoseverfahren nach westlichem Vorbild überflüssig werden.

Nach vielen Versuchen gelang es den chinesischen Ärzten in den sechziger Jahren des zwanzigsten Jahrhunderts Patienten operieren zu lassen, indem die Patienten vorher durch die Akupunktur schmerzfrei gemacht wurden. Die Patienten brauchen nicht mehr durch betäubende Mittel schmerzfrei gemacht werden, wie es bei dem herkömmlichen Narkoseverfahren der Fall ist. Die Patienten bleiben während der Operation bei der Akupunktur-Analgesie bei vollem Bewußtsein. Patienten, die mit Akupunktur schmerzfrei gemacht und operiert werden, brauchen die Neben- und Nachwirkung der Betäubungsmittel sowie die Risiken einer Narkose nach westlichem Vorbild nicht mehr zu fürchten. Das Bild eines Patienten mit dem typischen chinesischen Gesicht, auf dem das übliche freundliche Lächeln lag, das auch während der Operation nicht verschwand, ging um die Welt. Es sollte die Menschen in aller Welt von der Wirksamkeit der Akupunktur überzeugen. Die Chinesen zeigten der Welt ihre an Wunder grenzende Fähigkeiten. Chinesische Ärzte des kommunistischen Chinas haben daher notgedrungen gehandelt. und die alten längst überholten Verfahren der Barfußmediziner wieder ins Leben gerufen und in aller Welt verbreitet. Diese Verfahren werden heute noch in den meisten Lehrkrankenhäuser in China praktiziert und gelehrt.

Die wirtschaftlichen Gründe
Neugier oder Wissensdrang trieb viele Mediziner aus der westlichen Welt in den fernen Osten, um die Akupunktur als Heilmethode zu erlernen bzw. sich von der Wirksamkeit der Akupunktur an Ort und Stelle zu überzeugen. Dieser unaufhaltsame Strom westlicher Ärzte in den fernen Osten blieb nicht ohne Folgen. In kurzer Zeit schossen in vielen Ländern von Ceylon bis China selbst ernannte Lehrinstitute aus dem Boden, die Kurse über die T.C.M. speziell für westliche Ärzte anboten. Es handelt sich um Kurse von ein bis drei Monaten Dauer. Am Ende des Kurses erhält der Kandidat ein „Diplom", in dem geschrieben steht, daß er mit Erfolg den Kurs über Akupunktur abgeschlossen hat. Merkwürdigerweise hat noch kein Kandidat den Kurs ohne Erfolg abschließen können.
Es steht fest, daß sich niemand von den Lernenden über die Qualität der Lehrenden Gedanken gemacht hat oder hätte machen können. Vielen der Lehrenden in solchen Anstalten mangelt es selbst an der entsprechenden Qualifikation. Es dürfte außer Zweifel sein, daß die Qualität der Lehrenden der Akupunktur weder von der Hautfarbe noch von der Beherrschung der chinesischen Sprache abhängig sein kann. Nicht jeder Chinese kann ein Meister in der T.C.M. sein, nur weil er gebürtiger Chinese ist. Bekanntlich gibt es eine Milliarde Menschen in

China, alle sind Chinesen und sprechen chinesisch. Vor allem hängt der Erfolg des Behandlers von seinem Verständnis für die Theorie der T.C.M. ab. Es darf daran erinnert werden, daß die Barfußmediziner in China in späteren Zeiten (Ca. 500 n. Chr.) beinahe zum Untergang dieser Heilmethode in China beigetragen oder sie zumindest in Verruf gebracht haben!

Die pädagogischen, methodischen Gründe
Es ist bekannt, daß die meisten Mediziner aus der westlichen Welt, die sich für das Erlernen der Akupunktur interessieren, bereits frei praktizierende Ärzte sind. Die praktizierenden Ärzte haben bekanntlich selten freie Zeit, deshalb mußten Fortbildungskurse an den Wochenenden veranstaltet werden.
In Wochenendkursen und während der Ferien müssen viele der an Akupunktur interessierten Ärzte diese Behandlungsmethode erlernen. Die Wochenend- und Ferienkurse müssen deshalb in kompakter Form und im Schnellverfahren abgehalten werden. Für derartige Kurse eignet sich daher die Barfußmedizinermethode am besten. Vor allem läßt die Barfußmedizinermethode die Lehre in schemenhaften Angaben vermitteln. Eine Methode, die der naturwissenschaftlichen Methode sehr nahe steht, d.h. denjenigen Ärzten, die nach den naturwissenschaftlichen Lehrmethoden ausgebildet sind, verständlich erscheint. Das neu erworbene Wissen in die Praxis umzusetzen heißt, daß es für jede schmerzende Stelle am Körper einen passenden Punkt gibt, den man nadeln kann. Methodisch gesehen ist dieses Verfahren die einfachste Methode, dem Lernenden etwas zu vermitteln. Zu erwähnen ist die Tatsache, daß im Westen bis zu den Anfängen der siebziger Jahre des zwanzigsten Jahrhunderts keine ausreichenden Übersetzungen über die Methoden der chinesischen Naturphilosophen zur Verfügung stand. Vor allem die Übersetzungen aus dem Buch der „Nei King" aus den tibetanischen Klöstern brachte mehr zutage. Nur allmählich konnte man aus den vielen Übersetzungen ein Bild über die Gedankengänge der Naturphilosophen gewinnen.

Vorgehen und Nachteile bei der symptomatischen Barfußmediziner-Methode

Bei der Barfußmedizinermethode richtet sich die Behandlung nach den Symptomen (Krankheitsanzeichen) ohne auf den Grund der Erkrankung einzugehen. Leidet jemand z.B. an Knieschmerzen, werden nach einem bestimmtem Schema diejenigen Punkte, die auf das Kniegelenk Einfluß haben, genadelt. Es sind manchmal acht bis zehn Punkte, die in der Literatur als für das Knie wirksame Punkte angegeben sind. Das verleitet viele Therapeuten dazu, alle acht oder zehn Punkte zu nadeln mit dem Gedanken, daß einer der vielen genadelten Punkte wirken muß (ein Schuß ins Dunkle). Für den Lernenden stehen Bildtafeln mit der Lage der Punkte und die Wirkung der einzelnen Punkte zur Verfügung.

Die Nachteile dieser Vorgehensweise sind: Man muß unnötige viele Punkte auf einmal nadeln. Das belastet den Patienten. Das Vorgehen in dieser Art kann nur zufällig lindernd wirken. Die Behandlung richtet sich nach einem vorgeschriebenen Schema, dadurch werden evtl. Veränderungen in dem Beschwerdebild zwischen den einzelnen Sitzungen weder erfaßt noch in der Behandlung berücksichtigt werden können. Die gleichzeitige Nadelung mit vielen Nadeln kann zur Verwirrung des Energieflusses im Körper führen. Die Wahrnehmungsfähigkeit des Körpers wird unnötig belastet. Um die Verwirrung der Körperfunktionen zu verdeutlichen folgendes Beispiel: Wenn z.B. zwei Menschen sich allein in einem ruhigen Raum miteinander unterhalten, werden sie sich auf ihre Unterhaltung problemlos konzentrieren und verständigen können. Ihre Wahrnehmung der gesprochenen Worte als Reiz ist sehr gut zu verstehen, ein ähnlicher Zustand wie im Falle der Reizung des Körpers durch einen einzigen Nadelstich. Umgekehrt wird in einer kleinen Gesellschaft, in der sich alle gegenseitig und gleichzeitig unterhalten wollen, kaum jemand von ihnen die Worte der anderen verstehen. Der Hörende wird verwirrt, d.h. viele gleichzeitig angesetzte **Reize am Körper durch viele Nadelstiche**

haben den gleichen Effekt.
Sie verwirren die Wahrnehmungsfunktion des Körpers.

Die ganzheitliche Behandlungsmethode nach dem Konzept der chinesischen Naturphilosophie

Die ganzheitliche Methode nach der chinesischen Naturphilosophie verlangt von den Behandelnden fundierte Erkenntnisse über die T.C.M., vor allem über deren Theorie der Naturphilosophen. Die Methode setzt eine gezielte Diagnose und eine gezielte Behandlung vor jeder Sitzung voraus. Dadurch wird der Wandlung des Krankheitsbildes im Verlauf einer Erkrankung Rechnung getragen. Die ganzheitliche Methode hat viele Vorteile: Es ist eine ganzheitliche Behandlung. Sie erfaßt die gestörten, geistigen und emotionalen Körperzustände, heilt die Ursache der Krankheit von Grund auf. Die Behandlung richtet sich nicht nach einem festen Schema, sondern erfaßt jede Veränderung der Beschwerden, die sich zwischen den Sitzungen einstellen können. Dadurch wird das veränderte Beschwerdenbild vor jeder Sitzung erfaßt und behandelt. Die Methode ist sehr schonend, weil man niemals mehr als zwei bis drei Punkte zu nadeln braucht. Die Methode wirkt heilend, weil die Ursache der Krankheit behandelt wird.

Gründe für die Behandlung mit Akupunktur

Die Heilmethode „Akupunktur" konnte sich in den letzten Jahrzehnten als erfolgreiche Schmerzbehandlung in der westlichen Welt durchsetzen. Aus dieser Tatsache ergibt sich die logische Schlußfolgerung, was die Schmerzempfindung der Menschen beeinflussen kann, muß sich auch auf andere Empfindungen im Körper auswirken. In China beispielsweise setzte man bereits vor langer Zeit diese Behandlungsmetode bei vielen Erkrankungen ein, die nicht chirurgisch angegangen werden mußten. Basierend auf die nun auch in der westlichen Welt gesammelten Erfahrungen auf diesem Gebiet, kann man den Einsatz

der Akupunktur zur Behandlung aller funktionell bedingten Erkrankungen als sehr erfolgversprechend ansehen. Dies gilt z.B. bei Schmerzen aller Art wie z.B. chronische Kopfschmerzen, Migräne; Gesichtsneuralgie, Trigeminus-Neuralgie, Schmerzfolgen von Gürtelrose (vor allem im Frühstadium); Gelenkschmerzen, verschiedene Muskel-, Rücken-, Ischiasschmerzen (auch nach Bandscheibenvorfall) sowie Phantomschmerzen nach Amputation von Gliedmaßen, Narben-Neuralgie, Lähmungen wie z.B. Gesichtsnervenlähmung bzw. allgemeine Muskel- oder Gliederlähmung, vor allem im Anfangsstadium, Allergien aller Art, wie z.B. Pollenallergien oder Nahrungsmittelallergien, allgemeiner Schwäche, auch Blutarmut, chronischen Erkrankungen wie z.B. Asthma oder Rheuma, Augenerkrankungen wie bestimmte Arten von Grünem Star (Glaucom), beginnender Schwerhörigkeit, wie auch bei vielen Fällen von Tinnitus (Ohrgeräusche), psychosomatische Erkrankungen (bestimmte Fälle von Depressionen und Ängsten), chronischen Hauterkrankungen wie z.B. Neurodermitis (Psoriasis), Suchterkrankungen, wie Eß-Sucht mit Übergewicht, Nikotinsucht, Drogen- und Medikamentenabhängigkeit.
Merke: Infektionen wie Tuberkulose, Krebs-Tumoren, sind nicht für eine Akupunkturbehandlung geeignet. Es sei denn als Hilfsmethode bzw. als Schmerzbehandlung des Tumorschmerzes.

Warum Akupuktur-Behandlung?

Die Akupunktur stellt eine gute alternative Methode gegenüber der medikamentösen Behandlung vieler Erkrankungen dar. Ein Vorteil dieser Methode ist, daß sie zu keiner Gewöhnung führt und bei richtigem Einsatz keine Nebenwirkungen hat. Wie alle Behandlungsmethoden unterliegt auch diese Methode dem Grundsatz: Was helfen kann, kann folglicherweise auch schädigen. Im Falle der Akupunktur kann sie bei falschem Gebrauch bzw. falschen Einsatz zu einer Störung der Energieflüsse im Körper führen, deren Folge diverse Funktionsstörungen sein können. Aus diesem Grund gibt es für die Akupunktur-

Behandlung zu beachtende Voraussetzungen, Gebote und Verbote. Diese Art der Behandlung gehört daher in die Hände eines Fachmannes. Die Qualität eines Sachkundigen kann durch dessen Beachtung oder Mißachtung dieser Voraussetzungen und Verbote auch von einem Laien erkannt und beurteilt werden.

Voraussetzungen für eine erfolgversprechende Behandlung mit Akupunktur

Die Voraussetzungen für eine erfolgversprechende Behandlung mit Akupunktur sind die Beherrschung der Diagnose (Krankheitserkennen) und Therapie nach der Lehre der T.C.M., vor allem die Fünfwechselphasenlehre. Ferner das richtige Vorgehen durch Überprüfung der ausgewählten Behandlungspunkte vor jeder Nadelung (jeder Sitzung), die richtige Lagerung des Patienten - liegend in einem ruhigen Raum, bei bestimmten Fällen sitzend. Die Reizung mit den Nadeln darf weder zu stark noch zu schwach sein (daher sind Dauernadeln ungeeignet für die Behandlung), niemals darf mit mehr als zwei bis drei Nadeln in einer Sitzung behandelt werden. Für die richtige Einschätzung der Energie und des geistig-emotionalen Zustandes eines Patienten wird aus dem Buch der „Nei King" folgendes Zitat übernommen: „Der einfache Heiler betrachtet seine Patienten von außen.
Der gute Heiler betrachtet das Gesicht, die Farbe des Gesichtes, die Ausstrahlung der Augen seiner Patienten, um seinen geistig-emotionalen Zustand festzustellen. Wenn die Störung im Körper eines Patienten durch starke Energie bedingt ist, wird der gute Heiler keine Energie zuführen. Herrscht im Körper des Patienten schwächere Energie, darf der Heiler die restlichen Energien nicht abschwächen. Der gute Heiler schwächt die Fülle (Stau) in einem Meridian ab. Bei einer Leere (Schwäche) stärkt er die Energie durch die Nadelung. Weiterhin achtet der gute Heiler darauf, daß er, wenn er mit den Nadeln stärken will, diese schnell herausnimmt, bei der Abschwächung

aber nicht zu früh die Nadel herausnimmt. Ansonsten kann der Behandelnde durch eine falsche Vorgehensweise dem Patienten Schaden zufügen.

Die Nadelung

Je nachdem, ob sediert (abgeschwächt) oder tonsiert (gestärkt) werden soll, werden verschiedene Verfahren angewendet, wie z.B. oberflächliches, senkrechtes und schräges, schnelles oder langsames Einstechen der Nadel(n). In dem Buch der Nei-King wird erwähnt, daß beispielsweise bei Fieberzuständen nur oberflächlich und ganz kurz gestochen werden darf. Bei Kälte-Erkrankungen dagegen erfolgt eine Behandlung durch tieferes und längeres Stechen der Nadeln. Das immer wieder Einstechen in denselben Punkten in verschiedenen Sitzungen nach einem vorgeschriebenen Schema muß daher als Kunstfehler bezeichnet werden.

Wie oft muß genadelt werden und wie lange?
Auf die Fragen, wieviele Sitzungen zur Heilung einer Erkrankung notwendig seien oder wie oft man behandelt werden sollte, gibt das Buch der „Nei-King" folgende Antwort: „Wenn die Erkrankung eines Menschen länger als einen Monat gedauert hat, braucht er/sie zehn Behandlungen. Liegt eine Krankheit in der Tiefe des Körpers, muß die Behandlung verdoppelt werden (zwanzig Sitzungen)." D.h. die Anwendung der jeweiligen Methoden hängt immer vor dem Energiezustand des Patienten und der diagnostizierten Funktionsstörung ab.

Wie lange sollte eine Nadelung dauern (Sitzungsdauer)?
In vielen westlichen Ländern, vor allem in Deutschland, hat sich eine viertelstündige Dauer für eine Akupunkturbehandlung (Sitzung) als Regel verbreitet. Die letztendliche Dauer hängt von dem Zustand des Patienten und der Art der Erkrankung ab. Dies variiert von der einen zur anderen Sitzung. Die Dauer einer Nadelung darf weder zu kurz

noch zu lang sein. **Eine vorgeschriebene Dauer ist daher sinnlos und falsch.** Eine Ausnahme ist bei der Ohr-Akupunktur zu machen.

Im alten China gab es keine Uhr im herkömmlichen Sinn. Die Therapeuten in damaliger Zeit richteten sich daher nach den Atemzügen des Patienten. Die Dauer einer Nadelung kann immer mit einer Anzahl an Atemzügen zusammenhängen. Sie variiert je nach angewandter Methode von der Dauer eines einzigen Atemzuges bis hin zur Dauer von neunzig Atemzügen.
Ein zeitlicher Richtwert kann durch die Atmungsfrequenz der Zeiteinheit festgelegt werden. Erwachsene z.B. führen im Ruhestand wie z. B, im Liegen ca. 10 - 14 Atemzüge in einer Minute durch. Daher ist der Richtwert für die ungefähre Dauer einer Nadelung ca. 12 Minuten. Eine Ausnahme macht hierbei die Ohrakupunktur. Hier ist eine Verweildauer der Nadeln bis zu 15 Minuten erlaubt.
Grundsätzlich muß bei der Nadelung eines Punktes am Körper mit dem Sedieren so lange abgewartet werden, bis sich die Nadel leicht herausziehen läßt. Beim Herausziehen darf die Haut sich nicht mit der Nadel heben, d.h. solange die Nadel an dem Punkt „anbeißt", **darf sie nicht herausgeholt werden**. Eine zu früh herausgezogene Nadel kann zu einer späten Reaktion oder zu Umkehrreaktionen bei den Patienten führen.

Hindernisse einer Heilung (= Blockierung)

In vielen Fällen läßt der Erfolg einer Behandlung mit Akupunktur auf sich warten. Dieses liegt oft daran, daß Hindernisse den Heilungsprozeß blockieren. Zu den Hindernissen zählt man tiefe Narben von früheren Verletzungen oder Operationen, die quer zum Merdianverlauf liegen, schwere Depressionen und Ängste, welche eine tägliche Behandlung erforderlich machen können oder eine falsche Diät während der Behandlung, Mißbrauch von Genußmitteln (Tabak, Kaffee, Tee, Kräutertee, Gewürze, Opiate, Drogen, Arzneimittel).

Verbote in der Akupunktur

Es ist verständlich, daß die alten Weisen in China diese Heilmethode der Menschheit nicht ohne Einschränkung überlassen haben. Jedes Prinzip unterliegt gewissen Voraussetzungen. Die Akupunktur als Heilmethode macht da keine Ausnahme. Viele Regeln erscheinen ungewohnt oder unverständlich. Sie werden daher im Westen auch von Anhängern der Akupunktur verworfen!
Das ist ein schweres Mißverständnis. Wie schon erwähnt, ist es nicht unlogisch anzunehmen, daß auch eine derart wirksame Behandlungsmethode wie die Akupunktur ebenfalls eine negative Wirkung bei falschem Gebrauch haben muß.
Hier einige Zitate aus dem Buch der „Nei-King", in denen Hia-Pa dem gelben Kaiser von den „Fünf Verboten", erzählt:

„Es gibt Stellen am menschlichen Körper, die niemals gestochen werden dürfen (z.B. obere rechten Rückenteile)."
„Ein guter Heiler soll niemals übermäßig sedieren oder übermäßig tonsieren."
„Wenn die Ur-Energie „Yunn" der Speicherorgane schwach ist, darf ein guter Heiler die Nadeln niemals sedieren."
„Ein guter Heiler darf bei schwangeren Frauen bestimmte Punkte nicht nadeln."
„Es gibt Tage, an denen keine Behandlung stattfinden darf."
„Ein guter Heiler muß in der Lage sein, die geeigneten Nadeltypen herauszufinden, und die Regeln der Kunst der Akupunktur-Behandlung beherrschen."

Zusammenfassung und Schlußfolgerung / Hinweis für die Patienten

Die traditionelle chinesische Medizin ist eine der ältesten medizinischen Lehren. Die Behandlungsmethoden nach der T.C.M. sind vielfältig. Eine der bekanntesten und meist eingesetzten Behandlungsverfahren ist die Akupunktur. Die Behandlung mittels Akupunktur setzt ein genaues Erkennen der Krankheitsursachen voraus. Die Ursachen der Erkrankungen im Sinne der T.C.M. sind auf gestaute Emotionen zurückzuführen. Ohne die Erkenntnisse über die Zusammenhänge zwischen der geistigen Emotionalität und Körperfunktionen kann der Behandelnde die Ursachen einer Erkrankung nicht genau feststellen. Eine Akupunktur-Behandlung wäre ohne die richtige Diagnose im Sinne der T.C.M. nicht durchführbar bzw. kann nur falsch ausgeübt werden.

Über das richtige und das falsche Vorgehen bei der Behandlung mit Akupunktur / Wichtige Hinweise für den Patienten

Eine Behandlung mit Akupunktur kann für viele erkrankte Menschen segensreich sein. Der Erfolg der Behandlung hängt im wesentlichen von dem richtigen Vorgehen und der richtigen Ausführung einer Behandlung ab. Um das richtige von dem falschen Vorgehen bei einer Behandlung unterscheiden zu können, sind nachfolgende Hinweise für den Patienten zusammengefaßt. Dadurch soll jeder Patient imstande sein, selbst ein Urteil über die Qualität und Richtigkeit einer Behandlung zu fällen. Eine Akupunkturbehandlung umfaßt in der Regel mehrere Sitzungen! Wie oft und wie viele Sitzungen bei einer Behandlung erforderlich sind, hängt von der Art der Erkrankung und von dem Beschwerdebild des Patienten ab.
Wichtig ist zu wissen:
Daß im allgemeinen zehn bis zwanzig Sitzungen (Lähmungen nach Schlaganfällen bedingen mehr) während einer Behandlung erforderlich sein können.
Die Behandlung muß abgebrochen werden, sobald Beschwerdefreiheit erzielt worden ist. Die Behandlung muß sofort wieder eingesetzt werden, wenn sich ein Rückfall abzeichnet.
Die Häufigkeit der Sitzungen richten sich nach dem Beschwerdebild.

Akute Schmerzzustände machen es erforderlich, täglich eine Sitzung abzuhalten. Chronische Schmerzen erfordern zwei bis drei Sitzungen in der Woche. Bei langsam abklingenden Schmerzzuständen können die Abstände zwischen zwei Sitzungen bis auf eine Woche verlängert werden.

Die Dauer einer Sitzung, d.h. die Zeit zwischen dem Einstechen der Nadel bis zum Herausnehmen der Nadel, hängt von der Methode ab. Eine Behandlung über den Punkt am Ohr erfordert eine bis zu fünfzehnminütige Dauer. Bei der Nadelung am Körper gelten andere Regeln. Wenn z.B. die Nadelung einem starken Energiefluß dienen soll, die sog. tonsierende Methode, darf die Nadelungszeit nur die Dauer von drei Atemzüge lang sein. Danach muß die Nadel sofort herausgezogen werden. Wenn die Nadelung einer Abschwächung des Energiestaus dienen soll (dispersierende Methode), muß die Nadel länger in dem Körper belassen werden, und zwar bis die Nadel „reif" ist. Die Reife der eingestochenen Nadel zeigt sich durch die „Erschlaffung der Nadel" selbst an. Im allgemeinen dauert die Sitzung 8 bis 15 Minuten.

Vor jeder Sitzung muß erneut nach evtl. Veränderungen des Beschwerdebildes gefragt werden, die Befragung erfolgt im Sinne der Diagnostik nach den T.C.M.-Bestimmungen. Man muß nach der Lage, Ausstrahlung, Zeiten der Beschwerden und ihre Abhängigkeit von Bewegung oder Ruhe bzw. von den Nacht- und Tageszeiten fragen.

Vor jeder Behandlung (Sitzung) müssen die für die Behandlung ausgesuchten Punkte auf ihre Eignung überprüft werden.

Die Überprüfung erfolgt einfach, indem man auf den Punkt mit der Fingerkuppe oder stumpfen Holzstäben Druck ausübt. Gestörte Punkte reagieren im allgemeinen empfindlicher auf den Druck als andere Punkte am Körper.

Die Behandlung muß in einem ruhigen Raum erfolgen. Der Patient muß entspannt liegen, nur ausnahmswesie darf die Behandlung im Sitzen vorgenommen werden.

Eine symptomatische Behandlungsweise nach der Barfußmedizin ist strikt abzulehnen.

Eine Behandlung mit Dauernadeln ist ebenfalls strikt abzulehnen. Es dürfen niemals mehr als zwei bis drei Nadeln während einer Sitzung eingestochen werden.

Besondere Hinweise

Wenn die Nadelung eine Unverträglichkeit bei einem Patienten hervorruft, muß die Nadel sofort herausgenommen werden. Der Patient darf nicht sofort aufstehen, sondern muß einige Minuten liegen bleiben. Unverträglichkeit einer Nadel ruft Schwindelgefühl im Liegen oder Druckgefühl im Kopf oder auf der Brust hervor.

Laserakupunktur

Seit Jahren werden Behandlungen mit Lasergeräten anstatt der Nadelung angeboten. Aus der Erfahrung muß man wissen, daß der Laserstrahl der Wirkung der Nadel nicht gleichkommt und sie nicht ersetzen kann. Trotzdem sind Behandlungen mit Laserakupunkturgeräten bei Kindern und sehr empfindlichen Patienten zu empfehlen